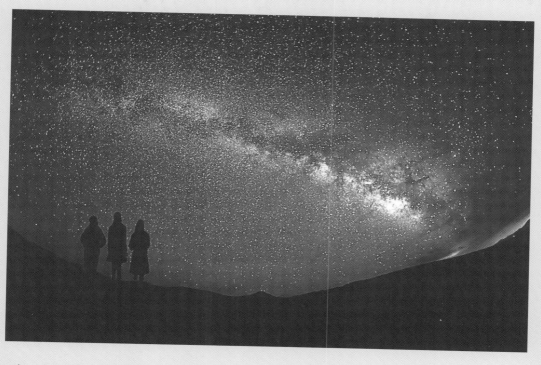

我 们 为 什 么 应 该 担 忧

敬佑生命

医学科学研究的伦理审查问题研究

刘婵娟 等◎著

中国社会科学出版社

图书在版编目（CIP）数据

敬佑生命：医学科学研究的伦理审查问题研究／刘婵娟等著 .—北京：中国社会科学出版社，2018. 12（2019.8 重印）

ISBN 978-7-5203-3696-3

Ⅰ . ①敬…　Ⅱ . ①刘…　Ⅲ . ①医学伦理学–研究　Ⅳ . ①R–052

中国版本图书馆 CIP 数据核字（2018）第 284720 号

出 版 人	赵剑英	
责任编辑	梁剑琴	
责任校对	周　昊	
责任印制	李寡寡	

出　　版	中国社会科学出版社	
社　　址	北京鼓楼西大街甲 158 号	
邮　　编	100720	
网　　址	http：//www. csspw. cn	
发 行 部	010-84083685	
门 市 部	010-84029450	
经　　销	新华书店及其他书店	

印刷装订	北京君升印刷有限公司	
版　　次	2018 年 12 月第 1 版	
印　　次	2019 年 8 月第 2 次印刷	

开　　本	710×1000　1/16	
印　　张	16. 25	
插　　页	2	
字　　数	275 千字	
定　　价	75. 00 元	

课题组成员

组　长：刘婵娟

副组长：刘博京　叶少芳　翟渊明

成　员：陈永霖　管素叶　吴蕾蕾　曾春燕
　　　　谢　忱　刘　杰　朱雪琼　陈　飚

前 言

从古至今，可以说没有任何一门应用科学能够像医学这样"顶天而立地"。谈及其"顶天"，是因为医学本身所要探究的是生命科学的终极指征，且医学对于自然科学前沿学说及领域的思考，让人类对于生命自身有了全然不同的认知和理解。随着医学技术的不断发展，特别是19世纪以来，人们用技术理性摆脱了宗教神学对医学的束缚，医学在根本上完成了从经验医学到实验医学的转变。人类对于医学学科的认知已然不仅仅停留在祛除身体疾患、心理病症等基本的生理层面之上，更包含了对于医学知识本身的认知、理解以及再创造。医生做各种研究和试验、修配组织器官、延长人类寿命，"当代医学科学仿佛从上帝那里窃得了'魔杖'，让人们一次次体验到人间奇迹"（王一方）。至此，医学学科内在的自然科学属性被置于一个至高无上的地位。胡适在《科学与人生观》的序里曾这样写道："这三十年来，有一个名词在国内几乎做到了无上尊严的地位；无论懂与不懂的人，无论守旧和维新的人，都不敢公然对他表示轻视或戏侮的态度。那个名词就是'科学'。"进入21世纪以来，随着高新医学技术的不断发展，医学更是征服了许多严重的疾病，提高了人类的生活质量，医学学科由此具有了更大的权威。然而，当人们习惯于为医学所获得的成就喝彩、沉醉之时，"医学却成为自身成功的囚犯"（罗伊·波特）。公众的目光越来越难以触及医学的内层困惑，现代医学的目的究竟是什么？是阻断生老病死还是"所有可能的痛苦与拯救"？医学科学研究又应该在哪里停止？是该"止于至真"，还是该"止于至善"？

近代以来，当传统"技艺"的医学成为科学的生物医学后，医学中人的价值连同人文精神开始了全面的"失落"，医学场域出现了失人性化、缺乏责任和自律的现象。历史上曾经发生的多起假借医学进步之名进行的恐怖人体试验，正是医学内核混乱的集中表现。较为人熟知的如第二次世界大战期间，纳粹德国与日本利用战俘所进行的各种非人道的人体试验，包括德国及日军利用战俘进行活体解剖、蓄意使战俘感染疾病、试验人体对严苛环境的耐受程度等，造成受试者的死亡与永久伤残。纳粹惨绝人寰地残害生命、违反传统道德、伤害基本人权，使医学界极度震惊。第二次世界大战后，美国公共卫生署（U. S. Public Health Service，USPHS）所进行的"塔斯基吉梅毒研究"、犹太人慢性病医院癌症研究、柳溪（Wil-. lowbrook）肝炎实验等研究相继被——揭露。"人们没有预料到旨在发现宇宙真理的科学研究会以如此不人道的方式进行"（邱仁宗）。虽然在执行这些惨无人道的人体试验的研究人员中，许多人受到了追究与审判，但是，这不能不引起医学界的深刻反思。医学发展到今天，当人们把医学本身的精神性、伦理质素以及文化传统观念去除之时，医学是否会成为人体疾病的"修理辅助器"或人体器官的"加工厂"？因此，在面对科学技术不断进步和发展的今天，我们到底需要通过何种方式和途径让医学回归到本源之中？建构更为合理的医学伦理审查体系，避免让医学沦为利益交换的工具，真正让医学造福人类，是我们在现代性医学进程中必须要面对和解决的问题。

不可否认，在医学科学研究过程中，包含科学、经济及伦理等多元价值向度，但是，随着医学的不断发展，其双向性也愈发明显：一方面医学指向进步、理性、福利，另一方面又指向堕落、蛮性、贪婪。所以，现代医学技术使人类有了战胜更多疾病能力的同时，对医学自身价值的反思尤其要摆在重要的位置，一旦动摇，医学就可能成为人们探索未知、满足好奇心的手段。

当下，中国正处于经济、文化、伦理发生转型和重大变革的时期，在高新医学技术迅猛发展的历史时期，人们该如何正确求解生物医学研究的收益与受试者风险的"方程式"，实现收益最大化且风险最小化？如何在研究的科学性和受试者的权益保护间达到平衡？如何让柳叶刀下的医疗产业不会因为医疗利润而走向异化？面对高医学技术带来的诸多伦理问题，医学科学的发展面临着巨大的困惑和困境，许多问题需要予以回应与解读。

本书立足于中国医学伦理审查制度的现状，在历史的横纵组合之间，深入挖掘和探讨中国医学伦理审查制度存在的问题，用全新视角实

现中国医学伦理及审查制度的再认知，以为完善中国医学伦理审查制度
提供一定的参考，并最终在医学场域之中，真正地做到尊重人的生命、
尊重人的人格、尊重人的权利，让人回到医学中来，从而解决现代医学
领域各种伦理失范与异化问题，合理引领当代医学科学发展的正确
方向。

作者谨识

2018 年 5 月 28 日

目　录

第一章

医学伦理审查的研究背景

第一节 医学研究的善与恶

一 医学研究的善

医学研究和人体试验是现代医学发展和人类健康的重要促进力量，也是医学进步的原动力，医学在诊断、治疗和预防领域的每一步发展、每一个新的突破，都应归功于医学科学研究。医学研究总是直接或间接地为人的生命和健康服务。医务工作者在防病治病的同时，还担负着医学研究和实验的任务，医学研究也是医务工作者的一项伦理义务。但是，在常规的临床应用之前，医学科学研究最终必须通过人体试验来取得证据结论。不论是基础性的医学实验，还是临床上的应用研究、诊疗等过程都离不开人体实验，医学的任何新理论、新方法，无论是经过何种人体外试验、多少次成功的动物实验所建立的数据，最后都必须回到临床性人体试验之中，这也使得医学的科学研究必须保持一定的人文关怀。

医学科学技术的发展和人类社会发展之间是密切相关的，增进人类健康是发展医学科学技术永恒的主题。医学研究和药物开发，不仅具有道德上的可接受性和合理性，且出于对人类同胞，尤其是那些遭受病痛的人类同胞的团结、支持和帮助，还具有道德上的义务性和必需性。为了患者的福利及预防病痛的目的而改进诊疗实践，可以在所有主流文化的宗教和哲学传统中找到强大的支持声音。在医学科学技术的实际应用过程中，正像人们所要求的那样，医学研究成果不断揭示人类生命本质及其疾病的发生、发展和防治、消灭的规律，积极寻求维护人类健康和防治疾病的最佳途径与方法，不断提高医疗技术和医疗质量，增进人类健康，延长了人类寿命，同时增强了人类的劳动能力。

公元前 400 年，希波克拉底为了改变当时医学中以巫术和宗教为根据的观念，抵制疾病是神赐予的谬说，努力探究人的机体特征和疾病的成因，把疾病看作发展着的现象，并最终成功地创立"医学"。1543 年，近代人体解剖学的创始人维萨里出版第一部研究人体的著作《人体构造》，总结了当时解剖学的成就，其建立的解剖学为血液循环的发现开辟了道路，因此成为医学史上的一座丰碑。1683 年，荷兰显微镜学家、微生物学的开拓者列文虎克首次发现细菌。1796 年，英格兰医生爱德华·詹纳（Edward Jenner）首次成功地在人体接种牛痘预防天花，使天花这一严重威胁人类生存的疾病得以控制和消灭。1895 年，德国物理学家威廉·康拉德·伦琴（德语：Wilhelm Röntgen）发现 X 光线，X 光线的发现，让医生能够真正看清人体内部的情况。20 世纪，苏格兰细菌学家亚历山大·弗莱明（Alexander Fleming）发现了青霉素，使人类终于开始摆脱了细菌感染给健康带来的危险，这一发现拯救了千万人的生命。在现代医学中，器官移植的研究成功使成千上万本来因器官衰竭而必死无疑的病人重获新生；PCR 技术的发明为诊断一系列疑难病提供了更准确、快捷、有效的新方法；脊灰疫苗、乙肝疫苗、麻疹疫苗的相继问世开辟了主动、经济、高效预防相关疾病的新途径；基因治疗的研究将成为未来医学治疗遗传病、癌症等一系列疾病最理想和最有效的方法之一。2015 年，屠呦呦受中国典籍《肘后备急方》中"青蒿一握，水一升渍，绞取汁服"的启发，改进了提取方法，采用乙醚冷浸法，成功提取出了青蒿素，被誉为"拯救 2 亿人口"的发现，等等。

历史的长河无数次证明了医学科学研究是推动人类社会发展的强大动力，"科学是一种在历史上起推动作用的、革命的力量"[1]。马克思主义经典作家早就看到了科学技术的这一历史作用。但是，医学还存在众多未知领域需要去认识，还有大量规律、现象需要我们去发现。医学发展是无止境的，医学研究也是无止境的。医学理论需要完善、知识需要丰富、技术需要提高、设备需要更新，所有这一切都离不开医学研究，医学研究有其善的一面。

二 医学研究的恶

医学科学研究既是一种道德义务，更应是一种崇高的选择。但是在人

---

[1] 《马克思恩格斯全集》第 3 卷，人民出版社 1976 年版，第 575 页。

类的历史上，曾经出现医学科学研究不合伦理的现象。第二次世界大战期间，在纳粹集中营中，上演了各种惨无人道的人体研究，犹太人、吉卜赛人、波兰人、俄罗斯人以及其他国家的战俘和一些政治犯均是受害者。纳粹的医学研究者出于非医学目的，将集中营中的人们无情地浸泡在冰水之中，进行所谓的"冷冻"试验，让这些"受试者"在冰天雪地中脱光衣服，直至生命终结，而他们则在一旁冷眼观察一个人究竟对于寒冷的忍耐程度有多少，超过了哪一个温度人体就会死亡，寻找将尚未冻死的人重新回暖的最佳方法。纳粹德国医生在达豪集中营对 280—300 人进行了360—400 次冷冻实验，直接被冻死的有 80—90 人，有些人发了疯，其余的人都被杀害。他们还将这些无辜的人们赶入"压力实验室"之中，观察这些人是如何在高压之下，逐渐停止呼吸的，更为恐怖的是，他们甚至还要给这些人注射斑疹伤寒病毒；观察吉卜赛人在仅仅依靠盐水的情况下，不进食任何食物，能够生存多久；他们甚至还将这些"受试者"囚禁在减压舱中，然后慢慢地将舱内的氧气抽掉，观察"受试者"是如何在缺氧的情况之下逐渐死亡，最终解剖尸体。日本侵略者在侵华战争期间，建立了进行人体细菌实验的杀人工厂，即我们所说的 731 部队。731部队的工作人数一度达到了 5000 人，其中包括 300—500 名医生和科学家，600—800 名技术员，关押了可做人体试验的游击队员、无家可归的流浪汉、残障者以及日本人所谓的"外国间谍"等 400 多名人员。他们被用作细菌战实验的材料，日本侵略军强迫这些人感染鼠疫、炭疽或伤寒细菌，对感染了这些病毒或细菌的人体进行活体解剖，搜集"受试者"新鲜的血液及组织器官样本，并用这些"搜集"来的样本，制作大规模的生化武器。保守估计死于日军细菌实验的受害者每年约 600 人，因此在1941—1945 年，有至少 3000 名无辜的人们死于 731 部队的生化"试验"，而在 1941 年之前，死于日军生化"试验"的人数更是难以统计。曾有人估计，最少有 5000—6000 人死于长春、牡丹江、南京等地的日军细菌工厂之内。①

除了战争中法西斯的残暴行径，在美国等一些国家，也发生过一系列严重侵权的事件。如柳溪（Willowbrook）肝炎实验、犹太人慢性病医院癌症研究、辐射研究等。在这些研究中，其中被形容为"美国历史上最

① 邱仁宗、翟晓梅：《生命伦理学概论》，中国协和医科大学出版社 2003 年版，第 362 页。

臭名昭著的临床医学研究"（arguably the most infamous biomedical research in U. S. history）的是塔斯基吉梅毒实验（Tuskegee Syphilis Experiment）：该实验又称为"塔斯基吉梅毒研究"（Tuskegee Syphilis Study）或是"公共卫生服务梅毒研究"（Public Health Service Syphilis Study），指的是 1932 年至 1972 年期间，位于美国亚拉巴马州（Alabama）的塔斯基吉镇（Tuskegee）进行一项由美国公共卫生部（Department of Public Health Services）所核准并且资助进行的梅毒研究。这项研究原本设计来治疗感染梅毒的非洲裔美国人，在 1932 年研究开始时，还没有任何已知的有效治疗方法。在研究进行的初期，药物研究经费被缩减，这项研究的重点转而变成梅毒疾病自然史研究。这项研究招募到 399 名已经感染梅毒的非洲裔美国人男性（实验组）和 201 名没被感染梅毒的非洲裔美国人男性（对照组）。研究计划提供免费的医疗照护、免费的丧葬补助及免费的食物给这些贫穷的非洲裔美国人，他们被招募到这项研究中，但是却从来没有被告知该研究相关的细节。根据美国疾病管制局的历史数据显示，这些非洲裔美国人被告知要治疗其体内的"坏血"（bad blood），这个名词是该地人们用以形容严重疾病的代名词，像是严重贫血或是梅毒等。他们被刻意误导关于研究中一些必要的手术，例如：脊椎矫正术（spinal taps）就被形容成必要和特殊的"免费治疗"。即使在 1947 年时，青霉素已经被认可是治疗梅毒安全而有效的方法，该计划相关研究人员仍然没有给予这些非洲裔美国人男性青霉素治疗。为了防止他们被军队征召入伍后发现梅毒而给予青霉素治疗，或是他们可能自地方上的医师取得可以治疗梅毒的青霉素，研究人员还与当地负责征兵的单位协调，避免征召这群参与研究的非洲裔美国人入伍，同时安排地方上的医师不要治疗他们，还告诉他们，若是他们自愿入伍，就无法再得到参与研究的补偿津贴。这项研究一直追踪这些人到 1972 年，直到这项研究首次在全国新闻上曝光，最终导致 28 人死亡，100 人伤残，40 个男性的配偶因此被感染梅毒，生下的小孩中，有 19 人患有先天性梅毒。这个震惊美国的医学研究丑闻，催生了美国 1979 年"贝尔蒙报告"（Belmont Report）的诞生，也促使了机构审查委员会（IRB）的机制被更彻底地执行。1997 年 5 月 16 日，当时的美国总统克林顿，正式代表美国政府向"塔斯基吉梅毒研究"的所有参与者及其家人公开道歉。他在公开演说中讲道："过去造成的错误已无法挽回，可是我们可以终结沉默。我们可以不要再视而不见，我想代表全美国民众，向各位受难的人及其家属说，我非常抱歉，美国政府对大家做了这么丢脸的事。对于我们的非洲裔美国人公民，我很抱歉我们的政府竟然对各位进行了一项如此具有种族色彩的研究。"其中，仅 5 名当时尚未离世的受害人参与这场白宫的追悼会。

科技带领人类进入一个新的世界，也正在超越生命给予人类的极限。正如马克思所说："在我们这个时代，每一种事物好像都包含有自己的反面。技术的胜利，似乎是以道德的败坏为代价换来的。随着人类科学技术的不断发展，人类对于自然控制的欲望也逐渐加强，但是在此过程之中，人类却似乎成为自身卑劣行为的奴隶，这种强大的控制欲望成为制约人类自身发展的枷锁，甚至科学本身极为耀眼的光辉，也在人类愚昧的思维的映衬之下变得暗淡无光。当科学技术不断取得进步时，我们似乎会发现物质本身变得更为'智慧'，作为物质创造者的人类反而变得愚钝不堪。现代工业社会的进步、科学技术的发展，与人类'愚钝'的事实之间的抗争，已经形成了不可避免的，毋庸置疑的事实。"① 因此，医学伦理审查制度本身在现代社会具有更为重要的意义，"人类必须对科技发展保持清醒而审慎的态度。在不确定的情况下，运用科学技术必须要有一个度。我们可以先走一小步，停下来看看它对人类有没有好处，是否造成了伤害，然后再走第二步"②。因此，医学伦理审查对医学科学研究的伦理思考及伦理道德的进一步完善和规范，都具有十分重要的意义。

医学伦理审查是一种针对所有以人为受试者在生物医学研究方面的科研试验的监督制度，它要求医学科研人员在试验开始前就必须将试验方案上报医学伦理委员会进行安全性、适宜性、合理性方面的评定、指导、批准和监控，具有强制性。我国 2007 年出台的《涉及人的生物医学研究伦理审查办法（试行）》明确指出医学伦理审查的主旨是"为规范医学科学研究以及相关诊疗技术的应用，尊重和保护相关人群的合法权益，维护人类的尊严，保护人的生命和健康"③。医学科学研究服务于人的生命和健康，给人类发展进步带来希望，但同时医学研究和试验中的人性伦理问题往往与医学技术的进步陷入道德两难的境地。医学的发展和进步离不开临床研究，在普遍的临床应用之前，医学科学研究最终必须通过人体试验

① 《马克思恩格斯全集》第 12 卷，人民出版社 1976 年版，第 4 页。
② 邱仁宗：《用"骑单车"方式研究伦理问题》，《中国社会科学报》2014 年 9 月 22 日。
③ 李永昌等：《医院医学伦理审查的规范化管理探析》，《医学与社会》2014 年第 2 期。

来取得证据和"合法性"，医学研究的成果包括任何新理论、新方法，要真正转化为医学实践直接服务于人类健康，不管经过多少次成功的动物实验所建立的数据，最后都必须回到临床性人体试验之中，因而医学科学研究中的伦理问题是不可回避的重大课题。医学伦理审查对于规范医学科学的研究与发展过程，从而更好地保障受试者的权利与利益，具有十分重大的理论意义与现实价值。"医学技术明确医学科学'能干什么'的范畴，而医学伦理审查则是明确医学科学研究'该不该干什么'的范畴。"[①] 医学伦理审查的核心目的在于约束科学研究者，保护受试者，一方面使受试者在医学研究过程中因承受一定的风险而获得一定物质利益的保障；另一方面要使受试者在医学研究过程中应享有的知情同意权、保密权、不受伤害权及获得救助与补偿等权利得到应有的保障。医学伦理审查作为让医学科学研究保持在道德伦理范围内的监督制度，其所面临的能力困境、社会环境的新变化、审查制度的历史进程与研究进展是本研究必须弄清楚的前提性问题，以进一步明确研究的逻辑起点与基础，把握医学科学研究中的伦理审查的历史与现实。

第二节　医学伦理审查的能力困境

一　医学伦理审查的道德新难题

从历史上看，医学科学研究的道德规范总是远远落后于医学研究与技术的发展，医学伦理审查制度又是后于人类医学伦理而产生，作为基于道德的伦理与基于社会发展的医学之间的矛盾反复谈判的新生物，尽管一直在不断探索和进步，其成熟注定需要一段长期的过程。随着世界各种新技术的研发，特别是基因治疗、组织工程、干细胞研究、生物芯片等新兴尖端科技诊断和治疗技术得到推广，医学伦理审查经常需要解释在道德和文化挑战中严重的且常常无法逾越的态度和原则上的困难，这就对医学伦理审查的各方面提出了更高的要求，加之生命伦理学本身面临着诸多难以解决的伦理问题，种种伦理矛盾的存在，这使得作为调和伦理问题本身的伦理委员会陷入了无尽的悖论之中，难以做出或此或彼的选择，这在一定程

―――――――――――

① 张洪江：《医学研究伦理审查的反思》，《辽宁医学院学报》（社会科学版）2016年第3期。

度上使全球伦理审查研究陷入了困境之中。

生命科学技术发展带来的伦理与安全问题令人担忧。生命科学和生物医学高新技术的迅猛发展，使很多疾病的预防、诊断、治疗手段和方式发生了革命性的变化。然而一些技术在还不够成熟、远期效果还不明确的情况下，却在经济利益的驱使下广泛开展研究与应用，甚至商业化，这可能会给患者带来伤害，并引发一系列的伦理道德难题。如：生殖技术中卵胞浆内单精子注射（ICSI）的适用指征问题、异种器官移植问题、基因工程应用技术、干细胞技术应用等问题都引起了社会科学工作者的广泛争议，也引起了医学工作者、社会公众及各国政府的高度关注。这些在生命科学技术领域的伦理难题急需通过伦理委员会进行专题审理分析后提出专门意见指导临床开展工作。

与此同时，随着医学科学技术的进一步发展，传统的医学概念受到挑战，新的伦理问题不断出现。如："脑死亡"取代"心死亡"成为判定人死亡的科学依据已被广泛接受，但同时也面临很大的伦理挑战。毕竟，"脑死亡"是由当代科学和医学技术进步给我们带来的一个全新问题，它涉及复杂的经济、社会、伦理和法律等问题。"脑死亡"的提出意味着对于"生"和"死"的判别由经验转向了科学，凸显了大脑和心脏在人的生命系统和自我认同中的不同地位。"脑死亡"的实施提出了抢救生命的价值、代价和极限问题，将对生命终结标准的选择权和宣判权提出挑战，也将对人们通常的"孝"和"敬"等观念提出挑战。

此外，社会价值的多元化也给医学伦理审查工作带来极大的挑战。文化的多元是医学伦理审查必然要考虑的因素，多元的文化背景会导致人们对道德评判和态度存在巨大的差异，同一个伦理原则在不同文化背景中可能反映出截然不同的内容。从世界范围来看，不同地域、不同国家、不同文化、不同信仰，对待生命的理解与伦理道德的标准也不同，即使在同一个国家，不同民族间也会有很大差异，导致在伦理学评价上并没有绝对的对与错。这种文化的多元性是地域性的，但只要行为合乎当地社会制度，医学伦理审查一般也会认定它是符合伦理的。上述种种问题的解决已远远超出了生物技术本身，需要相关人员合理运用伦理学的方法作出理性的思考和道德的判断。

中国的伦理审查制度是舶来品，它并未经历西方那样的历史过程，20世纪80年代末期，随着中国学者在国外学成归来，伦理审查制度也从遥远的大西洋彼岸进入国人的视野，也正是从这时开始，伦理委员会在中国的实践正式拉开了序幕。1988 年，中华医学会首先设立了医学伦理学分会，随后各大医学单位相继建立起伦理委员会。目前，我国中心城市的大部分二级、三级医院及相关医学科研院所，已经基本建立了医学伦理委员会。综观中国医学伦理委员会发展历程，我国医疗机构伦理委员会在成员组成、立法、审查制度规范化等方面取得了一些成绩，但由于我国各地区的经济基础及科研条件等原因，各地区医疗机构设立伦理委员会的情况还存在一定的差异，比如著名的广州"交叉换肾"问题，同样是医院伦理委员会却得出了两个截然不同的答案，与人们对医学伦理审查的期待相比，医学伦理审查在当前遭遇了前所未有的质疑与困惑。总之，当前医学伦理审查能力相对薄弱的现状已难以完全满足医疗技术迅速发展及公众知情权的需求，因袭于西方、广泛应用于各国的医学伦理审查体制出现了漏洞甚至倒退，以及伦理学界在对普适伦理学原则的探索中展现出来的思想争议，使得西方的伦理研究和原则遭到质疑，伦理审查在各国的运行状况不容乐观。医学伦理审查的可行性、有效性、适用性的困境导致"审查失败"，若长此以往，会使得医学伦理审查在困境中越陷越深，最终失去作用。

　　西方的医学伦理审查起步较早，世界卫生组织（WHO）以及国际医学科学组织委员会（CIOMS）是目前国际上最具威信的伦理审查机构。1946 年，纽伦堡法庭就第二次世界大战期间纳粹医师对被俘战犯所进行的不人道的医学试验，制定了《纽伦堡法典》，第一次确立了对于人体医学试验的基本准则。自第二次世界大战结束以来，生物医学科学技术的迅猛发展及其在医学实践中的快速应用，引发了一系列复杂棘手的伦理难题，这些问题的出现，对传统的医学伦理学提出了挑战，将新的伦理理论应用于解决现实实践问题的独特组织——伦理委员会应运而生。20 世纪60—70 年代，美国政府针对哈佛医学院彼切尔教授所发表的《伦理与临床研究》一文，首次设置了机构审查委员会（Institutional Reviews Board, IRB），并赋予其审查涉及科学人体实验研究的检查权利。20 世纪 80 年代，美国医院管理协会要求，所有的医院都需要成立伦理审查委员会，随后，英国、加拿大、瑞典等国家也相继在医院及相关医疗机构之中，设立了类似于医学伦理审查的组织。随着审查范围的延伸以及审查制度的不断完善，越来越多的国家的医学协会、高等院校的医学院、医学研究中心等相关部门也都相继设立了伦理委员会等组织。当然，伴随着科学技术的不断发展，涉及人体科学的试验也随之不断增多，医学伦理审查制度本身在进一步保护临床试验中受试者合法权益的同时，相关的伦理法规也在不断地完善，同时，医学伦理委员会在当前也处于各种压力之下，比如信任危机的出现，对伦理委员会是否履行其职能的怀疑。美国国家癌症研究中心的 Michaele C. Christian 就曾指出：医学伦理审查本身的有效性，随着科学技术的进步已然被逐渐侵蚀，而其中一个最为重要的原因就是伦理委员会没有能够适应科学技术本身的发展步伐，"官方制定的规章对于新的挑战反应迟钝，因而，新形式的药物开发生产形成的生物医学和伦理学新机遇，不可避免地与势力强大的、常规、回避风险的监管机构产生战争。"①这些与伦理审查资源不足等问题一起，导致的结果是审查得越多越快，越缺少专业性，最后只能对审查项目敷衍了事、例行公事，违反伦理的事件仍时有发生。美国卫生与人类服务部（U. S. Department of Health and Human Services，DHHS）指出伦理审查保护受试者的功能在当前处于一个困难时刻，伦理委员会已经到了必须改革的时候。

二　医学伦理审查社会环境新变化

近年来，生命科学技术实现了前所未有的高速发展，人类基因组计划提前完成、胚胎干细胞的突破性研究成果等，给生物医药学领域带来了重要的影响。在此过程之中，中国积极投身国际生物医药科技研发，自"十二五"以来，中国持续在医药卫生领域加大投入力度，组织并实施了一系列医学领域的重大专项计划、国家自然科学基金等重点科技项目，总财政投入近 300 亿元。生物医药研发是全球化程度最高的产业之一，各国均把生物医药作为国际化推进重点，开展全方位国际合作，充分利用全球创新资源推进生物医药研究。随着药物临床试验的深入广泛开展，国际多中心试验逐渐增多，跨国人体试验的数量也随之激增。一些发展中国家为鼓励其生物医学科技的发展，采取了较为宽松的监管政策以吸引更多的跨国生物科研及临床试验项目到本国发展，发达国家的一些医药巨头也因此纷纷瞄准这些发展中国家。为获准在法规更为严格的国家开始正式临床研

---

① ［德］Hans-Martin Sass：《欧洲生命伦理学家的北京演讲》，翟晓梅等译，第四军医大学出版社 2007 年版，第 118 页。

究，制药公司或它们的二级承包商会事先在没有或缺乏监管框架的国家进行初步研究，而这些初步研究往往缺乏规范监督或参与者知情同意。此外，在发展中国家进行临床试验，不仅有大量的较低成本的受试者，大多数患者由于经济条件限制，体内并没有药物的积累，相比较其他地区患者而言，能够获得更为理想的试药效果。加上在一些发达国家如美国等，如果在进行试药时，发生意外事故，需要赔付高达数千万美元的补偿金。跨国制药企业看到其中巨大的经济利益。全球生物医药科技研发机构纷纷出现东移的趋势。目前美国有 30% 的新药研发工作在境外进行，而境内进行的研发活动有 49% 是由外国企业开展的。

面对全球临床药物试验领域的一片兴旺以及技术研发转移的新情况，生命科学领域也提出了诸多棘手的伦理问题，药物临床试验在伦理学上的矛盾越发突出。在国际化背景下，跨国人体试验引发了试验中的双重照顾标准、挑战着知情同意与伦理审查机制的适用、风险与收益不对等[①]；药物本身与受试者相关基因信息的采集、样本的获取及研究；受试者在临床试验之中出现意外的赔付认定准则；国内没有保险公司愿意去承担受试者的保险，伦理审查机构对于特殊人群的伦理审查标准、组织标本外流、中国人种遗传信息被国外采集等一系列的伦理和法律难题，都在考验着发展中国家的医学伦理审查能力和水平。如何不断提高临床试验的质量与效益，最大限度地保护受试者的合法权益、保证受试者能够在遇到意外时，获得及时有效的帮助，并进一步规范医务人员的职业道德及操守，对于促进临床研究的发展，提高本国的医学伦理审查能力与水平都具有重要的价值和意义。有专家认为，目前，世界各国在生物医药科研等领域的竞争，从某种程度而言，是医学伦理审查质量上的竞争。从 20 世纪 90 年代至今，我国引进和学习伦理审查已经有相当长的一段时间，但是国内伦理委员会所起到的效用与西方相关机构的发展呈现出了截然不同的态势。毫不夸张地说，国内相当一部分伦理委员会在形式上按照上级的指示和要求设立了相关的机构、制定了相应的章程，任命了相应的工作人员，但是在具体的实践过程中，这些章程和准则并没有能够被很好地执行，医学伦理审查能力相对薄弱的现状已难以满足国际医疗技术迅速发展及公众知情权的

---

① 满洪杰：《论跨国人体试验的受试者保护——以国际规范的检讨为基础》，《山东大学学报》（哲学社会科学版）2012 年第 4 期。

需求。跨国研究项目增多以及国际伦理审查转移的趋势在引发争议的同时无疑对中国的伦理审查提出了更高的要求，如何解决跨国人体试验中的双重标准，对于那些受试者如何真正做到知情同意并且保障他们的利益，如何让医学伦理审查不被利益影响，如何规定哪些试验可以在发展中国家进行等都是目前我们亟待解决的问题。庆幸的是，中国政府已经越来越意识到医学伦理审查能力建设的重要性，早在"十二五"新药创制重大专项GCP平台建设中，中国已把伦理审查能力建设的要求和资金投入作为国家医药领域的重要建设任务，2016年，国家卫计委发布《涉及人的生物医学研究伦理审查方法》，此办法无论在伦理审查范围、程序、内容、监管等方面都做了严格的规定，在保护人的生命和健康、维护人的尊严、尊重和保护受试者合法权益等方面都发挥了重要作用。同时希望通过对医学伦理审查水平的提升，以更好地促进我国医学伦理审查能力能够与国际相接轨。

总之，现代生物科学技术的飞速发展和社会价值的多元化给医学伦理审查工作带来极大的挑战，医学伦理审查该如何融合医学的科学理念与道德理性，使医学研究的动机、手段和结果更合乎理性的选择？无论东方还是西方，医学伦理委员会在当前均处于各种压力之下。在中国，医学伦理审查在成员的组成、法规准则的建立、审查机制的架构等方面均取得了一定的进展，但由于我国各个地区经济基础和科研发展水平不尽相同，各个地区医疗机构伦理审查机构建立的情况也有所差异，伦理审查本身的水平也参差不齐，与人们对医学伦理审查的期待相比，医学伦理审查在当前也遭遇了前所未有的质疑与困惑，重新建构有中国特色的医学伦理审查制度势在必行。

第三节　医学伦理审查制度的历史进程与研究进展

一　国外发展进程与研究进展

医学伦理审查制度在西方已然实施了近40年，制度本身早已经成为保护临床受试者的重要措施和依据。随着涉及人的生物医学研究及相关新技术临床应用的进一步发展，越来越多国家的医学协会、医学科研院所都设立了伦理委员会，相关的伦理审查制度和法律法规也在不断地完善，对涉及人的生物医学研究和新技术的临床应用项目进行伦理审查，也已成为世界上多数国家的普遍做法。但是，综观西方伦理审查的历史进程，其制度基本上根植于西方自由主义文化传统，制度是在一个个违反伦理的惨痛事件中不断完善的。1946 年，纽伦堡法庭就第二次世界大战期间纳粹医师对被俘战犯所进行的不人道的医学实验，制定了《纽伦堡法典》，第一次确立了对于人体医学试验的基本准则。发生于 20 世纪 50 年代的"反应停事件"，迫使美国食品药物管理局在 1962 年规定任何探试性药物在使用之前，都必须取得受试者的同意，这成为医学研究过程中伦理强调的一个新里程碑。1966 年的"彼切尔论文"（Beecher Article）关于临床研究的披露引起了美国国会的高度关注进而展开调查，成为现今医学研究中告知后同意（informed consent）及人体实验规范的重要基础，美国政府迫于压力规定凡是使用美国政府经费的医院或研究机构，在进行以人为对象的研究之前，都必须取得机构伦理审查委员会（Institutional Reviews Board，IRB）的伦理审查，从而规定了科研伦理审查委员会的设置。震惊美国的医学研究丑闻"塔斯基吉梅毒研究"，促使美国国会于 1974 年通过了"国家研究法案"（National Research Act），授权检讨人体相关研究进行的管控机制，这个法案也促使了 1979 年"贝尔蒙报告"（Belmont Report）的诞生，同时促使了机构伦理审查委员会（IRB）的机制被更彻底地执行。由此可见，医学伦理审查制度建设与完善的过程也是人类违反伦理与人道的惨痛教训历史，西方学者在这个过程中做了积极的努力，他们通过国际机构，制定相关指导原则、宣言、生命和伦理准则等，同时积极推进各个国家制定相应的制度、法规和行为规范，另外，他们还在不同的时期依据伦理委员会的运行机制、效果进行了客观性分析及评判，对其中出现的问题进行了反思。

西方学者对医学伦理审查的研究真正始于第二次世界大战，战争结束后对于纳粹医师在战争之中所犯下的罪行，引起了人们对医生职业道德的关注和重新认知，同盟国的医师和伦理学者经常商讨各国共同的医疗照顾与医学教育的议题。他们认为，在医学界必须要追求一种根本精神的、普遍的原则和价值，来维护关于能力和正直的标准。由此，世界医学会、国际护士会等世界医学组织制定了一系列国际性医学道德规范、相关指导原则、伦理准则以及一些宣言和仪式。1948 年世界医学会（WMA）在《希波克拉底誓言》的基础上，制定了《医学伦理学日内瓦协议法》，次年被采纳，1968 年又在原有的基础之上进行了修订，并最终形成了著名的

《日内瓦宣言》，成为医生开展医学研究必须要遵循的道德规范。《日内瓦宣言》明确指出：患者的健康问题，应该是医护人员首先要考虑的重要问题，所有医护人员应该尊重每一位患者，保证其病情等隐私问题不被泄露；对待同事，则应该亲如兄弟，每一位医护人员都应该坚持医生光荣而崇高的道德使命和准则。《日内瓦宣言》历经数次修订（1968 年 8 月、1983 年 10 月、1994 年 9 月、2005 年 5 月、2006 年 5 月进行过总计 5 次修订），言明世界医学会致力于国际最高水准的医学教育、科研、技术、伦理与医疗照护，强调用科研、技术、伦理与医疗照护等项目为全人类服务。1964 年，医学界在《纽伦堡法典》的基础上，制定了《赫尔辛基宣言》。同《纽伦堡法典》相比，《赫尔辛基宣言》更为全面和具体地对生物医学实验之中的伦理问题进行了完善，在对医护人员提出相应要求的同时，也要求所有的受试者应该遵守宣言之中所规定的内容。《赫尔辛基宣言》在第 18 届世界医学协会联合大会上通过，后经过 9 次修订，最近一次修订为 2013 年巴西的第 64 届世界医学协会联合大会。1968 年 8 月，世界医学大会第 22 次会议在澳大利亚悉尼召开，该会议通过《悉尼宣言》，对死亡本身的概念、诊断、确定以及对于人体器官的移植等方面的伦理问题进行了原则性的规定。1972 年 10 月，第 15 次世界齿科医学会议在墨西哥举行，会议通过了《齿科医学伦理的国际原则》，并将该原则作为指导每位齿科医师的道德指南。1975 年 10 月，在东京第 29 届医学大会上《东京宣言》颁布，进一步规定了对于囚犯的虐待、折磨等非人道的手段，是与医师的行为准则相悖的。

　　1981 年，有鉴于医学界和医患关系，甚至整个社会关系的变化，世界医学会在葡萄牙首都里斯本提出以保障病人权利为主题的《里斯本病人权利宣言》（于 1995 年 9 月和 2005 年 10 月在印度尼西亚巴厘和智利圣地亚哥的会议上进行修订）郑重声明：患者有获得优质医疗服务的权利、对于病情有完全的知情权，所有的医务人员及医疗机构都应当尊重患者的这些权利，患者对于治疗方案的决定等权利应该依法受到保障。《里斯本病人权利宣言》进一步明确了医生及医疗机构自身的义务和责任，完善了对于患者权利的保障制度。1984 年，世界卫生组织在加拿大渥太华召开首届国际促进健康大会，通过了《渥太华促进健康宣言》，综述了制定促进健康的政策及规则时应遵循的原则。1996 年，国际人类基因组（HUGO）的伦理、法律和社会问题委员会（ELSI）起草，由 HUGO 海德堡会议批准《遗传研究正当行为的声明》，该文件提出了如何合乎伦理地进行人类基因组研究计划（HGP）和人类基因多样性研究计划（HGDP）的建议。1997 年 11 月，国际人类基因组（HUGO）的由伦理、法律和社会问题委员会（ELSI）改名的伦理委员会，在伦敦会议通过《关于 DNA 取样：控制和获得的声明》，讨论了在遗传学研究中收集和分享样本的若干伦理问题，提出了在收集、储存和使用人类 DNA 中，尊重自由的知情同意和选择以及尊重隐私和保密，是合乎伦理的研究行为的基石。1997 年 11 月，联合国教科文组织大会 29 届会议通过《世界人类基因组与人权宣言》：要求人类基因组研究既要保证尊重各种权利的基本自由，也确认必须保证研究自由，提出各国必须就科学与技术进行伦理讨论，在道义上必须承担相应义务。1999 年 3 月，国际人类基因组（HUGO）的伦理委员会发布了《关于克隆的声明》，就动物克隆、人的生殖性克隆、基因性研究和治疗性克隆提出了伦理建议。2000 年，世界卫生组织发布《审查生物医学研究的伦理委员会运作方针》。2002 年 2 月在日内瓦世界卫生组织总部国际医学科学组织理事会（CIOMS）举行专家会议讨论修改 1993 年制定的《涉及人类受试者的生物医学研究国际伦理准则》。2003 年 1 月，联合国教科文组织国际生命伦理学委员会（IBC）出台了《人类遗传数据国际宣言纲要（修正稿）》，规定了收集、处理、使用和储存科学数据以及医疗数据、个人数据和敏感数据时应遵循的伦理规范。

以上国际医学伦理的共同原则是在对战争罪行的审判和反思的基础上建立的，但战后的美国儿童医学试验和跨国人体试验的历史证明，这些国际文件所起的作用非常有限，有些非常笼统且没有法律的约束力。在面对国际竞争的大环境中，医学界必须要保持医学的科学性、人文性，在面对困难的外部环境时，能够与其相抗争，尤其随着医学科学技术的迅猛发展、市场力量介入了医疗体系，不断有挑战人类道德底线的人体试验出现，医生在医疗卫生的实施过程中也越来越难以承担他们对患者和社会所肩负的责任。由此，研究者认为，在医学界追求共同的原则和价值之外，还应建立相关的医学伦理机构与医学伦理制度，让伦理走向规范。在这个时期，他们从社会治理的角度出发，开始关注医学道德规范的研究与制定，在可操作的层面进行道德约束，很多国家在不同时期相继制定了全国性的医德法规与文件。1962 年，日本最高法院制定了《安乐死条件》，规定了实施"安乐死"的 6 个条件；1966 年日本医学会颁布了《医道纲领》，1971 年制定《日本齿科医疗伦理章程》，1982 年制定了《医院伦理纲领》，将医院工作人员必须遵守的行动规则作为医院伦理纲领予以规定。1963 年，英国医学会制定了《人体实验研究》的道德法规，对为了病人或健康的受试者的利益和为了有利于医学知识发展的这两种方法的法律界限予以划分清楚；1974 年，英国国家科学院（NAS）发布了《基因工程研究工作的规定》。1968—1998 年，美国医学学会相继发表了《器官移植的伦理原则》《关于体外授精的道德声明》《美国医院的伦理守则》三部法规准则，进一步规范了美国医学伦理制度，明确了医生在进行器官移植、受精等医学行为之中所应该遵守的准则，更好地保障了病人的权益，对于医学伦理等方面的问题进行了更为清晰的界定。

综上，在整个西方研究伦理审查的过程之中，有三个较为明显的趋势。（1）对医学高新技术应用伦理问题的关注。20 世纪 60 年代以来，生物医学技术呈现出了迅猛发展的态势，人类对于生命科学领域内伦理问题的思考，已然超出了医学所能够承载和解释的范畴，已经有人从公益论及生命价值理论角度出发，开始了对于原有医疗卫生事业中伦理学问题的思考，现代生命伦理学也由此诞生。20 世纪 70 年代以来，特别是近年来，学者们更多地去关注和研究医学高新技术应用中的伦理问题，医学高新技术采用现代的、化学的、生物的高技术成果，直接作用于人体。虽然，医学高新技术的发展对于提升人类健康水平有明显的帮助，但与此同时也产生了一些负面的影响，比如淡化了医患关系、造成了医疗资源分布不公和利用率低的现象、对传统的道德观念造成冲击等。（2）医学伦理审查中公益论的强调。以往不同历史时期，医学道德的核心是个体义务论。它要求把病人的利益放在第一位，但缺乏对社会后果的考虑，这就难以解决在现代医学科学发展条件下出现的许多医学伦理难题，如医务人员在治疗疾病的同时，要考虑昂贵的费用对社会经济带来的沉重负担，以及社会公益的价值；要使医学科学的成果提供的益处能够公平合理分配等。故此，原有的伦理体系已经不能够适应现代化的医学模式，需要对其进行整合与重构。1973 年，美国召开了"保护健康和变化中的价值讨论会"，加州大学医学院约翰逊教授、乔治城大学人类生殖和生物伦理研究所所长赫尼格斯针对原有伦理体系和现代化医学理念不匹配的问题，首次提出了公益理论：公益理论的产生更为合理地优化了医疗卫生资源，强调了人不仅应该重视先天的自然素质，同时也要注重后天素质的培养。可以说，公益论的提出完善和补充了现代医学伦理的基础。（3）道德的多元化与允许原则的引入。恩格尔哈特在其著作《生命伦理学基础》中针对道德的多元化，提出了允许原则：在多元化道德体系共存的前提下，人们无法通过伦理理论来对于某些问题进行评判，也难以通过科学的理论来认定道德本身的权威性。因此，人与人之间相互尊重、和平共处的情况受到了质疑，个人的行动与他者之间的交流受到了阻碍。在现代社会，人们可以自由地信奉任何道德学说、遵循任何道德传统，但是不论在任何意识形态之下进行生活，人与人之间总是存在一些共性的东西。尽管社会之中会出现某些冲突和对立的问题，但是我们应该基于不同的文化视角，尊重每一个人的个人选择。总而言之，现代医学伦理是基于多元化的发展体系，结合现代社会及医学技术水平发展现状，通过个人生命价值和质量，以公平、公正、公益的原则来解决生活之中所出现的伦理问题。

二　中国发展进程与研究进展

同国外医学伦理审查发展的历程相比，我国生命伦理科学的相关研究起步较晚，医学伦理审查理论的完善和制度的制定更是处于初级阶段。对我国而言，伦理审查本身是"舶来品"。我国医学伦理审查工作始于1987年，[①] 直到20世纪80年代末，我国医学伦理工作者张据、李本富才从国外带来了有关医学伦理审查的相关介绍，在这之后，张鸿铸在《医学伦理学导论》一书中，正式提出了构建医院伦理委员会的构想，而在1988年"全国首届安乐死伦理、法律及社会学术讨论会"上，《医院伦理学委员会及其在我国建立的设想》一文的发表，真正拉开了医学伦理委员会在我国发展的序幕。1989年，中华医学会医学伦理学分会伦理法规委员会委托天津市医德法规起草组起草了《医院伦理委员会组织规则（草案）》，1990年10月13日，由该委员会第二次会议原则推广。1995年5月，中华医学会医学伦理学分会对《医院伦理

① 沈铭贤：《生命伦理学》，高等教育出版社2003年版，第254页。

委员会组织规则（草案）》作了修订，改称《医院伦理委员会组织规程》。[1] 1997 年 3 月，时任卫生部部长陈敏章要求各大医学单位建立伦理委员会。1999 年 7 月 23 日，国家药监局颁布了《药品临床试验管理规范》，作为我国首部界定药品临床试验规范的法则，该文件具有强制的性质，还规定了"为确保临床试验中受试者的权益并为之提供公众保证，应在参加临床试验的医疗机构内成立伦理委员会"。该规范的颁布对建立和发展伦理委员会起到了十分重要的促进作用，此后科研伦理审查和伦理委员会才真正实现了自身发展。2000 年，我国成立了"卫生部医学伦理专家委员会"，承担全国性行业科技发展中有关伦理问题的咨询和审查工作。2001 年，卫生部颁布了《关于人类辅助生殖技术的管理办法》，办法中对于保证人类辅助生殖技术安全、健康有效地发展及管理提出了相应规定。2003 年 9 月 1 日，我国对 1999 年颁布的《药物临床试验质量管理规范》进行了修订，同年，《人胚胎干细胞研究伦理指导原则》中进一步明确了医学伦理对于医学科学研究的指导原则，[2] 并对其具体的构建方式进行了规定。2006 年、2007 年卫生部分别颁布的《人体器官移植技术临床应用管理暂行规定》《涉及人的生物医学研究伦理审查办法（试行）》指出：凡是开展涉及人的生物医学的相关研究，包括医疗卫生机构、科研院所、疾病预防控制及妇幼保健等机构，均应设立伦理委员会，用以指导和监督医学科学研究，这也标志着中国的医学伦理委员会由伦理教育为主的方针转换为以科研伦理审查为主。

近年来，随着医学技术的演进及发展，我国对于医学伦理审查的要求也在日益提升，越来越多相关生物科技公司的出现也促使着医学伦理审查自身的更新。正因如此，我国政府和卫生组织也逐渐意识到了伦理审查工作对于医学科学研究及发展的重要性，其中国家自然科学基金委于 2005 年生命科学面上及重点项目指南中就指出：凡是涉及医学伦理学的相关研究，研究者应提供所在单位或者上级主管单位开具的伦理委

---

[1]　曹永福等：《我国"医学伦理委员会"的成立背景、功能和建设建议》，《中国医学伦理学》2004 年第 5 期。

[2]　陈晓云等：《中西伦理学发展历程及相关伦理审查建设》，《世界科学技术》（中医药现代化）2013 年第 4 期。

员会的证明。① 截至目前，我国中心城市大部分三级、二级医院都已经
建立了医院伦理委员会，相关医疗机构、科研院所等部门也开始了建构
伦理委员会的进程。2007 年 1 月，为了进一步加强和规范涉及人的生
物医学伦理审查工作，国家卫生部印发了《涉及人的生物医学伦理审查
办法（试行）》，标志着我国医学伦理审查已经成为有关医疗卫生法律
的规定，我国生物医学伦理审查制度已初步建立。② 2010 年，国家食品
药品监督管理局颁布《药物临床试验伦理审查工作指导原则》，而后，
国家中医药管理局基于中药临床的特殊性，又颁布了《中医药临床研究
伦理审查管理规范》。2014 年，国家食品药品监督管理局颁布了《体外
诊断试剂临床研究技术指导原则》，同年，国家卫生计生委、国家食品
药品监督管理总局、国家中医药管理局联合制定了《医疗卫生机构开展
临床研究项目管理办法》，以进一步加强医疗卫生机构的临床研究及管
理，并更好地规范医疗行业的临床研究行为。新版《涉及人的生物医学
研究伦理审查办法》于 2016 年 9 月 30 日经国家卫生计生委讨论通过，
于同年 12 月 1 日正式实施，新版办法指出：要使每个人的生命和尊严
受到有效的保护，更要维护每一位受试者的合法权益，凡是涉及人的生
物医学研究都需要经过相应的医学伦理审查，新版办法的提出也让医学
进步与伦理思考成为人们关注的热点。

　　随着我国医学科学技术水平的不断提高，临床医学研究项目开展越
来越多，为了体现对人、对生命的尊重，保障受试者的权益，同时也保
证临床医学科研所产生的成果得到国际社会认可，我国逐步与国际接
轨，在医学科研中进行伦理审查。我国引进和学习伦理审查制度已有
30 多年时间，在这期间，学者们从各个层面对伦理审查制度本身以及
伦理审查委员会的建构进行了研究，这部分研究基本上可以分为两个阶
段③。第一阶段是 1987—2000 年，作为 "舶来品" 的伦理审查制度刚
刚进入国人的视野，相关的研究从转译、探讨逐步演化为建构更新，比

---

① 滕黎：《我国生物医学伦理审查体系的构建研究》，博士学位论文，重庆医科大学，
2010 年。

② 孙荣国等：《我国生物医学伦理审查中应关注的几个要点》，《现代预防医学》2012 年
第 1 期。

③ 邓蕊：《医学人体研究伦理审查的哲学反思与制度实践路径》，博士学位论文，山西大
学，2012 年。

如：北京医科大学李本富教授介绍了美国的医院伦理委员会情况，美国
医院伦理委员会产生的背景及发展历程，并就医院伦理委员会的具体构
成、性质等方面进行了概述；刘煜介绍了加拿大的医学研究理事会
（Medical Research Council of Canada，MRC）对涉及人体受试者的研究是
如何进行伦理学管理以及如何评议涉及人体受试者研究伦理问题的具体
做法等。总之，在这十多年里，除了少数文章介绍了其他国家伦理委员
会的建设状况之外，其他研究则主要集中于伦理委员会建立的必要性和
重要性探讨之上，如广州第一军医大学临床药理基地胡敏燕、沈少林
等，在《中国药学杂志》中对医学伦理委员会组成、功能职责等细节
问题进行了简要介绍，同时对医学伦理委员会临床审查方案的程序及标
准进行了解读和分析。在这一阶段，国内对于涉及人体试验的临床探讨
还较少，因此对于专业的机构委员会进行监督的需求还较少，这也导致
了国内对于伦理委员会的相应研究较为匮乏，仅有的一些成果对于伦理
委员会的价值属性研究还不到位，观点还较为单一。20 世纪 90 年代中
后期才逐渐有相关研究对伦理委员会监查功能进行了探讨。第二个阶段
是从 2000 年至今。这个时期，由于整个世界面临着生命伦理学研究的
热潮，同时医学技术急速迅猛发展，涉及人体研究的项目逐渐增多，相
应的研究也呈现出纵向细致化的局面。在这一阶段，学者在我国医学伦
理委员会的管理机制、医学伦理审查的制度建设和能力建设等方面都提
出了建设性的意见。这里特别要提到的是邱仁宗先生，他是中国生命伦
理学的开拓者，更是研究生命伦理、推动伦理发展的领路人，不论是
20 世纪 80 年代对于生命维持技术、辅助技术的伦理探讨，还是 90 年代
对于基因诊疗技术的伦理解读，抑或是 21 世纪对克隆技术的伦理思索，
邱仁宗先生都从伦理学的视域下对于生命问题进行了本然属性的探究。
他在科学伦理方面的研究，以及在与科学有关的伦理问题上的坚持，坚
定地维护公众权益，2009 年更是荣获了"阿维森纳科学伦理奖"（Avi-
cenna Prize），成为获此殊荣的首位中国学者。2003 年，邱仁宗与翟晓
梅合著的《生命伦理学概论》，借助对社会生活中实际案例的分析，系
统而全面地阐述了生命科学领域之中的伦理问题，同时对生殖技术、基
因诊疗、器官移植等生命伦理学的问题进行了深入的解读，《生命伦理
学概论》一书也成为我国生命伦理学领域中的代表作。同年，由邱仁宗
与陈元方合著的《生物医学研究伦理学》面世，该书在总结生物医学

研究总体历程的基础上，通过对历史经验和教训的梳理，集中探讨了生物医学实验之中所涉及的伦理问题，对于科研人员的行为准则和道德规范、伦理学研究的基本原则、伦理委员会的建设及发展等问题进行了解读，书中对于人类生殖研究、遗传学研究等涉及伦理问题的相关研究也进行了较为细致的阐述，该书也成为我国医学人体研究伦理领域中的经典作品。熊宁宁的《伦理委员会制度与操作规程》和《涉及人的生物医学研究伦理审查指南》为当前医疗机构的伦理审查提供了指导性意见。除此之外，李义庭、黄钢、邓蕊、李红英、张金钟等学者均在我国伦理委员会的管理机制、制度建设等方面提出了建设性意见。

随着国家对伦理审查制度的重视，学者们提出了很多针对如何改进、完善中国伦理审查机制的研究报告，包括如何完善立法和规范、加强伦理培训、加大财政支持、有力的行政和群众舆论监督相结合等。但是，在对伦理审查制度本土运行现状进行剖析和反思外，更多的学者意识到，在我国特有的国情下，国内大多照搬西方医学伦理体系的医学伦理审查制度已暴露了不少弊端，国内伦理审查建设进路也出现了不少问题。早在2008年，邱仁宗就指出国内有些单位的伦理审查委员会仍需寻找国外的一些机构（例如FERCP）对其进行认证认可，而这种没有在国家监督管理之下的认证本身的合理性和合法性必然受到质疑，可是国家出台的《涉及人的生物医学研究伦理审查办法（试行）》[1] 中却没有对委员会的认证做出规定。邱仁宗、翟晓梅[2]指出伦理审查时机确定缺乏标准、关于受益和风险的评估难以拿捏、伦理审查的独立性无法保证、缺乏对标准操作程序（SOP）的认识和制定，这些仍是目前的尴尬现状，但对于委员会的发展又是至关重要的。审查监管的缺失、跟踪审查制度的难以落实、信息反馈缺失使得审查的质量无法监督，效果无法保证，审查进行与否的区别与意义就因此被弱化。再则，与其说是委员会的建构问题导致其形同虚设，还不如说是法制的不健全造成的。但从中国目前的情况看，制度问题却还不是根本问题，源头在于我们只是削足适履、生搬硬套。想要物得其用，必得自立门户、融会贯通，拿出一套真正属于我们自己的中国医学伦理来。

---

① 邱仁宗：《关于机构伦理委员会的认证认可问题之我见》，《中国医学伦理学》2008年第5期。

② 翟晓梅、邱仁宗：《如何评价和改善伦理审查委员会的审查工作》，《中国医学伦理学》2011年第1期。

第四节　研究的意义与必要性

医学伦理审查制度从开始设置，就是围绕着人的问题展开，在具体审查的过程中，对人的把握水平在某种程度上制约着医学科学研究和医学发展的水平。马克思人学理论在对人、人性、人的价值的理解上能为我们反思医学伦理审查的困境提供方法论基础，对于进一步指导和建构符合中国特色的医学伦理审查制度，具有十分重要的意义。

一　维护受试者的安全和权益

人类的健康和福祉，都是伦理和科学追求的最终目的；对个体生命的尊重，也与整个社会的利益毫无矛盾。尊重和受益是医学伦理审查的基本原则，这些原则在实践中的贯彻，就是最大限度地保障受试者的生命安全、维护受试者的合法权益。"医药学科具有探索性与不确定性。尽管在人体试验之前的理论推导、理化试验、动物试验为人体试验奠定了坚实的基础，探索性与不确定性仍然存在，应当说，受试者风险的存在是具有必然性的。"[1] 医学科学研究受试者面对风险的性质在于受试者是为将来享用医学科学研究成果的大众承担风险，最大限度地维护他们的生命安全、合法权益，不但是必要的，而且是重要的。问题是谁来维护受试者的生命安全、合法权益？怎样维护受试者的生命安全、合法权益？在医学科学发展过程中，受试者面临着潜在的危险，但他们的生命安全、合法权益，难以进行自我保护。因为医学科学研究的专业化和复杂性程度越来越高，受试者知识技能的局限性明显。医学伦理审查的最重要的目的就在于维护受试者的安全与权益，积极发挥医学伦理审查委员会的作用。在我国，一系列伦理法规已设立执行，医学科学研究机构已普遍设立伦理审查委员会，医学科学研究人员已经具有伦理意识，医学科学研究发起者已经有了接受伦理审查的认识，但是仍有很多受试者的安全与权益都处在威胁之中。目前，国内对医疗领域中伦理问题的紧迫性与严重性还缺乏深刻的认识，对许多医疗现实中的伦理难题缺乏系统的研究，对患者以及受试者的权益保

---

① 郑小蕙：《生物医药研究伦理审查合力效应研究》，硕士学位论文，天津医科大学，2016 年。

护还没有形成一道保险的屏障。医学科学研究的管理者、医学科学研究的发起者、医学科学研究的承担者都有不可推卸的责任。医学伦理审查的相关组织、部门、人员还未能做到主动自觉地交流与合作，伦理审查的各个环节未能紧密衔接与配合。因而对于医学科学研究中的伦理审查问题的探究，一个重要的意义就是健全医学伦理审查体系，维护受试者的安全与权益。

二　健全医学伦理审查体系，规避转嫁风险

医学是专业性特别强且具有特殊性的学科，其科研成果既可以给人类带来无量的幸福，同时也伴随着不菲的经济利益，某些研究者本身就与相关企业单位、药厂公司等商业性机构存在各种各样复杂的利益关系。医学伦理审查体系的构建过程是伦理审查法规，伦理审查委员会的组织、建构、运行、监管，伦理审查标准等伦理审查体系的构成要素有机整合的过程，是各要素各自向成熟稳定的方向发展并相互作用的过程。我国伦理审查制度的相关法律法规并不是十分健全，目前仍然没有建立起一套医学伦理审查体系，无论是我国伦理审查相关法规的建设还是伦理审查委员会的日常运作都与西方国家有很大的差距。这直接导致一些国外机构企图绕开我国的审查壁垒，转嫁风险，达到生产安全有效的新药品、疫苗和仪器等目的，以谋取巨额的经济利润。这种违背科学原则、社会伦理、法律规范而给受试者造成伤害的事件已引起了国家政府、科学界和公众社会的广泛关注。

同时，随着生物医疗技术迅速发展，在医疗领域出现许多难题需要从伦理的角度去衡量探究是否可行，包括涉及人的研究中受试者权益的保护问题、医患关系的处理、人类辅助生殖技术以及器官移植中存在的伦理问题等，都需发挥伦理委员会的作用。由此，构建一套行之有效的医学伦理审查体系已迫在眉睫。

三　规范伦理抉择，调整医患关系

随着我国社会经济的快速发展、医学科学技术的飞速进步以及公民维权意识的觉醒和提高，规范医学伦理抉择和保障受试者权益已经提上了议事日程。医学技术的不断发展，使得人们对于生命价值的理解发生了根本性的变化，这也直接导致了医护人员对于自身责任观念的认知产生了一定

的偏差和误解，并且经常会陷入道德两难的抉择之中，导致医患关系僵化。近些年，我国在基因研究、辅助生殖、器官移植、艾滋病、干细胞研究等具体领域，先后出台了保护受试者的制度和规范，人体试验中的伦理问题开始受到普遍关注。但现实中，我国对医学科学研究受试者的风险管理能力仍较薄弱，受试者的权利不能得到充分保护，这势必进一步影响我国临床试验与医药研究过程中的医患关系。而医学伦理审查制度、法律、规范等的建立，将对于医学科学研究中的道德伦理两难问题指明方向，能够给予相关人员，特别是医学科研工作者、医学实践者、医学伦理的管理者等专业的理论咨询和辅导，让医学高新技术真正地为全人类服务，这是医学伦理委员会的重要功能之一。另外，随着社会的发展，人们对于个人权利有了深刻认知和体会，体现在医疗领域之中即是，患者要求能够进行"平等"的治疗，实现对于自我医疗权利的保护，但是医学高新技术在具体的应用过程之中，又往往会赋予医生诊治过程的"特权"，这种"平等"和"特权"之间的冲突与矛盾，直接导致了大量突发事件的产生，医患之间的关系呈现出裂变的趋势。这些冲突和矛盾本身，有很多都属于伦理道德的范畴，此时医院的伦理审查委员会需要发挥调解的作用，协调医患之间的关系。

四　促进医疗卫生事业规范发展，让医学回归人文

生物医药研究伦理审查的重要性和必要性毋庸置疑。从根本的意义上说，生物医药研究伦理审查乃至生物医药研究本身都不是终极的目的。它们都服务于发展医疗卫生事业、提高人民群众的健康水平。这当然不是降低生物医药研究伦理审查的重要性和必要性。事实上，生物医药研究伦理审查是发展医疗卫生事业、提高人民群众健康水平的基础性工作。科技的进步伴随着对人性尊严的挑战，西方医学的发展史上曾有科学与神学分道扬镳之举，特别是在第二次世界大战期间，医学技术被严重异化而背离医学发展的目的，医学界深深感受到医学伦理审查在医学发展过程中的重要作用，否则人类所得到的助益将因自己的盲目性而得不偿失。同时，伴随着人类科技发展，医学科学突飞猛进，医疗规模日益扩大，与医疗相关的各种产业表现出了异常兴盛的状态，一个个科学奇迹哄抬了人们对当代医学的期望值。在此过程之中，医学本身的人文属性被逐渐淡忘、医学逐渐被商业化的气息所"覆盖"，医患关系呈现出了十分紧张的态势。试想，

没有高水平的生物医药研究，医疗卫生事业怎能高水平发展、人民群众健康水平怎能提高？没有统一的审查标准、生物医药研究伦理审查整体水平不高，受试者的生命安全和身体健康得不到保障，又何谈生物医药研究的安全、规范、科学？所以，增强生物医药研究伦理审查的合力和合力效应，是发展医疗卫生事业、提高人民群众健康水平的一项基础性工作。唯有完善适合中国国情的医学伦理审查体系，正本清源、潜心追溯医学的本质，回归医学的本源职能，规范医学发展，才可以使医学真正回归到人文之中。

第二章

西方医学伦理审查的缘起及思想渊源

第一节 医学伦理审查的缘起：历史与教训

说到医学伦理审查，首先必须了解人体研究。人体研究从"广义上讲，它可包括观察性的和干预性的。观察性的如问卷调查、流行病学研究等，干预性的如临床实验或现场的预防性研究。研究也可分为治疗性研究和非治疗性研究。治疗性研究的受试者是病人，目的是寻找更好的治疗方法，非治疗性研究的受试者可以是病人，也可以是健康人，目的是推进医学知识"①。在古代希腊、罗马和阿拉伯的医生著作中曾讨论过人体研究，但他们留下的人体研究记录很少，大多数引用的案例都是在死刑犯身上试验毒物的效力。涉及人体研究的重要医学实验，主要来自爱德华·詹纳（Edward Jenner，1749—1823），他通过观察发现，饲养牛的农民感染牛痘或者猪痘之后，似乎对于天花有着更强的免疫能力，于是，他将脓包之中的液体取出，并注射到人体之中，1789 年 11 月，他将猪痘接种到他 1 岁的儿子身上，但证明它不能预防天花。几个月后，他将牛痘接种到邻居家 8 岁健康男孩身上。他在这个男孩的手臂上划了两个切口，将接种物塞进去。一周后他将天花注射到男孩体内，发现没有反应。牛痘使这个男孩对天花产生了免疫力。在 19 世纪的西欧和美国，人体研究是个别医生在邻居、亲戚和自己身上进行。德国医生约翰·乔格（Johann Jorg，1779—1856）为了测试药物的疗效，喝下了不同剂量的药物总计 17 种。1847 年 11 月苏格兰爱丁堡产科医生詹姆斯·扬·辛普森（James Young Simpson，1811—1870）为了寻找比传统乙醚麻醉效果更好的麻醉药剂，自己喝下了氯仿。1929 年沃纳·福斯曼（Werner Forssman，1904—1979）医生将

---

① 邱仁宗、翟晓梅：《生命伦理学概论》，中国协和医科大学出版社 2003 年版，第 362 页。

一根导管插入他自己的右心室以证明这种手术的可行性和安全性。19 世纪最不寻常的人体研究是美国医生威廉·波蒙特（William Beaumont，1785—1853）在病人 Alexis St. Martin 身上做的。St. Martin 的胃部曾经受伤，威廉为了研究 Martin 胃液在治愈之后的功能，为 Martin 提供了每年 150 美元报酬。

19 世纪最辉煌的人体研究是法国的路易斯·巴斯德（Louis Pasteur，1822—1895）进行的，最开始他使用狗来进行狂犬病疫苗的试验，并采用对照的方式———一只狗注射疫苗，另一只狗不注射疫苗，结果只有注射疫苗的狗活了下来。不久之后，一个 9 岁的男孩被疯狗咬伤，巴斯德为他注射了狂犬病疫苗，并成功挽救了小男孩的生命。人体研究引起一系列伦理讨论，著名的哲学家、医学家阿维森纳（Avicenna，980—1037）认为"实验必须在人体上进行，只有从人体实验上获得结果，才能够证明实验本身对于人体有效，在狮子或者马等动物上进行试验是不可取的"。法兰西学院的医学教授克劳德·伯纳德（Claude Bernard，1813—1878）不仅自己进行了突破性的生理学实验，并且撰写了有关实验方法和伦理学的论文。他认为，从医学道德的角度而言，在人体上进行实验是必须被禁止的，即使人体实验本身能够被证实对于健康有利，对于科学的发展有益。但是，他将垂死的病人以及死刑犯人作为特殊情况考虑。在医学越来越需要科学论证，越来越不能依赖经验时，更多考虑实现医学进展而较少考虑受试者安危的情况就越多地出现，最著名的例子是沃尔特·里德（Walter Reed，1851—1902）的黄热病研究。当时，人们已经意识到了蚊子是传播黄热病的重要载体，但并不清楚传播的具体机制。因此，里德进行了一系列的研究，当有组员死于黄热病之后，里德从西班牙招募了一批新的受试者，并与其签订了试验合同，但并没有告知试验对象黄热病所带来的严重后果，受试者每人获得了 100 美元的补助，在试验过程之中如果成功地感染了黄热病又可以额外获得 100 美元的补助，如果受试者因为试验死亡，那么他们的亲属可以继承这 100 美元。这就是说，人类对于是否应该进行人体试验，又该以何种方式进行人体试验，如何有效地保障受试者的权益和健康，并没有得到解决的方案和办法，但就是在这样冲突和矛盾的进程之中，医学伦理也实现着自身的发展。

在 20 世纪 50 年代学习苏联的运动中，费拉托夫的组织疗法在我国推广使用，有些医生用它来治疗肺炎，导致病人死亡；在"文化大革命"

期间，卫生部门要求所有医务人员向患者推广卤水疗法、针刺麻醉等，虽然在这之后，这些疗方已经被废止，但是引起了严重的后果。"文化大革命"后虽然卫生行政部门不再用行政力量推广某种疗法，但在公众中轮流出现例如鸡血疗法、甩手疗法、气功疗法等，风靡一时。虽然我们不应该忽视民间疗法，但它们要成为医学中可供选择的疗法，必须以科学方法进行动物试验和人体研究。一些研究者和医生在自己身上试验新药，赤脚医生仿效神农尝百草，有些人中毒身亡；一些制药厂家在媒体刊登广告，利用个别病人和医生的有利反应，诱使病人和医生使用它们制造的新药，而未经严格的动物试验和人体研究；还有些外国制药公司利用中国医生让病人试用它们制造的药物，而未经参与者知情同意，伤害了病人。

从历史的经验之中，不难看出，未经检验和不计后果的治疗给社会本身所带来的沉重代价。因而，我们要问，人体研究本身究竟是一种道德的义务还是一种更为崇高的选择？美国医学家乔纳斯（Jonas）说，医学的进步是一种可选择的目的，不是无条件的承诺。社会不承诺推动医学进步，以救治更多的人，如何能保护它的成员不受疾病折磨，甚至假药的伤害？这就必然需要有人接受人体研究，但不等于说，每一个公民必须参加人体研究。就个人层面上说，每一个公民是否参加人体研究，是他个人的选择。会不会出现社会层面上必需而无人参加的情况呢？经过告知必要的信息后，总会有人，而且会有不少人出于团结互助和利他主义动机来参加人体研究。乔纳斯认为所有涉及人类的非治疗性研究都是破坏了个人的"不可侵犯性"，是站不住脚的。非治疗性研究虽然主要是为了获得医学知识，对参与者本人不会带来直接利益，但这是救治他人的疾病所不可缺少的，只要参与者本人在知情后自由地表示同意，就不存在破坏个人不可侵犯性的问题。维克（Wikler）从效用主义角度对人体研究提供了最佳辩护。他做了一个思想试验，假设在宇宙之中存在一个平行世界，在世界 A 之中，没有人体试验进行，也没有因人体研究而带来的高风险或者人体伤害，但是也没有通过人体试验所得到的真正科学的有疗效的治疗办法；而在世界 B 之中，有目的性地招募试验参与者，人体研究所带来的风险会随之增加，但是可能获得真正有效用的治疗手段，从而降低总风险。相比而言，或许世界 B 更为美好。

故此，医学伦理审查制度，是在历史的推进之下不断发展和演进的。从医学伦理审查制度的产生及发展脉络来看，医学伦理审查制度不断完善

的过程，就是人类对于自身不断了解和认识的过程，更是马克思所主张的
对于人主体性自由追寻和探究的过程。这就先验地意味着医学伦理审查制
度是一门"与时俱进"的学科，在特定历史发展的进程之中，进行着自
身的革新。因此，医学伦理审查制度，是在人类发展历史之中，以人类道
德为基本研究对象，以人类终极"自由"和"解放"为最终目标的医学
人文学科。可以说，对于西方医学伦理制度的起源进行探究，能够从
"经验"之中，看待人们对于西方传统文化及医学伦理制度的思忖，并更
好地观照西方世界文明对于东方文明的映照作用，为更清晰地认知和了解
西方医学伦理审查制度提供更为全面和深入的思考，从而系统而全面地探
究其产生发展规律，这对于完善我国的医学伦理审查制度具有重要的
意义。

第二节　西方医学伦理审查的制度开端

西方的医学伦理审查起步较早，从人性启蒙伊始到希波克拉底誓言，
西方就已经有了对于医学伦理思考的萌芽。19 世纪以后，医学从根本上
完成了从经验医学到实验医学的转变，但医学科学的发展需要以人体试验
为基础，自此有关人体试验的道德争论从未休止。20 世纪初至 20 世纪中
叶，人体试验也有了一些具体而简单的标准。但医学伦理审查真正的起步
开始于第二次世界大战以后。第二次世界大战期间，德、日法西斯分子对
战俘和平民强行进行惨绝人寰的人体试验，几百万人被虐待致死。1946
年，纽伦堡法庭针对第二次世界大战期间纳粹医师对战俘进行强迫性不人
道试验的罪行，制定了《纽伦堡法典》，确立人体试验的基本原则：必须
有利于社会，同时应该符合伦理道德和法律观点。该法典是国际上最早规
范人体试验的行为的法规。但是遗憾的是，这部《纽伦堡法典》并没有
法律效力，美国的研究人员认为此守则的精神已经隐含在他们的例行性研
究工作中，并认为这只是一份谴责纳粹暴行，并将纳粹医生定罪的文件，
因此未将其立即纳入任何美国的法律中。另外，这份守则本身有其局限
性，它既不具法律效力，同时它仅适用于人体试验性质的研究等。

人性化的伦理是研究与医疗的基础。1948 年，世界医学会发表了医
学伦理学日内瓦协议法（Declaration of Geneva），重申医学人性化的重要
并再次宣示医学工作者的 12 点誓言，确认医学工作者在从事医疗中服务

人类的基本信念，对人性及生命的敬重，病人隐私的确保，医疗应不分种族、信仰、年龄、性别，医生都务必全力医治等。1955 年，芝加哥大学对法庭的陪审决议发现在被告者有罪或无罪的审议过程中，检察官在对陪审者的影响力进行研究，并称为 The Wichita Jury Study，这个研究把整个审议过程录音，但却没有告诉当事者，也没有得到他们的同意，研究的结果在颇有声誉的学术研讨会上发表，这个研究招致了很多人的批判，对侵犯陪审团的工作与个人隐私权加以谴责，美国国会也因此召开了公听会，后来更立法禁止对陪审团审议过程进行录音。20 世纪 60 年代心理学家斯坦利·米尔格拉姆（Stanley Milgram）对"服从权威"的研究以及 70 年代对同性恋者在公共厕所之同性恋性行为之跟踪，导致后来某些同性恋者的身份因研究报告的发表而曝光，严重侵害个人的隐私权。

在医学研究过程中，伦理强调的一个新里程碑是 20 世纪 50 年代发生的"反应停事件"。1959 年 12 月，联邦德国儿科医生魏登巴赫（Weidenbach）首先报告了一例女婴的罕见畸形。1961 年 10 月，在联邦德国妇科学术会议上，有 3 名医生分别报告发现很多婴儿有类似的畸形。这些畸形婴儿没有手臂和腿，手和脚直接连在身体上，很像海豹的肢体，故称为"海豹肢畸形儿"及"海豹胎"。除上述畸形外，还有一些其他畸形案例的报告。医学研究表明，"海豹胎"是妇女在怀孕初期服用"反应停"（酞胺哌啶酮）所致。"反应停"于 1953 年首先由联邦德国一家制药公司合成，1956 年进入临床并在市场试销，1957 年获联邦德国专利，这种药物治疗早孕期间的孕吐反应，有很好的止吐作用，对孕妇无明显毒副作用，相继在 51 个国家获准销售。从 1956 年"反应停"进入市场至 1962 年撤药，全世界 30 多个国家和地区（包括我国台湾地区）共报告了"海豹胎"1 万余例，各个国家畸形儿的发生率与同期"反应停"的销售量呈正相关，如在联邦德国就引起至少 6000 例畸胎，英国出生了 5500 例畸胎，日本约 1000 余例，我国台湾地区也至少有 69 例畸胎出生。此次事件中，研究人员对试验性质的药物并没有向受试者说明并取得其同意，因而不少妇女服用了该药物，受害者很多，社会舆论的愤怒迫使美国药物食品管制局在 1962 年规定任何探试性的药物在使用之前，都必须取得受试者的知情同意。由于美国官方采取了谨慎态度，没有引进这种药，因此，除自己从国外带入服用者造成数例畸胎外，美国国内基本没有发生这样的病例。"反应停"所造成的胎儿畸形，成为 20 世纪最大的药物导致先天畸形的灾难性事件，至今仍有法律纠纷。"反应停"是世界上第一种被确证会导致胎儿畸形的药物。此后全世界进行了大规模的药物致畸研究，结果发现了不少药物有不同程度的致畸作用。

1966 年，一位麻醉师，哈佛大学医学院教授亨利·彼切尔（Henry Beecher）在《新英格兰杂志》发表的《伦理与临床研究》（*Ethics of Clinical Research*）一文中列举出 22 宗由著名学者所进行的，瞒着病人开展的人体试验，在美国引起轩然大波。彼切尔认为，美国有不少盛名的学者发表在顶尖科学期刊上的论文，其研究过程中有不少不合乎伦理的事情。他质疑是谁给了科学家一个只有上帝才有的权威，去从事牺牲某些生命的事。他认为只注重结果而忽视过程的思考，是一种恶毒的迷思。彼切尔讨论了一些不伦理的研究，并认为："出现不伦理的或在伦理上有疑义的程序的临床研究并不少见。"这篇文章刊登之后，他便招致严重的批判，某些学者认为，他在文章中所举的例子不具有代表性。但是，该篇文章引起了美国国会的高度关注并随之进行了调查，成为现今医学研究中告知后同意（informed consent）及人体试验规范的重要基础。美国政府迫于压力，规定凡是使用美国政府经费的医院或研究机构，在进行以人为对象的研究之前，都必须取得临床试验机构的机构审查委员会（Institutional Reviews Board，IRB）的伦理审查。随后，英国、加拿大、瑞典、西班牙、韩国、印度、比利时等国家也相继在医疗机构中成立了类似的组织。

1975 年，第 35 届世界医学协会联合大会在意大利威尼斯召开，会上提出再次修订《赫尔辛基宣言》，提及研究机构必须成立独立委员会（independent committee）以协助该机构的研究在伦理的架构下进行，该内容使得后来美国各医疗机构与研究机构纷纷成立机构审查委员会（IRB），也促使世界上其他国家渐渐在医疗研究机构中成立研究伦理委员会（Research Ethics Committee）或类似组织，奠定了研究伦理相关委员会的运作基础。诚然，人体试验过程中最基本的伦理要求是对受试者意愿的尊重，对整个试验过程的说明及人身保护。要确保这个试验精神，就有赖于 IRB 功能的发挥。一个研究内容不明确，可行性受质疑，对受试者缺乏保护措施，不论多有用，都违反了人性。设计本身有太多风险的，也都应加以退回或拒绝，所有的人体试验必须对研究试验的本质、目的、其间可能获得的好处及伤害都清楚叙述交代，由 IRB 审核。

目前，世界卫生组织（WHO）和国际医学科学组织委员会（CIOMS）是国际上最权威的伦理审查组织。2000年WHO制定《生物医学研究审查伦理委员会操作指南》，2002年CIOMS[①]修改了《关于涉及人类受试者生物医学研究的国际伦理指南》，旨在规范各国的人体生物医学研究政策，根据各地情况应用伦理标准，以及确立和完善伦理审查机制，成为目前医学伦理审查的国际标准。近年来，随着涉及人的生物医学研究及相关新技术临床应用的进一步发展，相关的伦理法规也在不断地完善，对涉及人的生物医学研究和新技术的临床应用项目进行伦理审查，也已成为世界上多数国家的普遍做法。综观西方历史进展，西方国家伦理审查制度是在不断出现的违反伦理的惨痛事件中不断完善的，它基本上根植于西方自由主义知识传统，并起源于启蒙主义的政治体系，忽视了调动研究者的道德自觉，忽视了通过研究者个体德性的提高去改善人体研究的风险，德性伦理在科研伦理中的缺失导致了当前伦理审查面临的困境。

第三节　西方医学伦理审查的思想渊源

从历史上看，医学伦理审查理论发展的历史就是人类认识自身不断走向文明的发展史，这也注定它是与时俱进的学科，其主题和研究视野必定要考虑特定的社会历史条件，同时随着时代的变化而不断地拓展。在人类文化发展的长河里，以人类道德生活为基本对象，当今被作为医学人文社会学科来看待的医学伦理思想，同样没有离开人类文明发展的大道。为了更科学、更正确地评述医学伦理审查制度的思想基础，有必要回顾医学伦理审查的伦理思想发展的全部历史，系统而深入地考察医学伦理思想的历史发展和趋势，探讨其演变规律与社会文化背景，批判地把握其理论的主要内容和基本特征，对于建构科学的医学伦理审查制度，其理论价值和实际意义都是不言而喻的。在讲述医学伦理审查历史的时候，难免要从医学伦理的发展史开始讲

---

① 国际医学科学组织理事会（The Council for International Organizations of Medical Sciences, CIOMS）是世界卫生组织（WHO）与联合国教科文组织（UNESCO）在1949年成立的国际性非政府组织，其主要宗旨是维持联合国及其专门的分支机构，特别是教科文组织和世界卫生组织之间的协作关系。

述，西方伦理思想历史悠久，在其漫长的演进过程之中，出现过众多学说及流派，但从总体而言，所呈现出的仍旧是一种钟摆式的发展趋势。其历史发展脉络大致可以分为四个阶段：古希腊、古罗马时期的伦理思想，中世纪时期的伦理思想，近代资本主义形成和发展时期的伦理思想以及现代西方伦理思想，医学伦理思想也随着各个时期哲学、伦理思想的发展而发展起来。

一　古希腊、古罗马时期的美德伦理

古希腊、古罗马的伦理思想在西方伦理思想中占有十分重要的地位，它为后来的西方各种伦理学说的形成和发展提供了丰富的思想和理论资料。在古希腊伦理思想的价值体系之中，我们能够发现之后各种流派及学说观念的萌芽。古希腊、古罗马时期的伦理思想强调个人利益、个人价值、现世幸福、理性自律，其中心领域是德性论和人生观，也是美德伦理传统形成的重要时期。古代伦理学规范最早可见于公元前2000 多年的《汉谟拉比法典》(*The Code of Hammurabi*)，其中有许多涉及医疗方面的条款，如规定施行手术成功时应付给施手术者多少钱（医生酬金），如果外科手术失败则砍掉医生的手（医疗责任）等，被认为是最早的医疗立法。古罗马时期的《十二铜表法》就对医学道德进行了阐述："禁止将死者埋葬于市之外壁以内"和"孕妇死时应取出腹中之活婴"。与早期人类社会相似的是，古希腊时期的医学活动本身也与神灵、魔鬼、巫术等宗教理念有着密切的关系，人们普遍信奉身体上的疾病是因为触怒神灵而导致的，对于疾病的认知及治愈的手段也大都被归结于超自然的力量，比如神话之中很多神灵就具有治愈疾病、赋予生命的力量，阿波罗就是这些神灵之中最具代表性的一位，而他的儿子阿斯克勒庇俄斯（Asclepius）在治疗方面的能力更是超过了父亲阿波罗，阿斯克勒庇俄斯也被后世尊为医神，他发展了医学伦理相关规范，因为相传他常化身为蛇，在梦中医治神殿里的病人，后人将"缠有蛇的医杖"作为医术的标志。

公元前460—前370 年（希腊伯里克利时代、中国孔子时代），古希腊文明逐渐发育成熟，医学开始摆脱魔术和僧侣的阴影。被后人尊称为"西方医学之父"的希波克拉底（Hippocrates）就在此时建立了理性医学，《希波克拉底文集》是现存最早的对各种疾病和症状的起因进行理性解释的著作。"疾病和康复不再被认为与神意相关，治疗技艺不再是神的专利。"① 同时，希波克拉底率先领导希腊医师向医学界发出的行业道德倡议书，要求医师们终其一生对其师长、自己、病人、同事、社会担负起各种伦理责任，被称为《希波克拉底誓言》。希波克拉底强调医师的诚信对病人的重要性，要求医生秉持慈善和对穷人责任的价值观，同时要求医生的行为应具有一定的规范。"我以阿波罗、阿克索及诸神的名义宣誓：我要恪守誓约，矢志不渝，对传授我医术的老师，我要像父母一样敬重。对我的儿子、老师的儿子以及我的门徒，我要悉心传授医学知识。我要竭尽全力，采取我认为有利于病人的医疗措施，不能给病人带来痛苦与危害。我不把毒药给任何人，也决不授意别人使用它。我要清清白白地行医和生活。无论进入谁家，只是为了治病，不为所欲为，不接受贿赂，不勾引异性。对看到或听到不应外传的私生活，我决不泄露。如果我违反了上述誓言，请神给我以相应的处罚。"《希波克拉底誓言》的精神要义在于：医师应负起各种相关的伦理责任，包括：尊敬师长、行为自重、保护病人、对同事社会负责等。这种规范一直被奉为医学界的道德精华所在，至今仍为世界各国医界共同奉行。

二　中世纪基督教统治下的宗教伦理

中世纪伦理思想是建立在封建专制体系之下的，其存在的根本目的是能够从思想的角度对《圣经》进行道德和伦理的论证。经院哲学家、神学伦理学体系的完善者托马斯·阿奎那构造了一个以上帝为至高存在的、阶梯式的、包罗万象的目的论体系，强调上帝的智慧高于意志，"人既应当像蛇一样聪明，享有明智、勇敢、节制、公正等现世德性，又应当像鸽子一样单纯，怀抱信仰、希望和仁爱等超自然的德性"②。基督教神学伦理围绕神学德性论和神学人生观，在一派独占垄断地位的学术格局上提倡神本主义、禁欲主义、神秘主义。这种强调上帝意志、仁爱、禁欲和神学他律同样发生在医学上，中世纪的医学是在经受封建教会的压制和宗教法庭的双重摧残下发展起来的。基督教神学崇尚信仰、贬斥知识，他们认为"凡是与信仰无关的知识都是无用的"，他们禁锢智慧，贬逐知识，不准

① 张轩辞：《身体的医术与灵魂的医术——论古希腊医学与哲学的相互影响》，《现代哲学》2009 年第 5 期。

② 冯淑玲：《当代西方德性问题》，《东南大学学报》（哲学社会科学版）2008 年第 12 期。

研究自然，认为疾病是上帝对人的惩罚，唯有基督才是至高无上的医师，灵与肉的救主。公元 2—16 世纪，医学本身的发展基本上处于停滞的状态，随着基督教在西方影响的范围逐步扩大，医学在这期间呈现出了一定的倒退状态，也就是我们通常所说的"医学成为巫术，变成了神学的婢女"，对于宗教的信仰，取代了人们理性的思维方式，祈祷、涂抹神油等方式变成了已知经验性治疗的替代，因而有人把这个时期称为"医学的黑暗时期"。然而我们看到，尽管黑暗的中世纪成为西方文明史、医学史上停滞不前的时期，在基督教宗教理念的影响下，医学知识被局囿在修道院的高墙之内，但是在这其中，仍然有一些耐心的、对于医学充满激情的学者在潜心地进行着医学的研究，并尽可能地传承着医学的技艺。与此同时，民间以及教外的医学研究仍然在悄然地进行之中，宗教的束缚并没有能够完全摧毁人们对于医学的信任，在这其中，被称为"希波克拉底之国"的萨勒诺学校，在把古希腊医学转移到阿拉伯世界之后，重新把医学带回了希腊。因此，实际上中世纪欧洲地区的医学同远古所沿袭而来的巫术还是有本质区别的，客观而言中世纪的医学是医学和基督教教义综合的产物，是集经验、神学于一身的医学。可以说，为了促进医学科学的进步，这一时期学者站在时代的对立面，在宗教神学和伦理思想占绝对主导地位之时，仍然能够冷静地面对现实，无惧无畏地追求真正的科学，为破除中世纪的禁欲主义与宗教神学，发展科学技术与社会生产。正是在这严酷的斗争之中，他们对于真理的坚信，对于医学技术的坚守，才使得医学能够度过漫长的黑暗时期，并进一步丰富着自身的医学伦理内涵。尤其是在文艺复兴时期，巴拉塞尔萨斯引导的医学改良，以及对于人体解剖学的确定，让西方医学奠定了良好的外科学发展基础，突破了原有宗教神学之于西方医学的壁垒。

文艺复兴时期，科学革命带来了巨大的成功，医学迈出了更坚定的步伐，在机械论为主导的哲学思想下，实验医学突飞猛进。17 世纪早期，英国对医生的伦理规范强调礼节和风度。近代则强调医生的资格、责任、慈善色彩等问题，其中 1803 年《医学伦理学》一书的出版，正式标志着医学伦理学学科的诞生，托马斯·帕茨瓦尔（Thomas Percival）在书中，采用道德箴言的形式阐述了当时的医学从业人员，包括内科医生、外科医生和药剂师必须要遵守的医学道德及行为规范，医学从业者应当履行的职责和义务，同时还提及了诸如费用的收取、新医学疗法的使用以及新医学技术的应用方式等。这一著作集中体现了帕茨瓦尔的医学人道主义思想，影响了后世医学伦理学的发展方向。

三　近代资本主义时期的人本伦理

近代医学伦理，是指欧洲 17—19 世纪的医学伦理，即资本主义自由发展时期的医学伦理。在这一时期，实验医学兴起，并得到了大的发展，生物医学模式得以确定，西方医学伦理学完成了由古代医学伦理道德学向近代医学伦理学的转变。

近代资产阶级的伦理思想批判性地继承了之前两个历史时期的发展成果，从人文理性、技术理性以及情感等层面对伦理问题、道德和利益的问题以及个人与集体间的利益问题进行了阐述，并最终形成了近代人本伦理传统。这一时期的伦理思想注重合理利己，注重理性与情感、自律与他律的统一。而这一时期也成为西方医学伦理实现演进的重要阶段，医学伦理基本上完成了从古代医学伦理向近代医学伦理的转变，原有的道德、准则似的行为规范逐渐促使了医学伦理学科的最终形成。17—19 世纪，西方世界的政治格局发生了重大改变，资本主义社会的产生使得社会生产力实现了极大的提升，并引发了一系列政治、经济以及文化生活变化，传统文化价值观念和社会道德理念受到了强大的冲击。科学以及医疗技术实现了前所未有的革新，人类对于人体的认知开始有了本质性的改变。医学领域在这一时期也开始了由经验医学向近代实验医学的转变。17 世纪初，英国医生哈维（Harvery，1578—1657 年）真正地用实验的方法发现了血液的循环。诚如恩格斯说："哈维由于发现了血液循环而把生理学（人体生理学和动物生理学）确立为一门科学。"[①] 从此，医学作为一门应用科学，得以飞速的发展和长足地进步。

近代西方实验医学通过对于人体健康及疾病本质的探寻，使医学真正地脱离了古代宗教神学的束缚，使得医学成为具有科学性质的学科，开始了真正意义上的科学和技术进程。很多人类未知的疾病被发现，已知的疾病被重新定义，一系列新的医学理论由此而生，并影响和推动了临床医学理论和技术的进步。这些主观和客观的条件，都使得医学伦理学本身实现了自身的更新。科学技术的长足发展，让人们

---

① ［德］恩格斯：《自然辩证法》，人民出版社 1971 年版，第 163 页。

对生命个体有了新的认知，医生的责任以及义务等问题有了明确的解答。可以说，医学伦理学的成长及演进伴随着近代医学的变化及发展，随着医学技术的提升，人类研究的视域逐渐由生命个体发展到器官组织甚至是细胞及亚细胞的水平上，一系列医学行业内的医学道德规范得以制定，医学伦理道德逐步走向系统化、规范化、理论化。因此，近代资本主义的医学伦理与近代生产力的发展有着密切的关系，两者之间的相互影响和作用，实现着人类对于自我的深层次认知，促进着医学伦理的进步与发展。

四　现代西方宣言时期的规范伦理

西方资本主义由自由竞争向垄断的发展，进一步奠定了西方伦理学演变的客观基础。现代西方伦理思想所提倡的是追求个人的自由、否定他者和客观法则，而这样的理念正是源于西方资本主义的产生，这种对于个人利益追求最大化的思维方式在带来社会工业文明极大繁荣的同时，也给人类带来了负面、悲观的反道德情绪。特别是第二次世界大战以来，一系列科学诊断和治疗方法的出现、病理学及外科的长足进步，使人类社会生活发生了前所未有的变化。20 世纪 60 年代以后随着医学日益国际化、社会化，同时新兴的生物学、心理学以及社会医学等模式逐步产生，现代西方伦理思想开始了向应用伦理学方向的转变。在这一阶段，医学伦理本身更为强调的是价值和事实之间的客观联系，这种客观的联系被建构在指导人们生活的新道德规范和新伦理医学的发展之上。而医学国际化等模式的提出，更是让医学从学科的大分化逐步走向学科的大综合，医疗过程由医师与病人的关系，日益发展为医疗事业与整个社会的关系，一系列国际医学伦理道德规范和法律文献相继产生。1946 年《纽伦堡法典》的制定真正地确立了关于人体试验的基本原则。1948 年世界医学会以《希波克拉底誓言》为蓝本，颁布了《医学伦理学日内瓦协议法》，并将其作为全世界医务人员共同遵守的行为准则，标志着现代医学伦理学的诞生。1949 年之后，世界医学会相继颁布了《世界医学会国际医学伦理道德守则》《日内瓦宣言》《赫尔辛基宣言》《东京宣言》《里斯本宣言》等一系列国际性医学道德规范，这些国际性的医学道德规范进一步推动着医学伦理学科不断向前发展。20 世纪 60 年代以来，生物医学技术的极大繁荣，使得人们对于生命和伦理的认知突破了原有的伦理思考的范围，人们逐渐开始从生命价值论及公益论的角度，对如何有效地提升生命的质量等问题进行思考，其中不仅仅包括对于医学伦理本身的思考，更包括对于各种非卫生领域的伦理思考，诸如人口道德与环境道德的伦理学问题等都成为人们关注的热点问题。

第三章

中国医学伦理思想的演进过程及基本内容

中国有绵延 5000 年的文化传统，医学伦理思想在形成与发展过程中，受到中国传统文化的影响并彰显出独特的人文魅力。要了解中国医学伦理思想，首先需要追溯中国文明的历史，认识中国医学历史上出现的伟大思想与实践。

第一节 中国医学伦理思想的发展脉络

中国医学伦理思想的形成及演进的过程，大致上经历了医德学、医学伦理学、生命伦理学三个阶段。医德学关注医生应有的美德及对待病人的正当态度；医学伦理学关注变化了的医患关系、医生对病人的责任，规范不断发展的医院和医生职业行为；生命伦理学则是迅速发展的生物医学对传统医学道德价值观挑战的结果；而当下，医学伦理学正呈现出多元发展的趋势，逐渐形成以"健康道德"体系为内涵的伦理学阶段，这个阶段更为集中地关注卫生保健、卫生研究和卫生决策中行动和道德观念等问题。

一 医德学时期

中国古代医药学历史源远流长、博大精深，是中华优秀传统文化的重要组成部分。经过数千年的积累，不仅积累了丰富的医药理论与技术，也形成了相对完整和丰富的医学道德思想，对保障中华民族的繁衍昌盛作出了重要贡献。

在原始社会，中国医学伦理道德思想已经出现了萌芽，并产生了较为丰富的生命伦理文化。"中华民族是最早登上世界历史舞台的民族之一，从云南的元谋人推算，早在距今 170 多万年前，远古先民就已经生存、栖息和繁衍在中华大地。根据对原始文化遗址的考察，这一时期的中华先民已经表现出关注生命、热爱生命的朴素情感，如在原始社会时期，由于人们对自然界的认识有限，生活资料匮乏，药食不分，导致食物中毒的现象经常发生。原始农业的创始人神农氏，在实践中摸索治疗疾病的方法，他冒着生命危险，以自己的身体为实验对象，正是朴素的生命伦理道德思想的体现。"① 朴素医学伦理道德思想的形成主要开始于医学从"巫"的状态分离出来，并开始了独立的发展，医务人员也开始从事专门的医疗活动，人类的道德观念、生命哲学从而得以产生和发展。何兆雄在《中国医学伦理道德史》一书中提到，甲骨文中代表"疾病""药""医"含义的文字，从字形上看都反映了医者对病者的帮助，这是有关医疗行为的最早文字记录，也是人类最早的具有道德意义的医疗行为。

　　医德学时期有诸多重要的医学人物和医学典籍，对后世产生了重要影响。作为中国现存最早的一部较为系统的医学理论著作，《黄帝内经》第一次正式阐述了医学伦理道德思想，并把尊重病人的生命作为医学伦理道德的基本原则。书中提到的医学伦理道德思想包括：人命至重，不可粗枝大叶；谦虚好学，广博多识；实事求是，"治病必求其本"；见微知著，治未病；坚持科学，反对迷信；严格择徒，"非其人勿教"，只有品德高尚、热爱医学事业的人才能做医生。朴素的人道主义思想是这一时期医学伦理道德观念的主流思想。《淮南子·修务训》中提及："神农尝百草之滋味，水泉之甘苦，令民知所避就，当此之时，一日而遇七十毒。"像"神农氏"这样作为开创医药的人物，被视为医学伦理道德典范，这种典范的树立对中国医药学的产生发展起到了重要作用，对医学伦理道德发展也有重要的影响，同时也构成了中国传统医学伦理道德思想中的重要内容。东汉时期的医学家董奉不顾家境清贫，为救治贫困患者，慷慨解囊，仗义疏财，被后人传为"杏林佳话"。张仲景在其著作《伤寒杂病论》中则强调，"勤求古训，博采众方""上以疗君亲之疾，下以救贫贱之厄，中以保身长全。"他以仁爱救人为准则来指导自己的医疗实践活动。隋唐时期的孙思邈在《大医精诚》中主张：医家必须具备"精"和"诚"两个方面。所谓"精"就是指作为医家必须不断学习，提高医疗技术，具有精湛的医术。所谓"诚"，就是指医生应具有高尚的医学伦理道德，要

---

① 潘新丽：《中国传统医德思想研究》，博士学位论文，南开大学，2010 年。

有"大悲恻隐之心""好生之德"。因此，作为医者，要以救死扶伤为己任，为患者解除病痛，摒弃欲望，发扬人道主义精神；要精通医术，活到老，学到老；施行医术必须细心、用心、耐心；将个人荣辱、得失放置于后，排除杂念，积极救治患者；要一视同仁，不论贫富贵贱、年龄老幼、容貌丑美、恩怨亲疏、愚笨聪明、任何民族，都要普同一等；要时刻将病患放在首位，不能故意收敛钱财；要和同行团结，精诚合作，救治患者，谦虚谨慎，戒骄戒躁。南宋时期的张杲在《医说》中也同样指出：作为一名医生，对病人应有深切的同情心，并竭尽全力救治；要清廉正直，不求名利；要有严谨的治学态度、精益求精的医疗技术和高度的责任感；对病人要真诚谦和，言行举止庄重大方，不可持一技之长图谋私利，更不能乘人之危，希求淫邪之报。

　　清代医学著作关于医学伦理道德的论述也非常丰富。如喻昌所著《医门法律》一书，共 6 卷。喻昌第一次提出了要以"法"来诊治病人，以"律"来判断治疗的失误，这是中国历史上医学伦理道德评价的最具体论述。书中正面阐述了辨证施治的法则，认为救治病人的程序应该分门分类，条条清楚。对待每一种疾病，从医生开始诊治的望、闻、问、切，到辨证施治，再到处方用药，都应如此。如果依照这样的"法"行医，就能按部就班，不容易犯错。此外，该书还提出以"律"来判断诊治效果失误的责与罪，总结了 60 种医者常犯的错误，并提出了相应的禁例。程国彭所著《医学心悟》提出医生治疗关乎病家性命，故"共操术不可不工，其处心不可不慈"。这些医家的思想和言行从不同角度进一步补充和完善了孙思邈所创立的医学伦理道德思想体系，从而在中国历史上形成了较完整的医学道德思想。

　　医德学时期，人们关注的重点主要在医生应有的美德及对待病人的正当态度上，在表现出对于生命本身崇敬和对于健康渴望的同时，实现着人类道德的自我觉醒，并最终慢慢地过渡到医学伦理学阶段。

二　医学伦理学时期

　　中国近代医学伦理思想是中西医学文化冲突与协调的结果。随着西医的引入，不仅发生了中西医的冲突与协调，在中国的医学伦理思想领域也出现两类文化的交汇共融。

　　1926 年，《中国医学》杂志刊登中华医学会制定的《医学伦理学法典》，反映了当时中国所特有的医学伦理观。该法典明确规定：医生的职责应是人道主义而非谋取利益。20 世纪 30 年代末，我国学者翻译介绍了《希波克拉底誓言》。宋国宾（1893—1956 年）是中国近代医学伦理学的先驱，他主编的《医业伦理学》一书于 1933 年在上海出版，这是中国第一部比较系统的医学伦理学专著，《医业伦理学》的出版标志着中国由医德学进入医学伦理学阶段。宋国宾在书中写道："医业伦理学一言以蔽之曰仁义而已矣。博爱之谓仁，行而宜之谓义。不为广告自炫，不授害人之方法。不做无益于病人之试验，不徇私情。"他也曾任职复旦大学医学教授，拟定了《复旦大学医学院毕业宣誓》《上海市医师公会医师信条》。他以"仁""义"这一传统道德观念为基础，论述了医生人格、医患关系、同业关系、医生与社会的关系等。

新民主主义革命时期，中国医学伦理思想进入了一个新的历史阶段。这一时期，中国医务人员在中国共产党的领导下，以古代医家的优良传统为思想指导，把爱国主义和国际主义相结合，发扬了救死扶伤的革命人道主义精神，建立同志般的新型医患关系。当时革命根据地药品物资严重匮乏，医务人员在这种情况下，大力弘扬自力更生、艰苦奋斗的精神。他们不怕牺牲、奋不顾身地为伤病友抬担架，抢救伤病员，有的甚至用自己的血肉之躯抵挡敌人对战友的袭击，并且积极组织献血工作，充分体现革命同志间的阶级友爱关系。在抗日战争期间，有许多来自国外的医护工作者也充分体现了伟大的国际人道主义精神，不仅支援了中国人民的抗日战争，也为中国的革命事业做出了重要贡献。国际医护人员最杰出的代表就是加拿大医生诺尔曼·白求恩。他不辞辛劳，辗转于太行山区、冀中平原，曾多次将自己的鲜血输给危重伤病员，最后受感染中毒而以身殉职，充分展现了对工作极端负责的精神和对中国人民的极端热忱。1939 年，毛泽东发表《纪念白求恩》一文，号召人们学习白求恩医生毫不利己、专门利人的精神，对工作极端负责、对同志对人民极端热忱的高尚品质。这一时期，医学伦理道德思想在革命的医务人员身上得到充分体现：忠诚于医护卫生事业；对待伤病员，舍己为人，始终把伤病员的身体健康放在首位；以高度的革命责任感，刻苦钻研、精益求精、努力提高医疗技术水平；对待同行，生死与共团结互助，发扬革命的集体主义精神，在艰苦的环境下，艰苦奋斗和自力更生、排除万难，忠实地履行自己的职责，对待敌军伤兵也实行革命人道主义。

　　新中国成立以后，党和政府对国家的卫生医疗事业非常重视，积极进行了整顿和改造。与此同时，广大医务人员都接受了爱国主义和共产主义教育，从而提高了思想觉悟和医学伦理道德水平。在1949到1969年的二十年间，党和政府制定了一系列卫生工作的方针、政策，逐步建立、健全并不断发展了中国的社会主义医疗卫生事业各项制度，初步形成了社会主义的医学伦理道德原则和规范。此时的医学伦理思想以防病治病、救死扶伤、全心全意为人民群众服务为核心，因受到相应的制度保障，所以得到了巩固，并体现在实际生活中。同时，党和国家领导人为体现社会主义的医学道德观而对医疗卫生工作的道德建设作出了一系列重要指示。如毛泽东同志提出"一切为了人民健康""预防为主""把医疗卫生工作的重点放到农村去"等医疗卫生工作的方针、原则。在党的各项医疗卫生工作方针的指导下，各级医疗卫生部门和医疗单位结合实践，制定了许多具体的医学伦理道德规范。在实践中，广大医务工作者始终坚持为人民群众健康服务的方向，医学伦理道德品质不断提高，形成了崭新的社会主义医学伦理道德医风，并涌现出了李月华、吕士才、周礼荣等全心全意为人民身心健康服务，把自己毕生精力献给人民医疗卫生事业的模范医生。

　　"文化大革命"时期，混乱的社会制度和社会环境严重影响了中国传统道德的发展，其中中国的医学人道主义精神也受到了很大的威胁。在中国共产党的领导下，我国医护人员继承了古代医学家的优良传统，绝大多数医务人员恪尽职守、救死扶伤、勤奋工作，始终保持着高尚的医学伦理道德情操。然而，医院原有的规章制度，即便行之有效，也在"文化大革命"中遭到废除，并冠以条条框框的"帽子"，医院的工作秩序受到巨大的干扰，医患纠纷不断，医学伦理道德思想的发展受到一定程度的冲击。

三　生命伦理学时期

　　党的十一届三中全会以后，卫生战线上的医务工作者和伦理学工作者重新开始重视社会主义医学伦理道德的建设。1980年，《医学与哲学》杂志上发表了《医学伦理学初探》和《国外医学伦理学若干问题的研究概况》，这两篇文章引起中国卫生部门领导的重视。1981年卫生部长钱信忠发表了《研究医学伦理学，提高医学道德水平》一文，从此，医学伦理道德教育和医学伦理道德研究在全国逐渐广泛地开展起来。1981年6月，第一次全国医学伦理道德学术讨论会在上海召开，会议确定了"救死扶伤，防病治病，实行社会主义人道主义，全心全意为人民服务"的社会主义医学伦理道德基本原则。同年9月，新中国成立以来第一本医学伦理教材《医学伦理道德学概论》（上海第二医科大学编写）出版。同年10月，卫生部颁发了《医院工作人员守则和医学伦理道德规范》。1988年10月，在西安成立了"全国医学伦理学学会"，下设"教育研究会、中青年研究会"等多个分会，标志着中国医学伦理学的理论队伍已形成并走向正轨。同年，我国第一本医学伦理学杂志《中国医学伦理学》在西安医科大学创办。同年，卫生部颁布了《医务人员道德规范及其实施办法》，提出了"救死扶伤，人道待人；尊重病人，一视同仁；文明礼貌，关心体贴；谨言慎行，保守医密；互学互尊，奋发进取；廉洁奉公，遵纪守法"的医学伦理道德规范。

80年代中期，中国引进了西方生命伦理学，大大丰富了中国当代医学伦理学的内容。1991年9月，国家教委、卫生部、国家医药管理局、国家中医药管理局联合制定了《高等医药院校教室职业道德规范》《高等医药院校学生行为规范》《医学生誓言》。《医学生誓言》是目前唯一由我国颁布实施的针对医学生的习医规范的条文。《医学生誓言》在吸收了我国传统医学伦理道德教育精华的同时，借鉴了《希波克拉底誓言》《日内瓦宣言》等国外医师誓词的部分内容，并结合了当代中国卫生事业与医学教育发展的现状，重在对医学生的思想品德与职业素养进行启蒙教育，是我国当代医学史上的一项重要事件与文献。1999年，《中华人民共和国执业医师法》颁布实施，《执业医师法》中明确规定："医师不得利用职务之便索取、非法收受患者财物或牟取其他不正当利益。"这标志着我国的卫生事业已进入法制化轨道。2005年，中国医师协会推行了《新世纪医师职业精神——医师宣言》，逐步与国际接轨。

值得一提的是，在这时期，我国医学伦理审查制度也在逐渐建立和完善，我国医学伦理工作者张据、李本富去国外访学，带来了有关医学伦理审查的相关介绍，其后张鸿铸在《医学伦理学导论》一书中，正式提出了构建医院伦理委员会的构想。而在"全国首届安乐死伦理、法律及社会学术讨论会"上，《医院伦理学委员会及其在我国建立的设想》一文的发表，真正地拉开了医学伦理委员会在中国发展的序幕。

第二节　中国医学伦理思想的基本内容

中国医学伦理思想博大精深，经过了数千年的医家践履，不断地丰富和完善，博大精深，是中国传统文化的重要组成部分。中国医学伦理思想的发展离不开中国传统伦理思想的积淀，历代医家正是在中国传统伦理思想的影响下，结合自身实践感悟，最终形成独具特色的中国医学伦理思想，并为中国医学的道德行为规范奠定了扎实的思想根基。

一　仁爱：尊重生命、仁爱救人

中国医学伦理思想的理论精髓是"仁爱"。"仁爱"最早出现在先秦儒家圣贤孔子的学说中，作为儒家思想的核心，在历代都备受推崇，并被奉为正统。2000 多年来，中国的医学伦理思想就是在这样的文化背景下发展起来，"仁爱"原则贯穿中国医学伦理思想的始终。

（一）"仁心"

中国伦理体系建基于儒家思想，这意味着医学与儒家之间的亲近关系是文化现象。医学伦理思想的来源之一就是对"仁"的全面诠释，"仁"的"生生"之力与医学的"活人"具有同质性，进一步升华医学的道德价值。"仁"是中国传统医学伦理的概念基础。[1] 综观良医名家，"仁心"在恻隐之心、平等之心、忘我之心等方面尤为显著。

恻隐之心是"仁心"的基本要求。庄子曰"医者，道之脉，仁之源也"，孟子曰"恻隐之心，仁之端也"，张仲景在《伤寒杂病论·序》中认为，他"感往昔之沦丧，伤横夭之莫救，乃勤求古训，博采众方"为的是"爱人知人"，"上以疗君亲之疾，下以救贫贱之厄，中以保身长全，以养其生"。[2] 传统医学伦理的发展赋予了原本"生生之用"的医学技术更多的道德责任，医学的目的是"济世为良，愈疾为善"[3]，"以活人为心"[4]，强调医生必须倾尽全力治好病人，维护病人的生命，对病人怀着"仁爱"之心而全力救治，这也是医生行医立世的根本。

---

① 余英时：《论戴震与章学诚》，生活·读书·新知三联书店 2000 年版，第 214 页。

② 张仲景：《伤寒杂病论》，广西人民出版社 1980 年版，第 3 页。

③ 刘完素：《素问病机气宜保命集》，人民卫生出版社 2005 年版，第 9 页。

④ 徐春甫：《古今医统大全》，人民卫生出版社 1991 年版，第 214 页。

平等之心是"仁心"的核心体现。人的地位虽然并不平等，生命却是平等的。作为以生命为职责对象的医者，要施行仁术，坚定普同一等的信条，不分贵贱地关爱患者。《小儿卫生总微论方·医工论》中指出："凡为医者，遇有请召，不择高下，远近必赴"，为医药"贫富用心皆一，贵贱使药无别"，"反是者，为生灵之巨寇"。孙思邈在《掌珠要方·大医精诚》中告诫说："若有疾厄来求救者，不得问其贵贱贫富，长幼妍媸，怨亲善友，华夷愚智，普同一等，皆如至亲之想。"

忘我之心是"仁心"的根本态度。孙思邈说："人命至重，有贵千金，一方济之，德逾于此。"要求医家"志存救济"，"誓愿普救含灵之苦"。医道本身便具有鲜明的"仁德"本质，业医者也当以仁心为德，所以"一存仁心"位列中国医家传统的第一要则。《医门法律》："医，仁术也……视人犹己，问其所苦，自无不到之处。""神农尝百草之滋味，水泉之甘苦，令民知所避就，当此之时，一日而遇七十毒，和药济人。"从古至今，真正的医学大家并不在意功名利禄，而是都将救死扶伤放在首位，甚至以身试药，敢于为拯救天下苍生而不顾自己安危，达到舍弃小我、成就大我的忘我境界。这不仅仅是因为他们本人具有良好的品德，更是因为他们以仁爱为导向，以"济世活人"为事业的执着追求，从而实现身为医者的职业价值。

（二）"仁术"

《孟子·梁惠王上》："无伤也，是乃仁术也"。医学的根本就在于"仁"和"术"，"仁"是"术"之根，"术"为"仁"之器，无"仁"之"术"就是无源之水、无本之木，不仅是无用之"术"，而且极易异化为有害之"术"，失去了根本，找不到归宿。"仁术"主要体现在人道之术、医疗之术、济世之术等方面。

"仁术"首先是人道之术。"医学在任何时候都不能忽视人，不能脱离人"。[1] 医学是人学，归根结底，人是医学的目的。"医药为用，性命所系""夫道，仁也；夫医，仁术也。"孙思邈的《大医精诚》就是在论述医学伦理道德，他就医家的思想品德、专业学习、对待病人的态度，如何处理同行之间的相互关系等，进行了全面、深刻、精辟的论述，明代医家陈实功在《外科正宗·医家五戒十要》中说："贫穷之家及游食僧道衙门

---

① 杜治政、许志伟：《医学伦理学词典》，郑州大学出版社2013年版，第123页。

差役人等，凡来看病，不可要他药钱，只当奉药。再遇贫难者，当量力微赠，方为仁术。"他把以医行人道看成是"仁术"的根本。

"仁术"体现在医疗之术。"术"为"仁"的途径，医生若想帮助患者解除病痛，必须具有高尚的医品医德和良好的医术，良好的医术是前提，要达到药到病除、妙手回春。一技之长方能立足于世，医生的一技之长就是行医，高超的医术是每个医生应达到的终极目标之一，也是医生行医济世的重要使命。华佗、扁鹊、孙思邈等名医大家无一不具有一流的医术。《大医精诚》论述大医时一是要求医术精，二是要求品质诚。"医乃仁术"是儒家的仁义与医学本质的完美契合，"儒医"本身就是伦理学与医学相互影响和作用所产生的必然结果。明代徐春甫的《古今医统·儒医》、明代龚廷贤的《医家与病家之要》等，无不体现出医学伦理道德和医疗技术在历代医家心中的重要性。

"仁术"还体现在济世之术。医者仁心，以医技普济众生。从某种程度上讲，名家大医就是用"仁心""仁术"普救众生、悬壶济世。古时的仁医更加注重医学伦理道德的修养，拥有高尚的医学道德修养的人是真正的人道主义践行者，更会被人们所尊敬和颂扬，这些医者不仅拥有精湛的医术，更重要的是他们身上具有高尚的医学伦理道德品质。他们惩恶劝善、褒功贬过，同情人民疾苦，以扶危济困为己任，哀孤恤寡，尊老爱幼，待人以诚等，这些传统的文明道德，常常在历代医家的言行和著作中得到反映。高尚的医德是医术的根本，医学伦理道德的好坏与病人的苦痛和人类的生存状态紧密相连。这些传统的高尚的医学伦理道德直到今天都还是很有生命力的，值得认真学习借鉴。

二　忠义：忠于医业、廉洁自律

医学伦理道德是指医务人员在医疗卫生服务的职业活动中应具备的品德和应遵循的基本原则与规范，是医务人员选择行为或解决伦理问题的伦理辩护依据，是协调医者之间、医者与患者之间以及医者与社会之间关系的行为准则。中国古代医学伦理十分强调行医善性，要求医者既要忠于医业，又要仁爱救人。《素问·金匮真言论》指出："非其人勿教，非其真勿授，是谓得道。"意思是医学本是活人生命之术，不是诚心为人治病的人不要教他，不是忠于医学职业的人不要教他，从事医学的人必须具有对医学事业和百姓大众的献身精神。

（一）"忠医"

历代医家们都注重"忠于医业"，并不断克服自身的利欲和不足，让自身的言语行动符合礼的规范。"忠于医业"就是要有始有终，持之以恒，淡泊名利，做医学的坚定守护者。东汉名医华佗淡泊名利，一生之中三次选择弃官，坚持民间行医，最终成为医技高超、世人敬仰的一代名医。李时珍 23 岁决心从医，"身如逆流船，心比铁石坚，望父全儿志，至死不怕难"的决心使得他历时 27 年完成《本草纲目》的编写工作。医学家淳于意毅然辞去官职专事行医，并多次拒绝朝廷征召，坚持以医为业。北宋医家唐慎微，一生"寒暑风雨不避"地为人治病。金元四家之一的朱丹溪，"弃举子业而致力于医，迎候者无虚日，有请无不即往，虽风雪载道，亦不为止"。

"忠于医业"不仅仅是简单的从事医业，而是为医业发展而不懈努力奋斗，要敢于冒险，能忍辱负重，安贫乐道，不忘初心，砥砺前行。清代医家王清任认为医家著书立说，必须要以"善良"之心，心怀"济世"之志。为了"知病之源"，减轻病患疾苦，精于医术，他立志进行人体解剖学研究。他破除迷信，忍受辱骂指责，顶着被判入狱的风险，对尸体进行解剖研究，历时 40 年，终于著成《医林改错》。他在《医林改错·自序》中说："惟愿医林中人，一见此图，胸中雪亮，眼底光明，临症有所遵循，不致南辕北辙，出言含混，病或少失，是吾之厚望！"这就是忠于医业的楷模，信仰与行动的典范。《神仙传》记载，三国时期的名医董奉为人治病，不取报酬，病人愈后，只要求在其住宅前后，种植一两棵杏树，以为思念，日久杏树成林，每年卖杏得谷，贩济贫苦，或资助旅途乏资之人，每年两万余人次；西汉文帝时，在湖南郴州，有一名医苏耽，出门远游之前，把一个治疗瘟疫的处方给他的母亲，并托付明年瘟疫来临时，取庭中井水一升，井边橘叶一枚，煎服立愈。"杏林春暖，橘井传芳"流传古今，这种使"橘井传芳，杏树成林"的力量就是选择医学事业并持之以恒、矢志不渝，为之奋斗一生的忠诚与坚守的具体体现。

（二）"廉洁"

廉洁从医是传统医学道德重要的基本原则和规范，是衡量医家"德性"的重要标准。孙思邈在《大医精诚》中说："夫大医之体，欲得澄神内视，望之俨然，宽裕汪汪，不皎不昧"，"夫为医之法，不得多语调笑，谈谑喧哗，道说是非，议论人物，炫耀声名，訾毁诸医，自矜己德，偶然治瘰一病，即昂头戴面，而有自许之貌，谓天下无双，此医人之膏肓也"。南宋的《小儿卫生总微论方》认为："凡为医之道，必先正己，然后正物。正己者，谓能明理以尽术也；正物者，谓能用药以对疾也。如此，事必济而功必着矣。若不能正己，岂能正物？不能正物，岂能愈疾？""为医者，性存温雅，志必谦恭，动须礼节，举乃和柔，无自妄尊，不可矫饰。"即医者应当品行端正，举止大方，待人诚恳，作风正派，服务热忱，彬彬有礼。明代陈实功在《医家五戒十要》中说："凡乡井同道之士，不可生轻侮傲慢之心，切要谦和谨慎。年尊者，恭敬之；有学者，师事之；骄傲者，逊让之；不及者，拔荐之。"

传统医学伦理道德廉洁思想是中国几千年传统中医文明的思想精髓之一，它深植于中国传统廉洁文化的土壤，形成了一套比较完备的并且具有深刻内涵的医者廉洁道德规范体系。概括来说，中国传统医学伦理道德廉洁思想主要内容为：医者应清廉为医，清白做人，品行端正，守正不阿，作风正派，谨行慎独，举止大方，待人诚恳，服务热忱，彬彬有礼。晋代杨泉的《物理论·论医》对从医有一段精辟的阐述："夫医者，非仁爱之士不可托也；非聪明理达不可任也；非廉洁淳良不可信也。"孙思邈说："医人不得恃己所长，而专心经略财物，但作救苦之心"；"不得以彼富贵，处以珍贵之药，令彼难求，自炫功能"。明代医家李挺说："治病既愈，亦医家分内事也。纵守清素，借此治生，亦不可过取重索，但当听其所酬。如病家赤贫，一毫不取，尤见其仁且廉也。""病愈后而希望贪求，不脱市井风味者，欺也。"清代医家费伯雄在《费氏医术》中说："欲救人而学医则可，欲谋利而学医则不可。"

三　礼和：视患犹亲、尊重同道

（一）"人同此心"

医生从事的职业具有一定的特殊性，正所谓健康所系，性命相托。首先，作为医生，他的服务对象是一生仅有一次的生命，是病者的身心健康，而不是物质产品。其次，人都是有思想、有感情的，面对忍受病痛的患者，要求医生"德为术之先，德为术之本"，要拥有一定的道德水准。最后，医生需要借助外界条件而实现自己的治疗目的。在现代社会，借助许多医疗设备，但是在古代，并没有过多的医疗仪器辅助，所以医生自身的人品素质，比如医术、经验、品质、觉悟等就显得尤为重要。因此，我国传统医学伦理道德讲求要平等待患，要求医生对病人一视同仁，而且还更进一步地崇尚把患者当作亲人对待。《论语》中有"泛爱众而亲仁"，在儒家思想的影响下，我国古代医家普遍强调，要把病人视为自己的父母兄弟进行救死扶伤，不仅要解救疾病对患者带来的痛苦，还要尽自己的最大力量去救济穷苦的病人。在等级森严、贫贱的封建社会中，不分贵贱、对于患者的一视同仁更是成为医者的行医准则。明代医家龚延贤在《万病回春》一书中再三强调"贫贵虽殊，药施无二"，并且深有感慨地指出："今世之医……每于富者用心，贫者忽略，此固医者之恒情，殆非仁术也。以余论之，医乃生死所寄，责任非轻，岂可因贫富而我为厚薄哉！"① 他认为许多医生厚富薄贫、嫌贫爱富，对患者不能公平对待，实在很不公道，是有辱医师之职责的。这正如清代名医喻昌所言："医，仁术也。仁人君子必笃于情，笃于情，则视人犹己，问其所苦，自无不到之处。"

在医治过程中，医务工作者不只要帮助患者解除躯体上的折磨，同时更要给予患者心灵上的慰藉。从古至今，绝大多数医务工作者在开展医治过程中，往往重视药物以及器械的医疗作用，而忽视了心理抚慰对于患者恢复健康的作用，这就使行医过程变成了生硬的物质与肉体的对话，医患矛盾应运而生。当前，随着市场经济建设的不断深化，以及我国人口众多、资源贫乏的现实导致医疗水平在地区之间差异很大，医疗费用虽在逐年降低，但对于欠发达地区和低收入家庭来说，仍然是一座难以逾越的大山，为此，医患矛盾也在不断加大，医患之间缺少信任，医疗纠纷不断增加。改变医患关系、重塑社会秩序，成为人们十分关注的话题。中国传统医学伦理道德所强调的"笃于情"的待患情感，可以作为改善现代医患关系的有效途径。对于医务工作者来说，能够治愈病痛的不仅是精湛的医疗技艺，更需要无微不至的关怀。"医务工作者学习古代医家'笃手情'的待患态度和'易地而观'的待患意识，在医患间多用真情去感悟，多替患者想疾苦，就能体会到患者的难处，了解患者的痛苦，深切同情患者的遭遇，增强工作责任心和针对性，淡化私欲心，真正急患者之所急，想患者之所想，尽一切努力帮助患者解除疾病之苦，这样就会有效扭转医患间的紧张态势，建立起医患沟通的桥梁，增加彼此信任，使医患关系重新

① 龚廷贤：《万病回春》，人民卫生出版社2007年版，第481—482页。

走向密切与和谐。"①

（二）"心同此理"

医护工作者能够视患如亲，不仅关系着患者的生命安危，也是影响自己的从医生涯的首要因素和关键因素。尤其是患者的就医过程伴随着对医务人员医学伦理道德的直观感受，并通过这种感受显现出医患关系的状态。作为一种职业道德，医学伦理道德具有一定的行业特殊性。医学伦理道德若想在医疗活动中得以显现，必须通过教化的方式传授给医患双方，这种方式通常表现为知、情、意、行等，而不能通过自己发挥作用。因此，树立正确的人生观、世界观和价值观，是开展医学伦理道德，教化医患关系的有效方式。此外，我们要充分认识医患关系的重要性，认识到建立医患关系的重要性和急迫性，重新建立医患之间彼此的信任度，双方互敬互爱，积极抵御社会中的不良风气。医学伦理道德坚持弃恶扬善、激浊扬清，在医疗过程中，医学伦理道德作为一种职业性的价值目标，激励医患双方的互相信任，可以从正面发扬优良的医德和病患的德行，并受到广大社会群众的支持，从而使医患关系朝着健康正确的方向发展。

发生医患矛盾时，医务工作者往往比患者占据更加有利的位置，并在很大程度上主导着医患关系的发展方向。由于医患双方在学历层次、生活环境、沟通能力等多方面差异较大，这也为发生医患矛盾埋下了伏笔。妥善处理好医患关系，沟通交流至关重要。广泛开展医德医风教育，能够让医务工作者正确认识从医职责，从而促使他们换位思考，站在患者角度想问题，自然能够改善服务态度，倾听患者呼声，架起沟通桥梁。通过医患间的良性互动，能够优化服务环境，拉近医患关系，让医患双方在融洽和谐的氛围中实现治愈目的。与此同时，医务工作者每天要接触大量患者，为了能够在有限的时间内让医务工作者了解病情，这也需要患者能够在最短时间内表达诉求，以便医务工作者判断分析，下定结论，这也能够帮助医务工作者在单位时间内为更多患者服务。同时，"礼和"在医疗事业的方方面面都有体现，甚至贯穿于整个医疗过程的始终。传统医道强调同道相重、谦和有礼，要求医家必须提升自身的德性修养。中国古代的道德律令更是要求医者之间的相互尊重，切忌门户之见，医者技艺的提升与相互之间的学习以及交流是密不可分的。孙思邈的《大医精诚》论述："夫为

①　陈明华：《论中国传统医学伦理思想的现代价值》，《中国医学伦理学》2007年第5期。

医之法，不得多语调笑，谈谑喧哗，道说是非，议论人物，炫耀声名，訾毁诸医，自矜己德。"他对于医者的行医道德、规范以及对于患者的态度等进行了系统性的解读。陈实功在《医家五戒十要》中倡议："凡乡里同道之士，有学者师事之，骄傲者逊让之，不及者荐拔之。"清代医者叶天士医技高超，本身却十分谦虚，从不炫耀自身高超的医学技艺，碰上自己无法确定的疾病，更是时常向同行虚心请教和学习，尊重每一位医者所提出的建议。因此，中国古代讲求的是对于患者的尊重，对于同行和自身的尊重，这样的尊重本身所包括的就是对于医学以及医学伦理的理解，只有真正做到"人同此心、心同此理"，才能够让患者和医者之间实现更为和谐的关系。

四　睿智：博极医源、精勤不倦

医学的根本目的在于用精湛的医术治病救人。良好的医道必须以精湛的医术为载体，中国古代把医术精良的医生称为"良医"，把医术低下的医生称为"庸医"，要实现"赤诚救世""仁爱救人"的抱负，就要有高超的医术。传统的中国医学把医者的医学伦理道德看作行医最为根本和重要的基础。医学是一门"至道在微，变化无穷"的学问，为医者必须才高识妙，"盖医者人命所关，不可令下愚之人为"，需要"上知天文，下知地理，中知人事"，精研医术，才能真正领悟医道。孙思邈在《大医精诚》中首先强调了医学乃"至精至微"之事，要求从医者"必须博极医源，精勤不倦"；又在《大医习业》篇中详细地论述了要想成为一位苍生大医，必须要具备深厚的医学素养和扎实的理论基础。另外，除了掌握各家医学著作，了解各家的医术原理、医经药方外，医道的精益求精还要求医家"涉猎群书"，不仅要学好医学专业知识，还要懂得文、史、哲以及"五行休王，七曜天文"等方面的知识，这样才能做到学医时无所滞碍。

（一）"博物洽闻"

清代王士维在《回春录》中说："医者，生人之术也，医而无术，则不足生人。"明代徐春甫在《古今医统》中指出："医本治人，学之不精，反为夭折。"他要求医师应该博览群书，学识渊博，刻苦好学，精益求精，否则便会贻误病人。从医之人须将习医业医当作毕生至爱，广收博采、精研医道，必须从"至精至微"处深刻认识为医之重任，从而刻苦钻研，精益求精，不断提高医术。甚至现代医学定义为"一门需要博学的人道职业"。一直以来，人民普遍认为，医师就应该是道德高尚的人，或者说，只有道德高尚的人才有资格成为医师。医学伦理道德要求医务工作者切实履行好自身职责，通过治病救人、救死扶伤来保障人民权益，从而体现医疗职业价值，促进社会和谐发展。一个医务工作者，只有具备了高尚的医学伦理道德，才能把全部心思用在治病救人上，才能苦心钻研医疗技艺，才能想病人之所想，急病人之所急，让病人付出最少代价，经受最低痛苦，取得最佳医疗效果。医疗技艺和医学伦理道德共同组成了医学，可以说，医疗技艺只是医学的外在表现，医学伦理道德才是医学的内在灵魂。

医者应该是百科全书的学者，要累积经验、多读经典、研读名医传记，精益求精，不断提高，博采众长。李时珍为著《本草纲目》参阅古籍千册，并四处拜访名医宿儒，搜求民间验方，远涉深山旷野，三易其稿，历时 27 年终于完成著作。实际上，张仲景、王叔和、阮河南、范东阳、张苗、靳邵等名医的著作都是学习的宝藏，需要细心领悟其中奥妙。同时，了解阴阳、五行、《易经》、相法等数术。只有这样，才能掌握医术学问，拥有治病救人的资本。孙思邈学识渊博，他在《大医习业》中指出，凡想学医并想成为一名真正的好医生，首先必须熟读古代的医药典籍、熟记医学理论和各家的学术经验，如对《素问》《针灸甲乙经》《黄帝针经》《明堂流注》等的学习；对人体十二经脉循行及主病、三部九候的脉学理论、五脏六腑的生理病理变化、表里孔穴的位置、药物学等也要了如指掌。清朝医人王士维在《回春录》中说："医者，生人之术也"，精湛的医术是医生执业的必需条件。因为医生掌握着病人的生死，良医可以救人，庸医则会害人。"医而无术，则不足生人。"

（二）"以德固术"

医师，是救死扶伤的白衣天使，只有高超的医术而没有高尚的医学伦理道德，医生这一职业就会成为医者获取暴利的平台，只有两者兼备，才是医者之所以受人尊崇的真谛。《论序本》论医生章节中就医生之身、言、心三界之德特别强调："身为医生其终生之业尽其身界，备齐药物，为患者尽责，尽其言界，准确说出所患疾病，并好言劝助患者，尽其心界，深入分析思考。"有医术无医德只会遭人唾弃，有医德无医术，同样不受欢迎，所以，只有把医术和医德融为一体，才可以称之为"天使"。从古到今，想做到德才兼备其实并不容易。吴阶平院士就曾说："我们不能拿自己的愿望来做标准，而是要从病人的角度来想，看自己做得怎么样。"他还指出：做一个好医生要有高尚的医学伦理道德、精湛的医术和艺术的服务。在医术和医德这两个概念的基础上，他在这里还把艺术的概念引入医疗服务当中，这就使医疗服务上升到另一个高度，从中我们可以看出，成为一名德高望重的优秀医师实属不易。这些都需要每一位医务工作者在医疗服务的实践中不断去探索、品味、践行。

古人云：德之深者，必以术造其德；术之精者，必以德固其术。在一定条件下，医术与医学伦理道德也是可以转化的。一个具有崇高医学伦理道德、一心救死扶伤的医生，是不会容忍自己医术低下、裹足不前的。也正是一种以拯救苍生为己任的崇高使命感，促使医务工作者孜孜以求，从而使医疗技术、整个人类的医学事业不断向前发展；相反，一个没有医学伦理道德或医学伦理道德不良的医务人员是不可能真正运用好医术的。从这个层面上说，医学伦理道德就是医术，医学伦理道德可以促进一个医务工作者不断进取、不断提高医术；另外，一个优秀的医生，高尚医学伦理道德重要的体现应当是优良的医术。一个不思进取、不努力提高医术的医生，怎么能具有好的医学伦理道德呢？一名医务工作者以自己的精湛医术真正为患者服务，为人类的健康事业贡献力量，他也就能实现自己的崇高医学伦理道德。从这个角度上看，医术也是医学伦理道德。

五　诚信：严肃认真、内省慎独

儒家始终把自我反省与自我改造视为其伦理的重要方面，强调正心诚意和律己修身等品德修养。曾子说"吾日三省吾身。"《中庸》指出："莫见乎隐，莫显乎微。故君子慎其独也。"儒家在修养中强调防微杜渐，形成一种坚定的道德信念，做到在独自一人、无人监督的情况下也能自觉地始终地按照道德规范为人处世。因此，慎独不仅可以作为一种修养方法，而且也是一种道德境界。可以说，慎独是在中国文化土壤中生长出来的一朵美丽的道德花朵，是历代医务人员砥砺品行、不断提高医学伦理道德境界的重要方法。

（一）"言信行果"

《孟子·滕文公上》中讲道："使契为司徒，教以人伦——朋友有信"，这亦反映了将诚信作为人们社会交往的道德核心。《礼记·中庸》云："诚者，天之道也。"朱熹注："诚者，真实无妄之谓，天理之本然也。""天行不信，不能成岁，地行不信，草木不大"，进一步提出"不诚无物"。《中庸》把诚看作一切道德的根基。《论语·为政》中孔子的一个比喻，更为生动地说明了这一意蕴："人而无信，不知其可也。大车无輗，小车无軏，其何以行之哉?"车无輗不可行，人无信不可立，不讲诚信，寸步难行，可见诚信对人安身立命的重要意义。职业道德，就是同人们的职业活动紧密联系的、具有自身职业特征的道德准则、规范的总和。"著名学者罗国杰教授在《伦理学》中指出，社会主义职业道德有着极丰富的内涵，包括职业理想、职业态度、职业责任、职业技能、职业纪律、职业良心、职业荣誉和职业作风。这八个因素从特定方面反映出社会主义职业道德的本质和规律，同时又相互配合，形成一个严谨的职业道德规范框架模式。"①

　　诚信是中华民族的传统美德。诚信的道德观念源远流长，在优秀道德文化遗产中占有重要的地位。在我国古代伦理中，诚信一直是一种受到倡扬的主流价值观念。一直以来，诚信都是国内外著名医学家坚守的准则，医者仁心成为普遍共识。希波克拉底开创了古希腊医学的黄金时代，他曾说，"因我没有治疗结石病的专长，不宜承担此项手术，有需治疗的，我就将介绍给治疗结石的专家。"他开阔的胸襟和严谨的态度，充分体现出其诚信的本质，这不但不会影响人们对他医术的认可，只会为他成为医学泰斗加分加码。中国的古语讲："闻道有先后，术业有专攻。"每个人都有自己的优势和不足，坦诚地认识到自己的短板，更是具有职业道德的体现。医者救死扶伤，这个特殊的职业，要求每名医务工作者都必须具备以诚信为基石的伦理道德。诚实守信是医学伦理道德诚信观和行为准则，是广大医务工作者都必须遵守的医学伦理道德规范的重要内容，更是医学伦理道德规范体系中道德底线的基本要求。诚信是医者行医的"名片"，只有具备了诚信这一基本属性，才能取信于患者，与患者产生共鸣，建立起和谐融洽的医患关系，医疗服务才能顺利开展。从某种意义上讲，医学道德不仅仅对患者治愈具有积极作用，对于医疗事业的蓬勃发展同样具有促进意义。

　　（二）"和谐共生"

　　中国源远流长的历史文化决定了对于医者医学伦理道德的严格要求，

---

① 梁红娟等：《诚信应成为现代医德理论的重要范畴》，《中国医学伦理学》2005年第1期。

从传统文化的视域来看，医者只有具有了高尚的道德观念以及正确的行为准则，才能够进行医术的研究，如果医者的医学伦理道德存在问题，那么这样的医者是不具备行医资格的。《小儿卫生总微论方》一书中就提及："凡为医之道，必先正己，然后正物。"这些经典的论著之中，所强调的即是对于医者医学伦理道德的高度重视，与此同时，医者还需要经常进行自我的反省、总结，从经验之中不断获取新的理念，以及能够给予患者更好的治疗。因此，医学伦理道德是医者的良心所在，在医者严肃认真地对待每一位病患时，高尚的医学伦理道德往往能够使治疗的效用事半功倍。熟悉中国医学伦理思想的基本内容，秉承中华优良光荣的医学道德传统，不仅具有极强的传承意义，对于今后的医学事业的发展同样具有非常大的现实意义。

当前，部分从医人员受不良社会思潮影响，产生了只重医术、不问医学伦理道德的问题，也在一定程度上激化了医患矛盾。所以，学习和继承传统医学伦理道德重德自律的修养观及"无德不可学医、无德不可为医"的思想，对于加强医学伦理道德修养、提高医务人员医学伦理道德品质和境界、推动医学伦理道德医风建设，具有重要的现实意义。一名医学生从踏入医学这扇门开始，就应该清楚技术性和伦理性是医学活动的本质属性，患者在经历病痛折磨的过程中，需要医者能够提供心灵上的安慰，这需要医务人员深切的同情、细心的关怀和高度的责任感。一直以来，人们都希望医务人员既有精湛的医术，又有高尚的医德医风，而且，在一定意义上说，医德医风更重要。我国肝胆外科的主要创始人吴孟超教授也指出："医学是一门以心灵温暖心灵的科学，医生之于病人首先在于如何向病人奉献天使般的温暖"，"为医之道，最重要的是一个德字，只有以医学伦理道德为基础，才能建立起和谐融洽的医患关系，才能使生命获得更好的医疗效果，医无德，不堪为医"。在行医过程中，医务者往往占据主导地位。所以，这更需要医务人员能够自我约束、自我监督。这样就能逐步提升医学伦理道德修养，自觉按照医学伦理道德准则办事，为病人提供优质服务，建立起良好和谐的医患关系，推动医疗卫生事业健康发展。

第四章

医学伦理审查的建设现状

第一节 国际医学伦理审查现状

第二次世界大战以后，医学科学研究中伦理问题受到各国政府的高度关注，这主要集中在对受试者（subject）及相关群体的权利保障方面。西方发达国家在实践中逐步建立起各自成熟的医学伦理机构体系与法规制度，而中国对医学伦理体系的研究尚处起步阶段，系统性的伦理组织构架需进一步完善。

一 国际医学伦理审查机构建设现状

（一）美国、加拿大医学伦理审查机构建设现状

从 20 世纪 50 年代以来，美国联邦政府就开始研究制定并颁布一系列政策文件和法规来规范研究过程中涉及的伦理问题，为规范和提高伦理审查的质量，更好地实现保护人体受试者的权利和福利的宗旨，美国将伦理审查规范的法律位阶上升到仅次于宪法的联邦法规层面。1979 年，美国国家保护生物医学和行为研究人类受试者委员会发布了《贝尔蒙特报告》；1991 年，包括联邦卫生与人类服务部在内的 16 个联邦部门和机构接受了有关受试者保护的联邦法规。美国健康与人类服务部（Department of Health and Human Services，HHS）官方网站资料显示，目前，美国大部分"以人为对象的研究"的监管法律是由美国健康与人类服务部下属的人类研究保护办公室（Office for Human Research Protections，OHRP）负责监督与实施。在 2001 年年初，美国为改进 IRB 运作状况及提升伦理审查的质量，其医学与研究公共责任组织（PRIM & M）与国家质量认证委员会开始致力于制定对 IRB 及人类研究保护项目（HRPP）的系列认证标准，并于 2002 年 2 月 26 日发布了 AAHRPP 最终认证标准、认证程序

和收费标准，AAHRPP 作为一个新型非营利的认证机构是基于自愿自发参与、同行评估理念，并注重于教育性质评估模式的人类研究保护认证体系，旨在完善保护受试者权益的系统。

在加拿大，也是采取国际上的普遍做法、由科研单位具体承担研究伦理审查职能，机构设立"研究伦理委员会"来审查研究项目是否满足伦理和规章中对人体试验受试者保护的要求。"研究伦理委员会"的职责除了对研究项目进行初始审查外，还包括在研究过程中对研究项目进行监督和审查，这种审查在加拿大被称为"持续性审查"。1987 年，加拿大医学研究理事会（Medical Research Council of Canada，MRC）在美国国家保护生物医学和行为研究人类受试者委员会发表的关于实施持续性审查规则的基础上，出版了《涉及人体的研究项目的指南》，第一次规定了对研究项目应当进行持续性审查。1988 年，加拿大医学研究委员会（Medical Research Council）、自然科学与工程研究委员会（Natural Sciences and Engineering Research Council）以及社会科学与人文研究委员会（Social Sciences and Humanities Research Council）联合颁布了《三委员会政策宣言：人类研究伦理行动》（Tri-council Policy Statement Ethical Conduct for Research Involving Humans，TCPS），目的是确保所有参与研究的人体受试者均能够受到最完善的保护。2010 年，在经过为期两年的修正和调整后，第二版 TCPS 正式出版（以下简称为 TCPS2），相对于第一版，适用范围扩大到了包括临床试验、人类生物学素材以及人类基因等研究。

为了保证伦理审查基本原则得到有效落实，美国建立了完善的监管机制。一方面，美国健康与人类服务部（Department of Health and Human Services，HHS）于 2000 年成立了人类研究保护办公室（Office for Human Research Protections，OHRP），对接受联邦资金资助和由联邦政府部门发起的试验项目进行监督。当 OHRP 发现伦理审查委员会的行为不符合规定或不符合伦理审查基本原则时，HHS 可以采取暂停或取消资格的手段来进行制裁。另一方面，食品药品监督管理局（Food and Drug Administration，FDA）负责对药物试验领域内伦理审查委员会的工作进行监督。当 FDA 发现伦理审查委员行为出现上述情况时，FDA 可以要求其限期改正，并提交书面报告。同样，加拿大研究伦理委员会协会作为独立的非政府组织也对研究伦理委员会进行持续性审查监督。这种多机构全方位的监管，不仅增强了对受试者的保护，也能够促进持续性审查的有序发展（如表

4-1所示）。

表 4-1　　　　　　　　美国、加拿大医学伦理审查体系主要部门

国家	部门名称	英文缩写	部门职能	上级主管部门
美国	①健康与人类服务部	HHS	联邦政府最高卫生行政部门，负责卫生资源配置、政策制定等	国会
	②人类研究保护办公室	OHRP	IRB 的注册与承诺书制度；遵从性监督；政策制定、完善和指导；质量改进项目；教育项目；公众评议及公众教育	健康与人类服务部
	③食品药品监督管理局	FDA	负责药品等多种物品的监管；对 IRB 有监管职能	健康与人类服务部
	④总统生命伦理委员会	PCB	专门为总统提供重大生命伦理问题的咨询，辅助决策，如胚胎干细胞移植问题等	总统
	⑤人体研究保护项目认证协会	AAHRPP	对研究机构及 IRB 进行认证和监督	独立非政府组织
	⑥机构审查委员会	IRB	负责具体审查研究方案和知情同意书；对通过审查的研究进行定期监督	人类研究保护办公室
加拿大	①卫生部	HC	加拿大最高卫生行政部门，负责整体卫生资源的配置、政策制定、组织领导	国会
	②卫生部研究伦理委员会	HC's REB	对与卫生部相关的研究进行伦理审查	卫生部
	③研究伦理委员会	REBs	负责对本机构或其他机构的研究方案进行伦理审批，监督正在进行的研究	国家人类研究伦理委员会
	④国家人类研究伦理委员会	NCEHR	协助 REBs 按照 TCPs 的规定履行职责；掌管全国 REBs 的名单；有对 REBs 的设立和运行进行监督的责任	卫生部
	⑤研究伦理委员会协会	CAREB	代表 REBs 的利益和立场；组织各类活动和研讨会促进其交流，并提供帮助	独立非政府组织
	⑥机构间伦理研究咨询小组	PRE	确保对研究人员、研究机构和研究伦理委员会的期望和需求的响应；确保 TCPs 更新与发展，起建议作用，而不具备受理申诉和作为认证机构的职能，不进行具体的监管	医学研究委员会、自然科学与工程研究委员会、社会科学与人文研究委员会共同负责

（二）英国、澳大利亚医学伦理审查机构建设现状

英国对临床研究的伦理审查工作非常重视，于 2004 年颁布了《人体医学临床试验法规》，该法规明确了英国伦理委员会的具体管理部门、认可或废止程序、申请与审评程序等内容。2004 年 3 月，伦理委员会中央办公室（Central Office for Research Ethics Committees，COREC）发布了《伦理委员会标准操作规程》，该指南性文件对伦理委员会审评的申请与

审评程序提出了更为具体细致的要求。2004 年，英国成立了英国伦理委员会管理机构（UKECA），负责建立、认可以及监督英国伦理委员会。2007 年，成立了全国伦理研究服务委员会（NRES），履行 UKECA 的职能。

澳大利亚在建立健全针对受资助研究项目的多层次、系统化的研究伦理审查监督与问责制度方面，取得了一系列成果。澳大利亚《国家声明》规定，接受研究理事会（ARC）与国家健康与医学研究理事会（NHMRC）资助的单位，都应当建立人类研究伦理委员会（Human Re-search Ethics Committees，HREC）。目前，澳大利亚国内总共存在超过 200 个此类委员会，它们的基本职责是根据《国家声明》及其他相关法律规范或伦理准则，对研究活动实施伦理审查。从总体上看，ARC 与 NHMRC 的伦理审查机制旨在突出各依托单位的科学研究伦理审查机构在从事对相关研究活动审查过程中的基础性地位与组织原则，并明确依托单位在设立此类审查机构并保障其运行方面的责任。同时，就审查监督机制的应用及其组织与实施程序方面提出了基本要求。另外，还就单位及个人在违反伦理规定时的问责与处罚问题提出具体措施。澳大利亚对 HREC 的组成进行了明确规定[1]：第一，一个 HREC 的成员不得少于 8 人，其男女性成员人数须相等，且至少有 1/3 的 HREC 成员来自该依托单位；第二，HREC 设 1 名主席；第三，HREC 组成人员至少有 2 名非从事医学、科技、法律或学术工作，且与设立 HREC 的单位无任何隶属关系的外行业人士；第四，HREC 的组成人员至少有 1 名具有精通专业护理、辅导、治疗方面相关知识及通行经验的人士，例如 1 名护士或有关的卫生健康专家；第五，HREC 组成人员至少有 1 名来自某一社区，从事心灵护理工作的人员，如一位年长的原住民或一位牧师；第六，HREC 组成人员至少有 1 名非为该（设立 HREC 的）单位从事顾问工作的律师；第七，HREC 成员还应包含 2 名 "具有与被审查研究申请相关的通行经验的人士"。[2] 可见，澳大利亚《国家声明》重在就 HREC 组成人员的专业或职业构成比例、最低人数等问题做最低限度的原则性限定，而依托单位在其他关于 HREC 组织

---

① 唐伟华等：《澳大利亚科学基金高度重视研究伦理审查制度——基于对 NHMRC 和 ARC 科学伦理制度的考察》，《中国基础科学》2011 年第 4 期。

② ARC & NHMRC：*National Statement on Ethical Conduct in Human Research*. http：∥www. nhmrc. gov. au.

问题的安排上享有充分的自主权,具体来说:各依托单位主管科研工作的最高行政官员(在高校则为 Deputy Vice-Chancellor)对 HREC 的组成及 HREC 成员的任免有最终决定权。通常,每个依托单位的 HREC 名单及人数是相对固定的,如目前悉尼大学公布的 HREC 名单包括 29 人[①],西澳大利亚大学 HREC 名单为 12 人[②],莫纳什大学 HREC 名单为 13 人等[③]。其中,至少有 1/3 以上的成员来自各依托单位,其余为外聘人员,包括神职人员、法律工作者、社会工作人员等。另外,各依托单位通常要向那些聘请自该单位之外的 HREC 成员发放酬劳。在审查流程中,如果个别成员无法现场出席,则必须按规定提交书面审查意见(见表 4-2)。

表 4-2　　　　　英国、澳大利亚医学伦理审查体系主要部门[④]

国家	部门名称	英文缩写	部门职能	上级主管部门
英国	①卫生部	DH	最高卫生行政部门,负责整体卫生资源的配置、政策制定、组织领导	国会
	②全国伦理研究服务委员会	NRES	制定法规政策和进行行政规划,管理伦理委员会,规范研究伦理	卫生部
	③地方战略卫生局	SHA	地方卫生行政部门,共 10 个;地区卫生行政领导及地区伦理委员会(LREC)建立、任命成员负责对本地区内的研究进行伦理审查	卫生部
	④地区伦理委员会	LREC	负责对本地区内的研究进行伦理审查	全国伦理研究服务委员会
	⑤多中心伦理委员会	MREC	负责跨多个地区(≥4)的临床试验的伦理审查	卫生部
澳大利亚	①健康暨老年部	DHA	最高卫生行政部门	国会
	②国家健康与医学研究理事会	NHMRC	为决策层提供卫生咨询;管理卫生保健和医学研究中的伦理问题;受理各机构 HREC 的注册	健康暨老年部
	③人类研究伦理委员会	HREC	负责各机构涉及人类研究的伦理审查;监督正在进行的已经通过审批的研究;并解决研究中遇到的伦理问题	全国卫生与医学研究委员会
	④治疗性物品管理局	TGA	药品监管机构,新药的临床试验需经过 TGA 的批准方可进行	健康暨老年部

① http://sydney.edu.au/research_support/ethics/human/committee_members.shtml.

② http://calendar.publishing.uwa.edu.au/latest/parta/otherboards/humanresearchethics.

③ http://healthresearch.anu.edu.au/documents/HREC/hrecmember-ship2011.Pdf.

④ 冉勋等:《美英澳加医学伦理组织体系构架比较研究》,《医学与哲学》2013 年第 1 期。

　　美国、英国、澳大利亚、加拿大医学伦理体系中的伦理审查机构、伦理审查机构监管机构以及机构性质，如表4-3所示。

表4-3　　　　　　　　　各国伦理审查机构与监管机构比较

国家	伦理审查机构		伦理审查机构监管机构		第三方监督
	名称	属性	名称	属性	
美国	机构伦理委员会	研究机构建立或独立	OHRP 和 FDA	健康与人类服务部直属机构	AAHRPP 等
英国	全国伦理研究服务委员会	政府建立，按地区管辖	NRES	卫生部直属机构	无
澳大利亚	人类研究伦理委员会	主要由研究机构建立	NHMRC	由健康暨老年部任命的独立政府机构	无
加拿大	国家人类研究伦理委员会	主要由研究机构建立	NCEHR	非政府组织	CAREB、同行评议等

　　综上所述，各国伦理审查机构虽然在名称、自身属性及管理机构上有所不同，但其自上而下一线式的三级管理关系却非常清楚、明确。（1）卫生部或健康相关领域部门为所有伦理审查机构的最高管理部门。主要负责卫生资源配置，相关法规、政策制定，伦理体系构建等方面，为伦理审查提供了理论和实践的依据。（2）其下设有具体管理伦理审查机构的部门，特别的还负责人事任命，如英国；以及资金支持，如澳大利亚。在争议较大问题上，美国和澳大利亚分别成立食品药品监督管理局和胚胎研究授权委员会、治疗性物品管理局来专项处理和审核。（3）具体研究审查及监督工作由各个伦理审查机构负责。从上到下关系明确，有利于保障伦理审查的质量和一致性，同时明确分工减少了各委员会之间的重复职能，节省了资源；另外，下级机构也能通过管理部门及时有效地反映其问题，促进伦理审查完善、有效地发展。

　　各国通过各种途径对各伦理审查进行了分类，伦理审查选择多样化，方便快捷。（1）美国的伦理审查机构不仅限于机构内，同时还存在独立于机构外的商业化伦理审查机构。（2）英国地区伦理委员会，其下又分获得认可的伦理委员会和获得授权的伦理委员会，分别负责药物临床试验和非药物的临床试验；以及多中心伦理委员会负责跨多个地区（≥4）临床试验的伦理审查。（3）澳大利亚临床研究有两种审查方式：临床研究许可制（The Clinical Trial Exemption Scheme，CTX）和临床研究告知制（The Clinical Trial Notification Scheme，CTN），后者较为常用。（4）加拿大伦理审查机构分为卫生部研究伦理委员会和其他机构内伦理委员会，分别负责卫生部项目伦理审查和各机构内项目伦理审查。综观国际伦理审查相关法规，大体都是以 1964 年第 18 届世界医学协会联合大会上签署的《赫尔辛基宣言》为基础，进行补充和细化。基本上分为三个相关部分：注册、管理及审查，并在人员构成、职能范围、收费标准、审查标准及上报制度等方面进行细致规范。美、加两国最大的特点在于其拥有第三方监督组织。美国拥有数量众多的第三方监督评价组织，人体研究保护项目认证协会就是其中一个权威认证组织。加拿大国家人类研究伦理委员会为加拿大卫生部授权成立的第三方管理组织，另有机构间伦理研究咨询小组，专门针对加拿大伦理法规《三委员会政策宣言》的解释、更新、发展与使用提供建议而成立。通过高伦理、高科学标准的监督与认证，不仅增强对受试者保护，也是认证合格机构的信誉、公信力、运作质量和效率的证明，间接影响到机构获得的资助，同时又促进了伦理审查标准的发展。

二　国际医学伦理审查制度建设现状

美国伦理委员会审查制度主要分为集会审议、加速审议和免审。①委员会重点审查内容为对知情同意的审查以及对研究人员资格的审查。（1）集会审议：每个委员会至少由 5 名成员构成，其中至少 1 名为科学家，1 名为非机构成员。集会审议要求半数以上成员参加。（2）加速审议：研究项目由伦理审查委员会主席或伦理审查委员会指定的成员审批同意即可，而不需要伦理审查委员会集会审议。（3）免审：那些不受联邦保护受试者法律制约的研究项目，不需要伦理审查委员会审查批准。美国医学伦理审查主要由人体研究保护项目认证协会（AAHRPP）执行审查。② 其审查流程主要是：（1）申请准备：也就是自行评估阶段，这是认证程序中的第一步，也是最重要的一步。申请分为两步，初

---

① 蒋惠玲：《美国大学伦理审查委员会的运作及其制度基础》，《比较教育研究》2011 年第 3 期。

② 田冬霞等：《美国机构伦理审查委员会认证体系的启示》，《中国医学伦理学》2006 年第 4 期。

次申请与再次申请。**AAHRPP** 职员将对初步申请进行深入评价并提供全面的反馈，以利于申请机构进行调整进而可进行正式申请认证。初次申请是独立于认证程序之外的。（2）现场视察：**AAHRPP** 现场视察专家组在评价与分析申请机构的自评基础上，安排现场视察日期计划（一般为期 30 天以内），对研究受试者与机构相关管理层进行观察、调查、访谈，审查相关文件档案、政策、规章、会议记录、备忘录、预算、抽查审查研究项目的知情同意等相关资料。（3）认证委员会审查：**AAHRPP** 的认证委员会在再次分析评价自评报告基础上对专家组的现场视察报告进行综合评估，然后决定申请机构的评估结果。评估结果可分为不合格、基本合格、全面合格三种类型。（4）认证结果的通告：申请认证机构将会收到一份对其机构认证评估结果的详细报告，认证合格后须每3 年重新接受评估。

　　加拿大则按照审查时间分为初始审查与后续审查。委员会重点审查内容为对知情同意的审查以及对研究人员资格的审查。（1）初始审查：是在科研活动展开之前，通过伦理审查控制参与者面临的风险，最大限度保护其利益。根据 **TCPS2** 第 6.3 条规定，研究人员应当在招募参与者、获取数据以及搜集人体生物资料之前将研究计划提交给科研伦理委员会审查，并经过其批准。（2）后续审查：通常关注以下两种情况：一是对意外事件的审查；二是研究人员请求对通过伦理批准的研究进行实质性修改。审查流程需经过：（1）审查级别的确定，伦理委员会在进行伦理审查时首先应当确定审查级别，审查级别受研究中风险程度的影响，研究风险级别决定伦理审查级别。如果研究所涉及伦理问题被认定为低级别风险，伦理委员会做出决定不需要全体成员参加，因此也叫作代表审查；如果被认定为高级别风险，将对应高级别审查监督，即需要经过伦理委员会全体成员参与审查才能通过与批准。审查级别由伦理委员会根据其规定的程序自主决定。（2）审查决定的做出与告知义务：在审查过程中，伦理委员会应当为研究人员提供参与答辩的机会，对研究人员参加会议的请求做出合理安排，也可以主动邀请研究人员参加伦理委员会的会议便于其提供更详尽的信息。经审查做出的批准或否决的决定，应按照程序以书面形式打印或者电子方式及时告知研究人员。（3）复审与申诉：研究人员对没有获得伦理批准的决定有异议权，可申请伦理委员会重新审查。①

　　"按照瑞典的法律，临床研究应向伦理审查机构和政府监管部门同时提交申请。伦理审查机构从伦理角度对临床研究进行审查，而政府监督部门对临床研究进行科学性评审。双方审查所需的时间相同且通过审查的决定均基于对方也通过的基础上，双方之间需要有充分的沟通配合，以达成共识。"② 向伦理委员会和向政府监管部门提交的申请非常相似，伦理审查的过程非常透明，所有的行政管理信息、申请表格，甚至委员会成员的名单都在网上向大众公开。政府的法律法规更是进一步公开，以加强民众的信心，参加研究的受试者及人权是得到保护的。由现任或离任法官担任主席这一事实进一步确保了审查的合法性，且免于外在压力的干扰。每项研究，至少临床试验，由两个独立的组织——伦理委员会及政府监管部门同时进行审查，且双方不存在上下级关系，而是由公开的权威人士，各自独立地进行审查工作，这一事实更进一步加强了民众的信任和信心（见表 4-4）。

表 4-4　　　　　　　　　各国医学伦理制度建设

国家	审查制度	审查流程
美国	集会审议、加速审议和免审	申请准备、现场视察、认证委员会审查、认证结果的通告
加拿大	初始审查、后续审查	审查级别的确定、审查决定的做出与告知义务、复审与申诉
瑞典	向伦理审查机构和政府监管部门同时提交申请	同时申请、双方审查

第二节　中国医学伦理审查现状

　　中国医学伦理审查制度相较于西方起步较晚，近年来，随着新兴尖端诊断和治疗技术研究在我国的发展，医学伦理审查关键主体的医学伦理委员会已由建立之初的医疗卫生系统的医德医风建设职能转为对医学科学研

---

　　① 张玲：《涉及人类研究科学基金项目的伦理审查——加拿大的经验与借鉴》，《伦理学研究》2016 年第 6 期。

　　② Gunnar Danielsson、刘海涛：《瑞典伦理委员会的管理介绍》，《中国医学伦理学》2007 年第 7 期。

究的审查、监管及伦理服务等职能。为了解医学伦理委员会及其伦理审查能力建设情况，较为真实地还原医学伦理审查在中国的发展现状，本研究选取了浙江省做了全方位多角度的实践调研。

一　样本的选择及研究方法

(一) 样本选择

当下，全国各地医学伦理委员会的建设发展情况各不相同，对于伦理审查制度的了解与重视程度也有较大差异。本研究通过资料查阅及走访调查等形式了解到，当前我国医学伦理委员会建设相对较完善的有北京、上海、江苏、浙江、广东等省市。首先摒弃直辖市的特殊性，再排除江苏与广东两省，选择以浙江省为样本，有以下几点考虑。

首先，浙江省经济发展水平较高。数据显示，经济发达程度与医学伦理委员会的建设情况呈正相关关系，经济发达往往会带动在人才、学科等方面的建设与发展，浙江经济发展水平位于全国前列，且省内各个地区的经济发展水平差异不大，同时没有北京、上海作为首都、直辖市等政策的特殊性。因此，本课题组最后选定以浙江省为调查样本。

其次，浙江省伦理委员会建设率高。从数量上看，浙江省共有二级甲等及以上医院 143 家，疾控中心、科研院所 45 家，高等医学院校 7 所。其中建立了医学伦理委员会的有：二甲及以上医院 96 家，疾控中心、科研院所 4 家，高等医学院校 2 家。伦理委员会建设率高，且医学伦理委员会的建设比较成熟，虽然有的还尚未成立伦理委员会，但是大都在筹办之中。

最后，浙江省伦理委员会成立时间早。我国医学伦理委员会始建于 20 世纪 90 年代初。1995 年天津市第一中心医院成立了中国第一家医院伦理委员会后，浙江省紧随其后，积极筹建各医疗机构的伦理委员会。比如，浙江大学医学院附属第二医院、温州医科大学附属第二医院等伦理委员会在新药临床试验的伦理审查制度的制订及运行方面都非常值得国内同行借鉴且具有很大的研究价值。

综上，根据调查统计分析的需要，首先根据浙江省内 GDP 排行将浙江省分为经济发达地区：杭州市、宁波市、温州市，经济较发达地区：绍兴、台州、金华，经济欠发达地区：丽水、湖州、衢州，然后根据不同机构（医学院校、二级甲等及以上医院、疾控中心等）采取分层抽样的方法选取了 20 家具有代表性的医学伦理委员会作为调查对象，分别调研这 20 家机构的伦理委员会建设情况、伦理委员会委员情况、医务人员情况及浙江省普通公众的认知情况。

（二）研究思路

研究首先采取文献研究法，通过查阅国内外伦理委员会进展的文献，了解国内外伦理委员会及伦理审查的学术发展轨迹，归纳总结出医学伦理审查存在的普遍问题，再参照国内外医疗机构伦理委员会的调查报告，根据文献综述得出的关键变量，编制《医疗机构伦理委员会建设和伦理审查知识调查问卷》，通过问卷调查并配以个案访谈、典型案例研究的方法，调查浙江省二级甲等及以上医院、省（市）疾病预防控制中心和血液中心、高等医学院校、科研院所的伦理委员会和伦理审查情况，内容包括医疗机构一般情况、伦理审查相关知识（如伦理法规、伦理委员会职能、需要伦理审查的医疗行为等）、伦理委员会运行情况和调查建议征求等部分。最后，核查调查数据，采用统计软件包进行分析，总结核心发现，从理论建构与制度实践两个层面进行政策建议（如图 4-1 所示）。

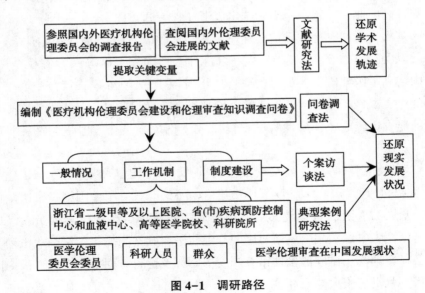

图 4-1　调研路径

（三）研究方法

1. 文献研究

医学伦理审查和医学伦理委员会起源于西方，国内的医学伦理审查制度就当下来说还是个"舶来品"。因此，从根源上对医学伦理审查和医学伦理委员进行介绍就显得十分必要，首先利用文献研究法，追踪医学伦理审查发展历程，直击问题所在。具体目的有三点：追根溯源——追踪医学伦理审查发展历程；求同存异——了解国内外研究水平；直击问题——确定问卷及专家访谈的核心内容。

通过文献研究，我们知道西方国家伦理审查制度是在不断出现的违反伦理的惨痛事件中逐步完善的，它基本上根植于西方自由主义知识传统，并起源于启蒙主义的政治体系。而综观中国医学伦理的发展历程，国内的伦理审查大多照搬西方。由于我国独特的国情，我们的矛盾和西方的矛盾也不尽相同，西方伦理审查制度忽视了研究者的道德自觉，忽视了通过研究者个体德性的提高去改善人体研究的风险，德性伦理在科研伦理中的缺失导致了当前伦理审查面临的困境，因此将现代的医学伦理和中国儒家文化融会贯通是中国医学伦理审查未来发展的必然趋势。

2. 问卷调查

根据查阅文献得出的关键变量，设计医学伦理审查的调查问卷，以浙江省为例，进行实证研究，针对每一类别深入探讨医学伦理审查所存在的特定问题，了解医学伦理委员会的现状及审查中存在的问题。具体目的有三点：了解当前医学伦理委员会的一般情况、工作机制及制度建设现状；了解医学伦理委员会委员的基本情况及对伦理委员会的建设期待；了解医务人员和普通公众对医学伦理委员会的认知程度。

通过问卷调查研究，发现当前中国的医学伦理审查存在一些问题，如医学伦理委员会人员构成情况未完全符合相关法律法规的规定，委员专业素质良莠不齐。同时有机构领导直接任职伦理委员会主任委员的情况发生，行政化色彩较为浓重，缺乏独立性。医学伦理委员会职能履行情况不全面，仅发挥了其伦理审查的基本功能。委员在审查时，无标准流程可供遵循，同时跟踪调查制度不完善，缺乏对科研人员的监督管理。医学伦理审查的相关法律法规不够健全。对医学伦理委员会的监管主体不明，且体系不完善。同时，社会各方（包括科研人员、从医人员及社会普通公众）对伦理审查的认知度低。

3. 个案访谈法

个案访谈法主要从医学伦理委员会委员、科研人员及医学伦理学专家等不同角度来了解医学伦理委员会的现状，争取从访谈分析中寻找新的突破口，进一步挖掘从文献和问卷上无法得到的信息，充实课题研究，使之更具科学性和实践性，为定量调查结果提供补充。访谈问题包括常规型及专业型。主要访谈对象有 5 位代表：李恩昌（《中国医学伦理学》原杂志主编、中国伦理学会健康伦理学专委会执行主任）、张秀华（浙江省药学会委员，温州市医学会临床药学分会主任委员，温州医科大学附属第一医院药学部主任，伦理委员会委员）、金子兵（国家百千万人才、国家有突出贡献中青年专家、钱江高级人才，国家遗传眼病专科主任）、朱光辉（浙江省药理学会临床药理分会委员，温州医科大学附属第二医院伦理委员会委员）、陈飚（《医学伦理学》教材主编，温州医科大学附属第二医院伦理委员会委员）。

通过个案访谈，有以下发现：大部分医院伦理委员会都在一定程度上发挥着伦理审查的作用，在实际操作中会把不合标准的项目予以否决，从而保护了受试者的权益；伦理委员会的委员组成不能完全按照规定设置，非医药学专业的委员比例较低；大部分医院伦理委员会设有后续跟踪制度，但实际落实情况有待规范；医学伦理审查的监督不足，外界监督主要是卫健委，但力度不足，而内部监督主要由主任委员执行，不能很好地起到监督作用。此外，教育培训缺乏，科研人员对受试者尊重意识不够，委员数量和组成不够科学，制度不够健全等是目前存在的较为严重的问题。中西方由于文化的不同，受访者普遍认为不能照搬照抄西方的制度，要与当代中国国情相结合，在不受机构制约的情况下，将医学伦理委员会设立成独立的第三方机构有利于医学伦理审查的科学性和客观性，但独立后要保证其不成为一个专权机构，真正做到保护受试者，才能更好地促进我国医学伦理学的发展，保护受试者权益。

（四）研究过程

通过网页查找、电话联系、寻访职能部门（如卫生局）等方式对浙江省医学伦理委员会进行摸底调研，大体了解医学伦理委员会现状，编制调查问卷，以问卷方式实证调查目前浙江省医学伦理审查的现状，特别是医学伦理委员会的工作建设、医学伦理委员会委员的建设期待及医务人员和普通公众的认知情况等。

研究编制了一份态度性问卷：《浙江省医学伦理审查现状调查问卷》。问卷编制的基础有四：一是通过文献综述揭示出医学伦理委员会的基本内容和规律；二是将医学伦理审查内容及规律结合"四原则说"、生命神圣论、知情同意等原则进行编制；三是依据一般的态度量表的编制方式；四是根据一般态度问卷方式进行了复选题的设计。

针对不同对象，分别对医学伦理委员会、医学伦理委员会委员、医务人员、普通公众进行调研。每部分问卷设计思路如表4-5所示。

表4-5　　　　　　　　问卷设计思路情况说明

调查对象	题次	调查内容	调查目的
医学伦理委员会	1—3题	机构名称、性质，医学伦理委员会任职情况	了解被调查医学伦理委员会的基本情况
	1—6题	委员会主任情况、秘书情况、办公室设置、经费来源、网络平台建设、认证情况	了解被调查医学伦理委员会的一般情况
	7—26题	委员生成更新情况、章程建设情况、审查流程、监督情况、跟踪调查情况、教育培训情况	了解被调查医学伦理委员会的工作机制
医学伦理委员会委员	1—2题	对我国关于伦理审查法律法规的看法	了解委员对我国有关伦理审查法律法规的评价
	3—4题	对委员会工作处理态度情况	了解委员工作时态度情况
	5—7题	委员组成和培训情况	了解委员组成和培训情况
	8—11题	委员会工作建设情况	了解委员会工作建设情况
	12—13题	委员主观判断题	了解委员对委员会的主观评价
医务人员	1—6题	医务人员对医学伦理委员会的认知情况	了解医务人员对医学伦理委员会的认知情况
	7—11题	医务人员遇到具体问题的应对情况	了解医务人员对医学伦理委员会的重视程度
普通公众	1—4题	普通公众对医学伦理委员会的认知情况	了解普通公众对医学伦理委员会的认知情况
	5—8题	普通公众遇到具体问题的应对情况	了解普通公众对医学伦理委员会的重视程度

确定问卷初稿后，为检验初步设计的问卷的信度和效度，通过预调查的方式，首先进行了一轮小范围的问卷发放，以获得数据进行问卷设计的改进工作。针对研究对象我们先在温州市，对医学伦理委员会、医学伦理委员会委员、医务人员、普通公众四个部分采取随机抽样的方式共发放50份问卷调查，获得48份问卷反馈，对筛选出的47份有效问卷进行信效度检验，结果基本通过信度检验，证明问卷设计具有一定的合理性和科学性。

　　问卷确定后，研究指导医学伦理审查调研的调查员进入各个地区发放问卷。根据调查统计分析的需要，样本选择采取分层随机抽样的方法抽取，分别为医学伦理委员会20份，医学伦理委员会委员50份，医务人员780份，普通公众1500份，总共发放问卷2350份，回收2277份，有效问卷2165份，回收率为96.89%，有效率为92.13%（见表4-6）。

表4-6　　　　　　　　　　问卷发放回收情况　　　　　　　　　单位：份

机构	发放数	回收数	有效数
医学伦理委员会	20	20	20
医学伦理委员会委员	50	50	50
医务人员	780	740	688
普通公众	1500	1467	1407
总计	2350	2277	2165

　　样本分布和发放量符合统计学上的大样本原则。由于医学伦理委员会及其委员样本发放是当场发放，当场回收，现场指导答卷，故回收率及有效率令人满意，但医务人员和普通公众部分为网络发放，则回收率及有效率相对不高。

　　（五）分析方法

　　研究在excel分析基础之上，还运用了SPSS分析方法。先将相关题目进行分类，比如把"您是否参加过有关伦理委员会的宣传教育活动""您在做受试者前，是否会了解研究人员的伦理道德情况"等问题归纳为医务人员对自身权益的重视程度，然后运用SPSS 19.0软件，分析不同群体对医学伦理审查认知程度的差异。

　　除此以外，SWOT也是一种分析方法，即根据自身的既定内在条件进行分析，找出优势、劣势及核心竞争力之所在。本研究着眼于医学伦理委员会自身做SWOT分析，旨在分析浙江省目前医学伦理委员会的现状，将着重点放在委员会的困难和益处上。分析流程详见图4-2。

二　中国医学伦理委员会建设现状

　　本研究选取了浙江省内20家医学伦理委员会进行问卷调查，分别对医学伦理委员会、医学伦理委员会委员、医务人员、普通公众四个部分进行调研。情况如表4-7、表4-8、表4-9、表4-10所示。

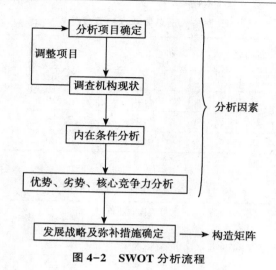

图 4-2　SWOT 分析流程

表 4-7　　　　　　　　　浙江省 20 家医学伦理委员会现状

地区	机构	机构数（家）	占总机构数比例（%）	样本抽取数	占总样本数比例（%）
经济发达	二甲及以上医院	79	74.53	8	72.73
	医学院校	7	6.60	1	9.09
	疾控中心、科研院所	20	18.87	2	18.18
	小计	106	100	11	100
经济较发达	二甲及以上医院	36	70.59	4	66.67
	疾控中心、科研院所	15	29.41	2	33.33
	小计	51	100	6	100
经济欠发达	二甲及以上医院	28	73.68	2	66.67
	疾控中心、科研院所	10	26.31	1	33.33
	小计	38	100	3	100
总计		195		20	

表 4-8　　　浙江省各地区医学伦理委员会委员总体样本抽取情况

地区	委员数（人）	占总机构数比例（%）	样本抽取数	占总样本数比例（%）
经济发达	1060	约 54	27	54
经济较发达	510	约 27	13	26
经济欠发达	380	约 19	10	20
总计	1950	100	50	100

表 4-9　　　　　　　　　　　医务人员总体样本抽取情况

机构	机构数（家）	占总机构数比例（%）	样本抽取数	占总样本数比例（%）
一级医院	112	39.16	304	38.97
二级医院	117	40.90	320	41.03
三级医院	57	19.94	156	20.00
总计	286	100	780	100

表 4-10　　　　　　　　　　普通公众总体样本抽取情况

学历	普通公众数（万人）	占总机构数比例（%）	样本抽取数	占总样本数比例（%）
高中及以下	3078	56.59	825	55.00
大专	1193	21.93	327	21.80
本科	797	14.65	216	14.40
硕士及以上	371	6.83	132	8.80
总计	5439	100	1500	100

（一）医学伦理委员会

在医学伦理审查的机构选取上，选取了浙江省二级甲等及以上医院14家，高等院校 1 家，疾病预防控制中心和科研院所 5 家，共发放问卷20 份，最后回收有效问卷 20 份（有效率为 100%）。

1. 一般情况

在委员的人员构成方面，调查的内容包括委员的男女比例、学历、学科背景等。目前大多数医学伦理委员会委员以医学专家为主，缺乏法律专家、伦理学家、统计学家等职业的委员，同时也缺乏机构外的普通群众，在主任委员中女性委员更是少于男性委员（如表 4-11 所示）。

表 4-11　　　　　　　　　伦理委员会主任委员情况　　　　　　　　单位:%

性别比例	学历	专业	兼职情况
男性 75	博士 70.00	医学 85.00	行政领导兼职 85.00
女性 25	硕士 20.00	伦理学 0	专职主管 0
	本科 10.00	管理学 15.00	业务科室主任兼职 15.00

在秘书设置方面，15.00% 的医学伦理委员会聘有专职秘书，其余

85.00%的医学伦理委员会秘书皆为兼职秘书。在经费来源方面，大多数医学伦理委员会经费不独立，需要所在机构支持。在办公室设置方面，设有独立办公室的医学伦理委员会只占35.00%，多数与其他部门合署办公。另外，只有30.00%的医学伦理委员会设有自己的网络平台。在委员会主任及委员产生方式方面，委员会主任基本为临床医药学专业且多数为行政领导。调查结果显示：有55.00%的委员是由所在机构提名推荐产生的；有30.00%的委员会委员是由所在机构提名推荐产生，主任由内部选举产生；仅有15.00%的委员及主任是由所在机构招聘产生。同时医学伦理委员会委员平均3—5年换届。由此可见，绝大多数的委员及主任的产生是直接由所在机构决定的，行政色彩较为浓重，医学伦理委员会独立性明显不足（如图4-3所示）。

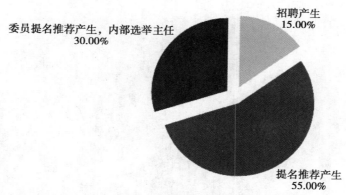

图4-3　伦理委员会委员及主任的产生形式

2. 工作建设情况

在"主审制"建设方面，85.00%的医学伦理委员会建立了"主审制"。在职能履行情况方面，伦理委员会基本发挥了伦理审查和监督的职责，而教育与培训、咨询建议等职责发挥不充分，解决医患纠纷、行风建设等职责基本得不到发挥。由此可见，医学伦理委员会功能较为单一，教育与培训功能发挥不足（如图4-4所示）。

在医学伦理委员会章程及SOP（Standard Operation Procedure，即标准作业程序）的制度建设方面，35.00%的医学伦理委员会有章程，且比较完善；50.00%的医学伦理委员会的章程包含了SOP，但不完善。由此可见，虽然多数医学伦理委员会设有章程，但如今伦理问题还是频频发生，章程的真正实施情况令人担忧（如图4-5、表4-12所示）。

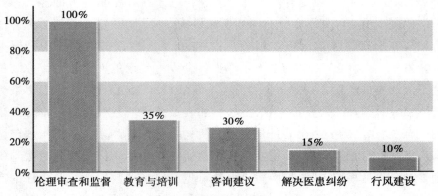

图 4-4 伦理委员会职能履行情况

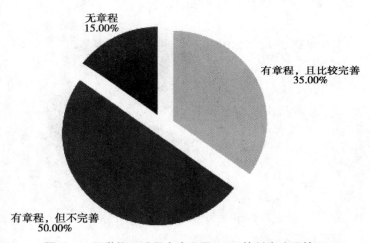

图 4-5 医学伦理委员会章程及 SOP 的制度建设情况

表 4-12		伦理审查原则表述情况	单位:%
审查原则作为附件单列,且将有关原则一并列出	审查原则作为附件单列,仅列出《赫尔辛基宣言》	在制度制定中体现以有关准则、法规为依据但不单独列出	并未提出具体审查原则
30.00	10.00	60.00	0

在对医学伦理委员会的评价及外界监督方面,仅 20.00% 的医学伦理委员会将伦理审查结果公之于众,且材料完整;有 60.00% 的医学伦理委员会虽对外公开但只流于形式,敷衍了事;而有 20.00% 的医学伦理委员会不仅没有将结果公之于众,而且其中有 10.00% 的委员会认为根本没有

必要将结果公之于众。可见医学伦理委员会十分缺乏外界的监督。

同时跟踪审查制度不够完善（如图4-6所示），跟踪调查形式单一（如表4-13、表4-14所示），监管体系不够健全，监管主体不明确。

表4-13 伦理委员会建立的监督工作机制 单位:%

定期复审机制	实地走访机制	走访受试者机制	没有跟踪调查机制
100.00	30.00	15.00	0

表4-14 伦理委员会跟踪审查形式 单位:%

书面报告	现场调查	听取研究者的进展报告	探访受试者	对试验方案变更的审查	结题审查
100.00	30.00	100.00	30.00	80.00	25.00

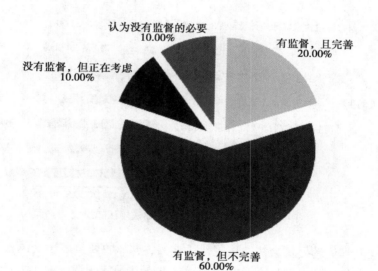

图4-6 伦理委员会监督情况

在医学伦理委员会宣传教育方面，只有30.00%的伦理委员会通过发放宣传资料对普通公众进行宣传与教育，20.00%是通过宣传栏展示的形式，15.00%采取的是网络媒体的方式，目前还没有委员会采用电视广播、科普讲座的形式，而且，还有35.00%的伦理委员会没有举行宣传与教育培训活动。由此可见，整体上伦理委员会对公众的宣传力度是不够的，而且其形式相对单一。

（二）医学伦理委员会委员

此次调查共选取了二级甲等医院伦理委员会委员 22 人，三级及以上医院伦理委员会委员 14 人，医学高等院校伦理委员会委员 4 人，血液/疾控中心伦理委员会委员 7 人，科研院所伦理委员会委员 3 人，共发放问卷 50 份，实际回收有效问卷 50 份（有效率为 100%）。

在医学伦理委员会委员法律法规认知方面，委员对《赫尔辛基宣言》《药品临床试验管理规范》《药品临床试验伦理工作指导原则》三项与伦理审查相关的法律法规的了解率比较高，但对《纽伦堡法典》《人体器官移植技术临床应用管理暂行规定》《涉及人的生物医学研究伦理审查办法（试行）》及《关于人类辅助生殖技术的管理办法》了解不够（具体数据如图 4-7 所示）。由此可见，部分委员对相关法律法规包括伦理审查的依据认识还有待提高。

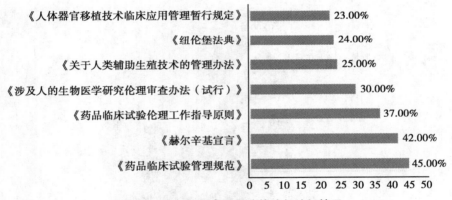

图 4-7　伦理委员会委员法律法规认知情况

在医学伦理委员会法律法规建设方面，74% 的委员表示我国伦理审查的相关法律法规不够健全，在伦理委员会存在的问题调查中，委员普遍认为跟踪审查制度（88.00%）、监督检查制度（76%）是伦理审查建设中最薄弱的环节（见图 4-8）。

在医学伦理委员会委员考核评价方面，74% 的委员表示所在的伦理委员会没有对委员进行考核评价，且深入调查得知这部分委员皆认为需要一个针对委员的考核评定体系。在医学伦理委员会是否应独立方面，74% 的委员认为有必要将伦理委员会设立成独立社会第三方评估机构。

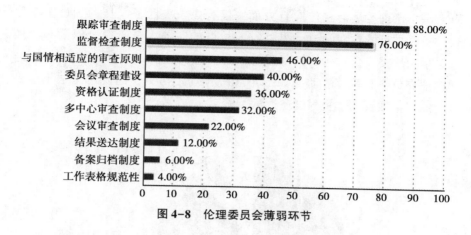

图 4-8　伦理委员会薄弱环节

（三）医务人员

此次调查共选取了三级及以上医院医务人员 156 人，二级甲等医院医务人员 320 人，基层医院医务人员 304 人，发放问卷 780 份，剔除无效问卷（三级医院医务人员 30 人，二级甲等医院医务人员 50 人，基层医院医务人员 12 人）92 份，回收有效问卷 688 份（有效率 88.21%）。在回收有效的 688 份问卷中，男性 423 人（61.48%），女性 265 人（38.52%），三级及以上医院医务人员 126 人（18.31%），二级甲等医院医务人员 270 人（39.24%），基层医院医务人员 292 人（42.44%）。在医务人员对医学伦理委员会的认知方面，只有 10.03% 的医务人员了解医学伦理委员会的具体功能（如图 4-9 所示）。

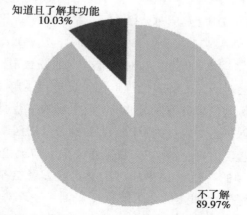

图 4-9　医务人员对医学伦理委员会的认知情况

医学伦理委员会宣传教育方面，仅有 4.36% 医务人员参加过医学伦理委员会举行的教育活动，另外有 5.96% 的医务人员听说过但没有参加过医学伦理委员会举行的教育活动，而 89.68% 的医务人员甚至不知道医学伦理委员会有教育活动（如图 4-10 所示）。可见，医院对医学伦理委员会的宣传教育的重视程度还远远不够。

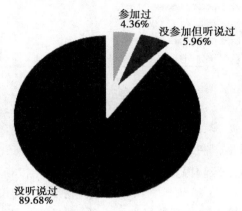

图 4-10　医务人员参与医学伦理委员会宣传教育情况

（四）普通公众

针对普通公众的调查，发放了 1500 份问卷，其中，高中及以下学历 1122 人，大专学历 153 人，本科学历 150 人，硕士及以上学历 75 人。剔除高中及以下学历 69 人，大专学历 21 人，本科学历 3 人，最后回收有效问卷 1407 份（有效率 93.80%）。回收到的有效问卷中，男性 516 人（36.67%），女性 891 人（63.33%），高中及以下学历 1053 人（74.84%），大专学历 132 人（9.38%），本科学历 147 人（10.45%），硕士及以上学历 75 人（5.33%）。在对普通公众的调查中，仅有 42.00% 表示在做受试者前会对研究人员的伦理道德情况进行了解，仍有 56.00% 不会考虑对研究人员的伦理道德情况进行了解，反映出普通公众群体在医学伦理审查中缺乏保护自身权益的意识。在普通公众对医学伦理委员会宣传教育活动的了解程度方面，87.37% 的普通公众不知道伦理委员会有宣传活动，仅有 1.24% 的普通公众参加过医学伦理委员会举行的教育活动。可见普通公众对医学伦理委员会了解程度极低，缺乏对其活动的积极性（如图 4-11 所示）。

为更加深入地了解医学伦理审查相关变量的相关性及差异性，我们还

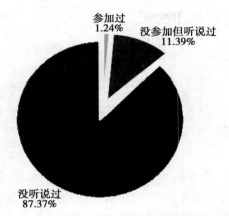

图 4-11　普通公众参加伦理委员会宣传活动的情况

进行了 SPSS 分析。

　　第一，医务人员对医学伦理审查的认知程度与其所在医院级别的相关性如表 4-15、表 4-16 所示。

表 4-15　　　　　　　　　　　案例处理摘要

	案例					
	有效的		缺失		合计	
	N	百分比	N	百分比	N	百分比
医院等级 伦理审查认知	688	100.0	0	0	688	100.0

表 4-16　　　　　　　　　医院等级 * 伦理审查认知交叉制表

			伦理审查认知			合计
			是	否	听说过	
医院等级	一级医院	计数	1	45	2	48
		医院等级中的%	2.1%	93.8%	4.2%	100.0%
		伦理审查认知中的%	1.8%	9.1%	1.5%	7.0%
	二级医院	计数	25	330	75	430
		医院等级中的%	5.8%	76.7%	17.4%	100.0%
		伦理审查认知中的%	44.6%	66.7%	54.7%	62.5%
	三级医院	计数	30	120	60	210
		医院等级中的%	14.3%	57.1%	28.6%	100.0%
		伦理审查认知中的%	53.6%	24.2%	43.8%	30.5%
合计		计数	56	495	137	688
		医院等级中的%	8.1%	71.9%	19.9%	100.0%
		伦理审查认知中的%	100.0%	100.0%	100.0%	100.0%

卡方检验

	值	df	渐进 Sig.（双侧）
Pearson 卡方	40. 911ᵃ	4	. 000
似然比	42. 523	4	. 000
线性和线性组合	1. 679	1	. 195
有效案例中的 N	688		

注：a 代表 1 单元格（11.1%）的期望计数少于 5。最小期望计数为 3.91。

结果显示：$X^2 = 40.911$，P<0.001，差别有统计学意义，可以认为医务人员对医学伦理审查的认知程度与其所在的医院级别有关，三级医院的认知程度最高，其次是二级医院，最后是一级医院。

第二，普通公众对医学伦理委员会的认知程度与其学历相关性如表 4-17 所示。

表 4-17　普通公众对医学伦理委员会的认知程度与其学历的相关性

学历伦理委员会认知交叉制表

			伦理委员会认知			合计
			是	否	听说过	
学历	高中及以下	计数	0	234	13	247
		学历中的%	0%	94.7%	5.3%	100.0%
		伦理委员会认知中的%	0%	55.7%	34.2%	52.7%
	大专	计数	5	94	4	103
		学历中的%	4.9%	91.3%	3.9%	100.0%
		伦理委员会认知中的%	45.5%	22.4%	10.5%	22.0%
	本科	计数	3	81	15	99
		学历中的%	3.0%	81.8%	15.2%	100.0%
		伦理委员会认知中的%	27.3%	19.3%	39.5%	21.1%
	硕士及以上	计数	3	11	6	20
		学历中的%	15.0%	55.0%	30.0%	100.0%
		伦理委员会认知中的%	27.3%	2.6%	15.8%	4.3%
合计		计数	11	420	38	469
		学历中的%	2.3%	89.6%	8.1%	100.0%
		伦理委员会认知中的%	100.0%	100.0%	100.0%	100.0%

卡方检验

	值	df	渐进 Sig.（双侧）
Pearson 卡方	49.141[a]	6	.000
似然比	41.870	6	.000
线性和线性组合	3.094	1	.079
有效案例中的 N	469		

注：a 代表 4 单元格（33.3%）的期望计数少于 5。最小期望计数为 0.47。

结果显示：$\chi^2 = 49.141$，P<0.001，差别有统计学意义，可以认为普通公众对医学伦理委员会的认知程度与其学历有关，学历越高，认知程度越高，学历越低，认知程度也越低。

第三，医务人员与普通公众对医学伦理委员会认知程度的差异性如表4-18、表4-19所示。

表4-18　　　　　　　　　　　　案例处理摘要

	案例					
	有效的		缺失		合计	
	N	百分比	N	百分比	N	百分比
群体类别 伦理审查认知	1157	100.0%	0	0	1157	100.0%

表4-19　　　　　　　　　群体类别伦理委员会认知交叉制表

			伦理委员会认知			合计
			是	否	听说过	
群体类别	医务人员	计数	84	369	235	688
		学历中的%	12.2%	53.6%	34.2%	100.0%
		伦理委员会认知中的%	88.4%	46.8%	86.1%	59.5%
	普通公众	计数	11	420	38	469
		学历中的%	2.3%	89.6%	8.1%	100.0%
		伦理委员会认知中的%	11.6%	53.2%	13.9%	40.5%
合计		计数	95	789	273	1157
		学历中的%	8.2%	68.2%	23.6%	100.0%
		伦理委员会认知中的%	100.0%	100.0%	100.0%	100.0%

卡方检验

	值	df	渐进 Sig.（双侧）	精确 Sig.（双侧）
Pearson 卡方	166.045[a]	2	.000	.000
似然比	183.336	2	.000	.000
Fisher 的精确检验	181.833			.000
线性和线性组合	24.812[b]	1	.000	.000
有效案例中的 N	1157			

卡方检验

	精确 Sig.（单侧）	点概率
Pearson 卡方		
似然比		
Fisher 的精确检验		
线性和线性组合	.000	.000
有效案例中的 N		

注：a 代表 0 单元格（.0%）的期望计数少于 5。最小期望计数为 38.51。

b 代表标准化统计量是-4.981。

结果显示：$\chi^2 = 166.045$，P<0.001，差别有统计学意义，可以认为医务人员和普通公众对医学伦理委员会的认知程度具有差异性，医务人员认知程度较高，普通公众认知程度较低。

三 医学伦理审查存在的问题及分析

通过综合问卷调查，结合文献法及访谈法，从我国医学伦理委员会的一般建设情况、工作机制状况、制度建设情况、社会认知程度来阐述当前发展现状。

（一）医学伦理委员会的一般建设情况

我国医学伦理委员会建设起步较晚，发展不平衡，已建立的医学伦理委员会缺乏完善的组织架构和科学的管理制度，或者制度执行流于形式，很多医学伦理委员会缺乏独立性，随意拼凑一些部门或者人员作为医学伦理委员会的办事机构和成员，难以保证伦理审查的权威性、科学性。

1. 医学伦理委员会独立性不足

医学伦理委员会行政化色彩严重，目前大多数医学伦理委员会都是依附于医院的一个部门，往往没有自己独立的办公地点，经费也由其机构提供，在审查过程中很大程度上受到医院的影响。另外，其主任委员往往是医院领导，委员会内部行政化色彩浓重，甚至在部分地区出现主任委员"一言堂"的情况，严重影响了审查结果的科学性。由于主任委员是兼职委员，本身工作较为繁忙，在时间和精力有限的情况下，很难尽职尽责，全身心投入医学伦理委员会工作中。

2. 医学伦理委员会委员构成不合理

当前中国的医学伦理委员会人员构成不合理，包括委员的职业、学历、男女比例等。根据我们团队的采访调查，目前大多数医学伦理委员会委员基本以高学历的医学专家为主，缺乏社会学、法学以及伦理学等专家，特别是一般群众代表，许多委员会虽然设有群众代表，但大多是一种摆设。另外，女性委员远少于男性委员特别是在主任委员的设置上比例更少。

3. 医学伦理委员会委员专业素质良莠不齐

部分委员对相关法律法规的认识不足，在所调查的 50 名伦理委员会委员中，有相当部分的委员并不了解我国颁布的关于伦理审查的相关法律法规，如我国卫生部在 2007 年颁布的《涉及人的生物医学研究伦理审查办法（试行）》，其中明确阐明了伦理委员会在建设、审查程序及监督管理方面的要求，伦理委员会的成员应做到 100%了解，然而现状却是，还有 60%的委员并不了解该办法。如是，医学伦理委员对伦理审查的相关法律法规都不甚了解，又从何谈起使审查工作有章必循？由此，审查变得随意，审查的规范性、权威性无法得到保证。

（二）医学伦理委员会的工作机制状况

1. 医学伦理委员会功能单一

国外许多国家的医学伦理委员会不仅仅是一个审查机构，更是包括解决医患纠纷、对委员进行培训、咨询与建议、行风建设、相关知识普及等功能。但根据我们的调查，我国的医学伦理委员会往往只履行了伦理审查的职责，而培训、咨询与建议、行风建设、相关知识普及等功能履行得少之又少。数据显示，目前仅有 35.00%的医学伦理委员会做到了教育与培训，而其他几项功能的发挥几近于无。

2. 医学伦理委员会缺乏考核评定

在所调查的 50 名伦理委员会委员中，74.00%的委员所在的机构没有对委员实施任何考核评定，且 84.00%的委员认为不需要对委员进行考核评定。然而，对委员进行考核在一定程度上可以发现部分委员存在的专业素质不强、作风不良等问题，从而对不合格的委员进行教育改正或革去其委员的职务，进而提高委员的总体素质水平及委员会的工作效率和质量。

3. 医学伦理委员会章程的实施情况不乐观

根据调查，在医学伦理委员会章程及 SOP 的制度建设方面，85.00%的医学伦理委员会设有章程，但医学伦理问题还是频频发生，章程的真正实施情况令人担忧。同时，70%的医学伦理委员会委员在审查时未将审查原则列出，审查过程较为随意，以个人主观意愿对科研项目进行评判，缺乏科学性。因此，提高委员对审查过程的重视，落实章程的实施情况是我们亟待解决的问题。

（三）医学伦理委员会审查制度建设现状

1. 医学伦理委员会审查相关法律不健全

调查发现，目前虽然已有一些法律法规出台，但从长远看仍只是一个雏形，一些制度仍处于空白状态。同时国内仅有 5 部相关管理规范，约束力低，文件内容抽象，可操作性不强，无法具体指导伦理委员会的日常工作。比如我国在器官捐献方面的法律法规目前只有 2007 年颁布的《涉及人的医学研究伦理办法》，至于具体如何登记、分配等细则都没有规定。国家需要健全与完善伦理审查制度，形成较为系统的规范的法律体系用于伦理审查，避免审查决策主观性过强。

2. 医学伦理委员会审查流程不规范

据调查，目前我国尚未形成统一科学的伦理审查流程，在审查科研项目时，医学伦理委员会委员常常缺少依据。例如 2007 年发生的广东"交叉换肾"事件，使我们认识到国家层面的法规更像是纲领，而审查过程中面临的是实际问题，需要更加详细的指导细则，避免不同地区对同一事件产生不同结论。另外，医学伦理委员会跟踪调查制度薄弱，缺乏实地走访机制与走访受试者机制，无法全面真实地了解在研究过程中受试者的权益保护情况。因此，形成规范操作流程，建立完善统一的标准化伦理审查制度体系，使全国能在统一的标准下进行审查，是我们当前的首要任务。

3. 医学伦理委员会监管体系不完善

目前我国很多医学伦理委员会以自身监管为主，缺乏外界有效的监管。原因有三：第一，法律法规不够健全，监管无法可依。第二，监督主体不明确。现有法律未明确规定何部门监管医学伦理委员会；医学伦理委员会数量较多，政府部门人手不足，且审查内容专业性较高，没有相关的知识难以判定审查是否符合规定。第三，自我监督往往不够严格，或许抱着得过且过的态度监督。目前医学伦理委员会很少有信息公开，实际上，在维护各方隐私的同时，适当公开信息，可以推进其发展。

（四）医学伦理委员会的社会认知程度

1. 社会各方对伦理审查认知缺乏

从调查结果来看，部分临床医护人员对伦理审查的重视度不够，自身临床行为较为随意。参与科研的医学群体知道医学伦理委员会的存在，但是还有部分医护人员对伦理委员会一无所知，甚至有些医学群体会觉得病人的血液、尿液等样品可以随意获取。另外，由于我国引入医学伦理委员会时间较短，缺乏足够的宣传，受试者对医学伦理审查了解很少，维权意识薄弱，导致受试者在自身权益受到损害时，不能及时向相关部门反映，从而得不到应有的保护。

2. 社会各方对伦理审查重视度不足

有些研究者认为医学伦理审查是吹毛求疵之举，对伦理审查有较强的抵触情绪，只重视医学科学和技术的"能够"或"不能"的问题，而忽视伦理学"应该"或"不应该"的问题，使医学技术化，缺乏人文关怀。根据调查结果显示，57.99%的受试者在进行试验前不会向医学伦理委员会进行咨询，不重视对自身权益的了解，同时对知情同意书的无知，也使得受试者不能保护自己。因此，医学伦理委员会有必要对受试者和科研人员进行教育与培训，提高其认知度和重视度。

除此之外，因为我国的机构伦理审查委员会大多与各种机构有依附关系，绝大多数委员会主任是医院院长或党委书记、其他院级或科室领导，只有少部分没有行政职务，他们因为行政公务繁忙，多数不能发挥委员会主任的灵魂核心作用，而且各项医学研究能给所在大学、医院或研究所带来科研经费或声誉，担任伦理委员会主任委员的单位领导在审查项目时考虑的因素会比较多，容易产生利益冲突，进而影响伦理审查的独立性。最后，医学伦理审查原则运用的拿来主义也是一个很重要的原因。医学伦理审查是一门极具西方特色的显性"西学"，在遭遇中国儒家的义理价值的文化传统时，"如果盲目地以西方伦理审查制度的标准、原则和方法去衡量和审视我国的科学研究者，会导致我国的伦理审查制度建设过程中的许多矛盾：制度引进过程中遭遇文化心理的抵制，制度建构过程中暗含传统文化的渗透，制度运行过程中默许世俗权威的操纵。"① 因而，如若想从根本上促进我国医学伦理制度的发展，我们需要在强有力的理论基础之上，与实践相结合，进一步挖掘和探究中国医学伦理审查制度的独特性、现代性及科学性，从历史的语境之中，不断地总结医学伦理审查制度对于医学本身的影响和促进作用。

---

① 邓蕊：《科研伦理审查在中国——历史、现状与反思》，《自然辩证法研究》2011 年第 8 期。

第五章

医学伦理审查的现实困境

第一节　医学伦理审查的伦理困境

现代生物科学技术的飞速发展和社会价值的多元化给医学伦理审查工作带来了极大的挑战，生命科学领域一些纷繁复杂的生命伦理问题频繁引起深刻争议，辅助生殖技术的伦理问题、肝细胞技术的伦理问题、安乐死问题、器官移植问题、人体试验问题、动物的权利和福利等，这些问题的争议引起了社会科学工作者的高度关注，也引起了医学工作者、社会公众及各国政府的高度关注。虽然这些问题具有鲜明的宗教和文化特色，但是大部分都极具普遍性，是所有个体和群体都必须面对的。面对"公说公有理，婆说婆有理"的混乱局面，医学伦理审查该如何融合医学的科学理念与道德理性，使医学研究的动机、手段和结果更合乎理性的选择是当前亟待解决的问题。

现代社会道德多元化已是一个不争的事实，文化的世俗多元性、医学的科学暧昧性以及道德评价的相对性使生命伦理学逐渐呈现出后现代的碎片化趋势，道德世界分裂成众多的层面和维向，医学伦理审查不得不时时面对许许多多难以处理的道德分歧，遭遇前所未有的道德冲突。

一　文化的世俗多元性

从全世界范围来看，从古至今各种文化形态都客观并存，即使在同一国家、同一个地区也会存在不同的文化、风俗。而不同文化之间差异十分明显，一方面是具象的语言文字、饮食习惯等，另一方面在宗教信仰、风俗习惯、道德价值与标准等精神层面十分不同，这些差异是形成某种文化特性的必要条件，也是成员形成各自的社会认同、文化归属、宗教信仰、道德认同的重要内容和方式。① 不同的文化模式决定了人们不同的生活方式和价值信仰，这已经是确认无疑的事实。随着人类社会的发展与进步，文化的更新、转型不断加快，不同文化及其所在群体发展所面临的机遇和挑战不拘一格，经历着传播、冲突与融合。当前伦理学已呈现出地理学面貌，人类的道德信念因其不同宗教、意识形态和道德共同体而显多元。不同文化的差异十分深刻的原因在于各民族、个群体长期形成和积淀下来的文化心理和文化认同感存在着根本性的内在差异，不同文化下的人其生活方式、文化历史、民族情感、风俗习惯、人种肤色、语言表达等诸多方面区别明显，久而久之文化传统和信仰系统的差异就十分凸显，并且远比政治经济等显性方面的差异更为复杂、微妙和深刻。他们坚守自己的文化背景，对自己的道德标准有着十分清晰而坚定的信念，而对信奉不同的道德传统和道德学说的人们，他们却持有着尖锐的甚至是悲剧性的意见冲突。文化的多元性导致任何科学研究都需要对于不同文化模式下的价值观给予充分的尊重，还要善于通过对话交往准则获得一定的普遍性。

　　文化的多元是医学伦理审查必然要考虑的因素，不同文化模式中的人对健康、疾病、治疗、护理、保健的认识和需求有所不同。多元的文化背景会导致人们对道德评判的差异，同一个伦理原则在不同的文化背景中可能反映出截然不同的内容，如在对待安乐死的态度上，无神论者认为对一位生命已处于"不可逆"状态的、极端痛苦的晚期癌瘤患者实施安乐死是善的行为，但是罗马天主教徒却认为这是恶的行为。同样的，罗马天主教徒认为一切不适宜的维持生命的治疗都需要终止，但正统犹太教徒则认为只要病人有一丝希望就必须进行治疗直到病人死去。分析各国的医疗决策发现，北美国家大多认为应该由个人自主决定治疗方案、知情同意等；在我国，人们多主张由家庭主要成员和本人共同决定。又如，对于一些身患绝症的患者，北美的医生主张患者的知情权，会如实告知病情；而意大利和日本的医生则选择先与患者家属沟通，医生和家属一般不将病情如实告诉病人。因为不同的文化背景，一件相同的事情采用了不同的态度和处理方式，导致在伦理学评价上并没有绝对的对与错。为了爱护病人和最大限度地减轻病人因心理承受能力不足而可能导致的疾病恶化，医生会选择

---

① ［法］吉尔·德拉诺瓦：《民族与民族主义》，郑文彬等译，生活·读书·新知三联书店2005年版，第52页。

善意地对患者隐瞒部分病情。反之，为了尊重病人的知情权，方便病人配合治疗及合理安排有限的生命时间，如实告知也是无可非议的。这种文化的多元性是地域性的，但是，只要行为合乎当地社会制度，医学伦理审查一般认定它是符合伦理的。

二　医学的科学暧昧性

现代医学具有标准化、精确化、客观化等特质，它通常是采用精确的检测、标准化的技术以及客观精准的量化来发现疾病的真相，但是通过这种途径，观察者仅仅捕捉到各种疾病的表征，而不是多变的疾病本身。同时，疾病不是症状的集合，也不是客观性的集合，而是客观性与主体性的互洽。即一个疾病的存在不仅是客观的，它还包含了患者主体的感知及表述等，在日常诊疗过程中，患者主体往往会因为技术上的无知，而在描述上带有模糊性，加上医生客观上也可能对疾病真相把握不精准，促使临床医学概念谱系的价值模糊，从而医学上常常表现为一样的症状不一样的疾病、一样的疾病但不一样的症状，同一种治疗不同的疗效、不同的治疗同样的疗效。故而，我们不能将医学完全归结到科学上，"疾病的'实体'与病人的肉体之间的准确叠合，不过是一件历史的、暂时的事实"①。医学永远无法抵达真相大白的境地，因为疾病是不断变化发展的。福柯坚定地认为医学的认知空间具有有限性，生命本质存在永恒的不可知性，医学对于科学来说具有一定的暧昧性。理性是医学伦理审查的思考基础。柏拉图在其《克里托篇》里强调伦理的决定与价值判断必须秉持公义。②康德则更重视理性的重要性而排除一切主观感情的因素。但什么是理性？理性不能主观诉诸感情，而是探求客观的真理性。一加一等于二，不论在天南地北都是个真理，但是医学不仅仅是科学，它没有永远不变的固定基础作为科学研讨的基石，虽然我们用理性作为基础去探讨问题，但当它应用到人的身上时，问题却层出不穷。如感染使用抗生素，理论上能达到抗炎作用，但因个体的体质差异，疗效不尽相同。所以临床医学并不能全部以纯理性的观点去评价和衡量，头痛医头，脚痛医脚未必有效。圣路易斯大学大学医学伦理教授 Kevin O'Rourke 曾说："医学不是完全的科学，正因为

① ［德］米歇尔·福柯：《临床医学的诞生》，刘北成译，译林出版社2011年版，第1页。
② Cornford F. M., *The Republic of Plato*, New York：Oxford University Press，1972，pp. 37-95.

医学的复杂性，所以我们必须更加谨慎地去思考价值判断和决定过程中的伦理学问题。"①

三 医学伦理评价的相对性

医学伦理评价具有相对性，世界上根本不存在一个适用于一切时间、地点、人的无差别的、普遍的、绝对的评价，医学伦理评价更是如此。随着社会的不断进步发展，人们对医学知识发展的了解也更加深入，不同历史时期的医学伦理评价也在发生悄然的变化。如在 150 多年前，西方妇女在生产过程中使用麻醉药物被认为是一种不道德的行为，那时人们的价值判断是女人经历生产的痛苦是上帝赋予的，这是天经地义的事，使用麻醉药物显然违背这个自然法则，是一种道德错误。同样的，在最初实施心脏移植技术时，许多人对它的可行性持有怀疑和保留的态度，甚或有人反对，因为传统意义上，心脏与人的灵魂与性格紧紧相连接，如此重要的一个部位，怎能可以随便取代更换？可是在今天，这些技术却已极为普遍。同时，我们看到，科技的应用在一定程度上也会影响到医学伦理评价，如试管婴儿技术，其产生初期被认定为违背了自然规律，扰乱了传统家庭、血缘关系的观念，且可能导致拜金主义、趋利等观念滋生，而被伦理所不能接受。但是，随着科学技术的发展以及这项技术不断给人类带来益处，人们改变了对这项医学技术的伦理评价，认为这项技术的发展不仅维护了家庭的完整和社会的和谐发展，同时以多元化角度看待、分析该技术带来的影响。例如试管婴儿技术已经带来了丰厚的经济效益，同时带动了相关产业如医疗设备、制药、生物制剂等的迅速发展，产生了可观的社会经济效益，因而被认定为善的事情。

诚然，科技的进步给社会带来改变，但同时也使部分的价值观念出现了错位。因此，在科学技术主义大行其道的时期，我们十分有必要对一些扭曲的价值进行重估，也使人类道德规范有重新标准化的需要。随着历史的发展，人们对医学伦理学评价的标准也已发生改变，今天我们所关心的医学伦理的内容与范围已经跟 2500 年前希波克拉底时期的伦理与范围有所不同，但我们可以肯定，医学伦理评价一直贯穿着人类医学行为的始

---

① O'Rourke K., *A Primer for Health Care Ethic*, Washington D. C.：Georgetwon University Press, 1994, p. 33.

终，其基本精神与诉求还是一样的。对于生命机体健康的永恒追求，从古至今未曾有过改变，但是人们对于延长生命长度，增强生活的质量获取更为满意的生活方式，却在此过程之中发生了一系列的变化，这也是医学伦理审查必须面对的问题。

四　道德冲突与理性的有限性

自西方文明发源以来，理性就一直在人们心目中占据着十分重要的地位，从柏拉图、亚里士多德树立的理性典范，西方经历了启蒙运动对理性的高扬，到后现代对理性的批判和重建，理性概念的核心地位在西方从未动摇过。表现在医学上，是技术理性的发展使得医学摆脱了对于宗教神秘主义的束缚，并实现了由经验医学到实验医学的转变，技术理性成为各种学说能否成立的最终判决者。医学伦理审查就是伴随着这种理性的力量逐步发展起来的，它不诉诸权威，也不以偏激主观的诉求为依归，而是把判断的基础建立于理性思考上，帮助医学去做合乎理性的抉择，从而促进社会的和谐。

然而，在人们深信一定会有一种理性能力来捍卫理性，或者可能存在一种理性的意志及潜能来维护理性的时候，我们却遗憾地发现，即使是理性人，他们对于"理性"本身也没有一致的"理性同意"。最先提出"有限理性"概念的是经济学家赫佰特·西蒙，他指出：人的理性行为是有意识的理性，他可能可以帮我们找到实现目标的所有备选方案并通过预见方案的实施后果而衡量出最优选择，但是人所处的环境非常复杂，存在很多的不确定性，加上信息的不完全，人的认识能力是有限的，因此，我们需要用"有限理性"替代"完全理性"。社会学家巴纳德在此基础上进一步阐述了"有限理性人假设"，巴纳德认为，人是生物体本身和社会的综合产物，人需要从社会之中获取能够维持自身生存的各种要素，这就使得人们的决策能力和选择能力只能在一个有限的范围内进行选择。那么在有限的理性框架下，医学伦理审查是否也能给人们提供一种统一标准的、充满内容的、唯一正确的道德观。哈贝马斯曾经试图寻求这种共识，他对康德、黑格尔、韦伯以及尼采的理性模式进行了一系列回顾之后，在批评、总结各种理性观的基础上提出了"沟通理性"。哈贝马斯认为，人们可以通过辩论、批评的方式对一些道德歧义进行反思，这个反思的工具就是"有效性申述"，通过"有效性申述"，一切涉及真理、正当、真诚的有争议的议题都可以通过公开的方式进行争论、批评、捍卫和修改，甚至做公开的检查。哈贝马斯还进一步强调，"沟通理性"使得社会实践得以可能，"不同行为者的计划和行为，通过定向于相互理解的语言使用和对可批评的有效性申述采取'是'或'否'的态度，在历史长河和社会空间中相互联结。通过沟通所获得的同意——它可通过主体之间对有效性申述的承认来衡量——使得网状关系的社会交往和生活世界得以可能"①。针对哈贝马斯对"沟通理性"的阐述，生命伦理学家恩格尔哈特提出了质疑。恩格尔哈特认为，假设我们同意哈贝马斯的论证，那么我们首先就必须已经认同哈贝马斯大胆、启蒙运动式的假定：提供理由将足以使不同的道德感之间互相批评。② 然而，不同的"道德异乡人"归属于不同的"道德矩阵"，他们各自的道德预设或道德前提具有不可通约性，人们生活在不同的道德与社会生活中，他们不可能总能说服对方，故而，哈贝马斯对于共识的论证仅仅适合于同一个"道德矩阵"中有着相同或相近的道德感的人们，要在不同的"道德矩阵"的构建中寻求跨文化的有内容的道德共识却是相当困难的。同样的，在医学伦理审查和卫生政策上，医学伦理委员会在进行医学伦理审查时往往会发现，所属不同"道德矩阵"的人针对相同的社会伦理问题可能会得到不同的结论，而这些不同的结论，往往也无法通过有效的理性沟通来解决。

综上所述，面对复杂的道德冲突，试图在不同的"道德矩阵"里通过理性来建构一个"标准的、普遍有效"的道德观，且为人们提供具体的道德指导，在当下是极其困难的。人们可能就某些医学伦理的基本问题达成某种较为宽泛的道德共识，但是，那种所有人都共享的伦理理论是很难被找到的，或根本就不存在，这也在某种意义上证明了人理性的有限性。医学伦理委员会在当前面临着大量医学和生命技术科学领域有待解决的伦理学问题，在普遍缺乏道德共识的情况下，对于这些问题的处理，学者恩格尔哈特提出在"允许原则"下建立程序性的共识，或许是解决道德分歧的路径。恩格尔哈特认为，既然客观的、充满内容的、普遍有效的道德共识无法形成，我们可以在允许的原则下建立一种程序性的共识。以

---

① Jurgen Habermas, *The Philosophical Discourse of Modernity*: *Twelve Lectures*, Massachusetts: The MIT Press, 1987, p. 322.

② ［美］H. T. 恩格尔哈特：《生命伦理学基础》，范瑞平译，北京大学出版社 2006 年版，第 60 页。

医患关系为例，医生和患者为了战胜疾病、促进健康、延长寿命，他们本来有着共同的目标，但是医生除了具有专业性、复杂性和医学专业精致性的同时，还需要对人性、生理学和疾病的机制有深入的认识，医生的专业观念本身携带着对于具体的行善观和适当行动观的承诺，这既是一种专业，也是一种技艺，同时还伴随着一定的道德目标。而作为患者，在临床诊疗时他依赖医生，这在心理学上似乎也是事实，有时患者还会把医疗决策权转让给医生，请求医生给他最好的治疗方式。但是在道德领域上，患者却是医生的"道德异乡人"，他不可能像医生那样，知道会发生什么事或如何控制这一环境，也不可能像医生那样深入分析，做出考虑周全的判断，作为异域文化中的外来者，医生与患者就呈现了不同的道德目标，医生无法把一个异乡土地上的异乡人转变为医学期望的道德共同体，而患者也无法进入医生的"道德矩阵"里，医患之间这种沟通的障碍或许是医患冲突的根本原因，而这种道德上的冲突也是无法通过知识再分配而得以克服的。于是，当医患之间发生矛盾时，要么一方屈服于另一方，强制对方改变立场，对于这种路径，恩格尔哈特认为，这是行不通的，它是一种典型的伦理帝国主义；要么一方压制另一方，历史一再证明，野蛮的镇压消灭不了道德的多样性。第三种路径就是理性论证，这种双方试图通过圆满的理性论证来解决道德冲突，就如前文所阐述，其不可能性已是不辩的事实。由此，仅有再选择一种路径，那就是"允许原则"下的程序性共识。

在俗世的多元文化社会中，想为生命伦理学难题找到合理辩护的解决方案，存在着很大的困难。"人们共同持有的前提不足以为道德生活构成一种具体的理解，并且理性论证本身无法确切地建立这种前提，因而，理性的人们只能通过相互同意来确立一种共同的道德结构。"[①] 在恩格尔哈特看来，对于道德异乡人和朋友之间的道德约束本身存在着根本性的差异，对于道德异乡人的约束主要有赖于权威理念和准则的有效传导，这种传导本身就具有一种消极的理性结构，其本质上没有办法不受他者干预，即在道德异乡人之间如果因为一个行动是否适宜发生冲突，他们可以通过主体间的相互同意来得到解决。不同的道德共同体会有不同的道德观，这

---

① ［美］H. T. 恩格尔哈特：《生命伦理学基础》，范瑞平译，北京大学出版社 2006 年版，第104 页。

些道德观产生了充满内容的伦理原则，人们通过同意的合作而达成的道德上充满内容的联合事业，并对个人应该如何行动给予实质性的指导，这在道德上是可以得到辩护的。"这种道德结构支撑着各种各样的道德生活形式，因而，如同人们有意于解决道德争端一样，这是一种不可避免的一般结构，根据这种道德，相互尊重应被理解为只有经得别人允许才能利用别人。"① 这也就是恩格尔哈特所构建的程序性的共识。在这个程序中，人们不必肯定一个实际的道德共同体将会形成，只要人们实际上有意于形成一种道德世界，人们总是可以概述其必要条件。同时，他也意识到，实际的伦理生活需要具体的道德感，"通过相互同意来确立一种具体的道德的过程是同道德这一概念本身紧密连在一起的，这一过程可以得到同内含于下述这一承诺的一般原理一样的理性辩护：不通过诉诸强制来解决道德争议。"②

理性无法解决不同的道德冲突，那么，只有设定一种程序的共识，规定来自不同"道德矩阵"的人们，共同遵守彼此约定或可解决此种矛盾。罗尔斯在用社会契约的衍生方式来解决分配公正的问题时曾经提到，"为了在分配份额上应用纯粹程序正义的概念，有必要建立和公平地贯彻一个正义的制度体系。只有在一种正义的社会基本结构的背景下，包括一部正义的政治宪法和一种正义的经济与社会制度安排，我们才能说存在必要的正义程序"③。价值的差异与分歧是当代社会的既存事实，合理的公民能够达成交叠共识，支持一套政治性正义观，来解决社会上的深层冲突。尤其在面对宪政核心争议与基本正义问题时，合理的公民能够搁置其争议性的整全性学说，遵循公共理性的理念，来解决争议、凝聚共识。这同样也是恩格尔哈特程序性的共识之构建之义。

恩格尔哈特程序性共识问题的提出对医学伦理审查具有积极的指导性意义。程序性共识的建立可以解决医学伦理审查中遇到的道德难题和道德冲突，包括因事实的解释和理解的分歧而导致的道德判断歧义的事实性道德冲突、因规范缺失或规范矛盾而导致的对抗性的规范性道德冲突以及涉

① ［美］H. T. 恩格尔哈特：《生命伦理学基础》，范瑞平译，北京大学出版社2006年版，第105页。

② 同上。

③ ［美］约翰·罗尔斯：《正义论》，何怀宏等译，中国社会科学出版社2009年版，第68页。

及伦理学的根本性观念的元伦理学层面的道德冲突。建构一个理想的对话环境，诉诸程序性共识，是解决这些分歧的根本途径。恩格尔哈特的"道德异乡人"论述，对于各个群体之间的和平合作有着积极的意义，我们需要充分尊重来自各种文化背景的人们，反对任何将自己的价值观作为普适价值的观点，只要人们在面对不同文化背景下的道德冲突时，通过对话、交流、劝说的方式来影响"道德异乡人"的道德观，同时宽容他们做出的审慎的、理性的决定，世界才能在"允许"的原则下走向和谐。笔者认为，在如何对待道德异乡人的道德分歧上，恩格尔哈特给出了非常合理的论证。

我们返回到开始的地方：现代社会道德多元化已是不争的事实，道德的不可通约性致使人人都是"道德异乡人"，他们分属于不同的"道德矩阵"而不可能进入同一的道德共同体。如是，在我们没有可能建立起一门有实质内容的、统一的生命伦理学，也不可能建立一种超越一切的、永恒普遍的原则的时候，我们需要形成一个程序性的共识，在一定程序的基础上认同道德的多元并在此基础上理解沟通，以保持社会的和谐。

第二节　医学伦理审查的现代性困境

一　公益性危机

技术理性的不断革新是现代性的象征和标志，在电气化、机械化成为生产力发展的重要标志之后，人类的现代社会发生了根本性的变化，并进一步导致了人类思维方式的更新。而意识形态更是通过大众的方式灌输给人们，试图将人类的思想统一化，人的独立意识在此过程之中逐步消失，市场化代替了个性化，人开始丧失了独立的人格，随之而来的是人们对于传统文化道德、伦理的怀疑和批判。在卢卡奇看来，现代社会已然需要用人道主义的思想作为改良这个社会的方式，在新的现代化背景之下，按照事物的客观本质，掌握并再现社会的真实。因此，在社会意识形态发生变化时，人们往往会发出或此或彼的感叹，现代生物医学的迅猛发展以及技术理性在主流社会意识形态之中所占比例的增加，使得医学伦理审查工作面临着前所未有的巨大挑战，当前医学伦理审查在面对一系列现代性危机的同时，还有面临着伦理与制度的困境。可以说，医学除了科学、技术、文化、生活方式等属性外，它还是一种提供公共产品的社会事业，当前，这种公共产品呈现出一定的公益性危机，看病难、看病贵，医德滑坡，政府及相关机构支持的力度明显不足，公立医院需要自负盈亏，没有了政府的支撑，公平与效率两者之间的问题愈加凸显，公益性与市场运作的边界无法厘清。随着现代医学不断发展，公平与效益的矛盾在医疗行业日益突出。医院在发展建设中难以兼顾公平和效益，出现了医院公益性淡化的现象。

一方面，经济利益分布不均。医院的运营依赖于通过提供医疗服务和出售药品换取收费收入，其运营受制于众多政府行政部门的干预。《"十三五"深化医药卫生体制改革规划》中提出要加大政府卫生投入力度，到 2020 年，全面落实政府对符合区域卫生规划的公立医院投入政策，建立公立医院由服务收费和政府补助两个渠道补偿的新机制，但对于补偿水平、方法和方式等均尚未有定论。政府补贴问题以及市场原因导致医院出现大量"以药养医"的现象，严重影响着医院公益性的发展。与此同时，医院脱离了原有政府机构的支持，需要实现自负盈亏，在这样的背景之下，很多医院的运转模式发生了重要的变化，资本至上的观念让很多医院背离了作为医疗机构的职责，从而进一步导致了医患关系的恶化。患者丢失了自己主体性的身份，成为购买医院药物的"顾客"，医生或者说医院成为整个药物销售流程之中的一个部分。加上医院制度的不完善造成利益失衡，医院制度漏洞导致医院药物出纳不明、病人隐私泄露、票贩子猖獗等事件的发生。典型的有 20 世纪 90 年代药品回扣的泛滥催生了药品集中招标采购。早期药品招标采购制度政策目的很简单，即在不改变医疗机构的采购地位的情况下试图以公开、透明来克服药品购销过程中的不正之风。但这受到了大多数医院和医生的抵制并且找到抵制药品招标采购制度的漏洞，医生在开处方时尽量避开价格低的中标药物，多开非招标采购的高价药，这一现象导致大量"中标死"的情况出现。药企为避免出现"中标死"开始提升中标药价格，为药品回扣预留空间导致药品中标价也越来越高。医院实现了营利的目的，各个科室实现了"创收"，整个医院人员的福利待遇得到了"提升"。医院和医生的收益提高，但忽视了医院的公益性，使得患者出现了买药贵的问题。同时一些不良医院和医生打包明码标价出售病人信息甚至是出生证明，从而收受利益。这不仅损害了病人的隐私，还可能会使病人经济受到损失，扰乱公共秩序，使医院的公益性进一步淡化。

另一方面，医疗资源分布不均。医疗资源分布的公平指的是"差异中"的公平，医疗政策的理论基础为"功利论"，出发点在于改善在社会中处于相对不利地位群体的健康状况，但是这种"善"本身被资本所裹挟，原本相对的公平也不复存在，道德和责任的意味逐渐变质。或者说，当下的医疗保健资源无法做到真正意义上的公正分配。当前，我国医疗资源在市场机制、政府机制和第三部门机制上最大限度地保证公正性，以上保障机制失灵也会造成不同收入组的居民在利用医疗资源方面出现显著的差异。低收入群体比较趋向于到一般的基础性医院看病，而高收入的群体则趋向于去高级别的、声望较高的医院看病；两者相比而言，低收入居民受到的收入约束更大，特别是在患重病的时候，低收入居民的医疗费用更高，经济负担更重。医疗技术中也包括医疗人才分布不均，目前大多数的医学生毕业后选择在大中型城市发展，而较少的人会选择基层医院，从而导致农村和城市之间的医疗资源分布不均。医疗资源的分布也与人的思想意识存在联系。而近些年来，抗生素和各种疫苗的更新换代，成功地实现了对于某些疾病的控制，于是在医学实践过程之中逐渐产生了一种"乐天行为"，这些人认为，只要能够购买到这些药物，世间是没有什么疾病不能够被治愈的，这种"乐天行为"与哲学上的"唯意志论"有一定的共性，其直接的后果是造成医疗资源进一步分配不均。在某些发展比较落后的国家之中，医生、药物等各种医学资源还比较匮乏，而部分富有人群，能够依靠自身的财富通过昂贵的技术、药物达到一定程度上生命长度的增长，但是大部分人仍旧因为经济等各方面原因，无法得到及时、有效的救治，基本的医疗保障对于穷人而言成为一种奢望。当然，乐观主义使小部分人长期占用大量的医疗资源导致资源浪费，也会减少医院剩余资源产生并将其运用在医院的公益上。

二　医学目的性危机

从科学发展的历程来看，20 世纪前半段，中国的科学技术水平以及各种科技条件还处于较为低下的水平，但是这样的现状反而激发了各个领域学者对于科学的热切追求。就医学领域而言，在一个世纪左右的时间之中，对于人体的研究已经由细胞水平层面逐步深入到了分子结构的层面，医学正在为人类揭开生命的神秘面纱，而这些研究也创造了一个又一个生命的奇迹。正因如此，人类对于科学的追求达到了前所未有的高度，并逐渐成为"科学主义"。在 1840 年鸦片战争之后，西方的医学进入了国人的视野，而这一时期也正是生物医学逐渐成熟的阶段，科学技术的发展、大规模机器的使用，真正地让人类感受到了科学技术的力量，也正是从这时起人类对于"机器"有了一定程度的依赖性。这也是工业化的产物，甚至在之后成为一种理念思维。当然，我们并不是否认工业革命对于人类社会的贡献，但是当这种技术理性逐渐成为社会的主体，人类的传统文化、思维、道德观念逐渐被抹杀，这无疑使得医学与其原初的目的背道而驰。

20 世纪 90 年代以来，斯皮瓦克、詹姆逊等人认为：在新的发展、信息技术改革下，人类面临着全新的挑战，信息化的产生，使人与人之间的维系方式逐渐发生了变化。同时也带来了生产方式的转变，在社会组织层面上，信息的开放性正逐步深入，物质之间的界限开始逐渐模糊化。此时，人们对于医学以及医疗制度本身有了更为深入的理解，在部分激进人士看来，人是万物的精华，因此人的生命高于一切，任何可能维持或者延长生命的形式，都是可以和被允许的。20 世纪以来，现代医学以迅猛的发展速度改变着人类的生命质量，在科技革命的推动之下，医学基础研究越来越高深，研究对象越来越微观。医疗工作者甚至可以凭借分子生物学、免疫学等学科知识改变体内的某种蛋白质就能使病人康复。现代医学技术矫正了古代医学神秘、陌生化的模糊认知状况，奠定了实证基础之上医学科学的地位。但随着人们发现医学技术带来使用的便利性、方法的多样性、治愈的高效性，越来越多的人热衷于医学技术的研究，他们忘记了医学技术只是医生救治患者的手段和工具，逐渐崇拜技术，认为技术至上，成为医学技术主义者。

医学技术主义者崇尚"科学主义"，是一种抽象的哲学观念，同时也是一个具体的文化现象。在医学技术主义者的眼里，科学技术的价值被放大，几乎拥有无限的社会和文化功能，必然对人类的进步和利益起到促进作用；相信科学除了能解决所有的科学问题外，还是解决社会问题的唯一良药。医学技术主义者对医学科学的崇拜在情感取向上具有宗教般的迷信与盲从，把医学科学和生物技术颂扬到对人类生命健康全知全能的地步。R. G. Owen 认为科学主义实际上等于一种现代版本的偶像崇拜，并称之为"科学偶像崇拜"（scientolatry）。然而医学不仅仅是单纯的自然科学，它具有超越科学性的人性张力和禀赋，这决定了它终究不适合被仅仅还原成科学来加以理解。并且人类生命始终处于开放状态，是一个复杂而多变的系统，其本质决定了不能通过对构成生命体的各组成部分特征机械地还原来体现整体，而只能立足于其整体性结构，并通过深入把握各构成要素功能的有机联系来完成。但现代医学中存在的专业细化、专科细化倾向将使整体意义的人被"肢解"，我们把一个有机的生命系统剖分成各个部分，此时我们研究的不过是一个已经失去了生命的、孤立的、静态的"死物"。①

因而，实际上，此时人们已经逐渐"扬弃"了人作为人的主体性，在本真"生命"存在的时刻，一切都成为附属。此时医学伦理成为绝对理性化、规范化的模式，这也在一定程度上反映了西方人文中心主义的缺陷。因此，当医学对技术产生过度依赖，医学技术在医学科学研究与实践中都处于主体地位，医学以及医学技术对人的身体进行无限制的介入和干预，将具有丰富感受性的身体仅仅置于生物学意义上来加以对待，将作为"自我"始基的身体视为医生与技术间交流的客体，生命体被物化为医学科学和技术进步的研究工具，因而导致医学科学研究中"去主体化""去人化"倾向越来越凸显；大量的医生成为"科研工作者"，常年埋头于实验室以追赶日新月异的医学技术进步潮流，医生们信奉的价值观是只要身体的病痛可以解决，那人的健康问题都将迎刃而解，倾听患者的心声和对患者应有的人文关怀则被抛诸脑后。患者来到医院，看到的是计算机、CT、核磁共振、机械性的按钮和被安排的号码。② 医生已习惯于用数字、符号来称谓病人，各种检查设备将病人的疾苦变成一堆数据和影像。医院沦为一系列流水检查的技术工厂，躺在床上的不是有生命、有思想情感的人，而不过是一个称作肉体的"物质"，及由肉体构成的"机器"；医学只不过是一种单纯的技术，医学严重工具化、机构化和准人格化了。医学失去了人的尊严，在崇尚技术主义者看来，医疗过程就像是一个"器"对"物"的单一的技术过程，医生与病人的关系被理解为简单的技术物质关系，完全抹掉了人作为生命体，其在精神、心理、社会因素等各方面的作用，真诚的关心、照料、关怀几乎没有，医学人文性在技术主义盛行的当下普遍失落。医学在"唯科学""唯技术"的价值观念指引下，虽然

---

① 邵芳强、杨阳：《重构"身体"：问诊医学现代性危机》，《医学与哲学》2016 年第 5 期。
② 李有刚等：《论现代医学技术与医学人文精神的辩证关系》，《医学与哲学》2015 年第 4 期。

也取得不少光辉的业绩，但并未能阻止现代"文明病"滋生，甚至也很难使某一病人痊愈，即使他的肉体和器官并无大碍，至于广大群众健康水平的提高，则更无从谈及了。① 医学处于"人体生命的有限性"与"技术的无限性"的矛盾中。

三 职业信誉危机

医学技术主义的出现是导致医院缺乏对病人人文关怀的主要原因。21世纪以来，现代医学技术的迅速发展，使得人体的奥秘逐渐被揭开，人类生命的密码正呈现在人类面前。医生不承认社会、心理等因素对疾病与健康的影响，忽略了倾听患者的心声和对患者应有的人文关怀。医学人文教育不完善也会导致医学人文精神弱化或缺失。医学人文知识来源于医学实践，伴随着社会人文大思潮而出现医学目的的人文取向性，医学对象本身的人文属性以及学科发展的多样性，成为理性范畴的一部分。现行的人文教育往往只注重医学人文知识的灌输，但是却忽略了人文思想对于提升医学本身发展路径的重要作用。一些学校将多数医学人文课程列为选修课，这样在无形中传达给医学生"该课程只需了解"的错误信号。这阻碍了医学人文精神的发展。② 医院人文建设的忽视导致医生的职业道德品质缺乏，医生服务态度和不良行为目的使医院的信誉降低。医生的服务态度对于患者来说是影响其对医疗评价的关键之一。因此，目前我国医患沟通之中存在的各种问题，与这种忽视医学人文精神的培养机制有着一定的关系。

医生对待金钱利益的态度会影响疾病治疗的目的。很多在门诊就医的患者竟然会直接送红包给医生，而在住院患者中送红包给自己主治医生的现象更是成为常态，很多需要做手术的患者，如果不把红包送给医生，就会对手术本身的专业性进行质疑。当然，很多医者为了让患者以及患者的家属放心，会收下红包，在手术结束之后，把红包再返给患者或者其家属，但是并不是说所有的医生都拒绝了患者的红包。而一些医者以个人名义私自开办诊所的现象，近年来已经在国内愈加普遍，很多医者将医院的患者介绍到自己的诊所，从而赚取高额的费用。更有一部分医生和私立医

---

① 杜治政：《医学目的、服务模式与医疗危机》，《医学与哲学》1996 年第 1 期。
② 谢静等：《医学人文精神的缺失与重建》，《中国医学伦理学》2014 年第 5 期。

院进行合作，把自己的患者介绍到其他诊所进行就诊，并赚取其中的"中介"费。显然，这样的做法已经违背了人的道德、医生的医德。与之相对应的，是我国医疗薪资体系的不完善，与发达国家医生大多数是高收入人群相比，中国大部分医生对自己的收入不满意，认为自己的工资与劳动完全不等价，使医生更加"有理由"地去获取这些灰色收入。

科技进步本身实现了治疗水平的大幅度提升，但是也体现出了技术理性对于人文理性的侵蚀，在治疗过程之中"人"的作用被抹杀。在科学技术面前，医生宁愿花更多的时间在图书馆、实验室对新型的技术进行研究，而不是从患者的角度，对病情实现"差异化"的对待。高强度的工作更让医生和患者之间的有效沟通和交流变得过程化、机械化，获取有效信息的时间被缩短，医生与患者之间的关系被疏远。导致医疗过程日益精准化却无法制止医学的污名化，这种职业化的信任危机已然成为进一步完善医学伦理审查制度发展的重要问题，如何能够重新建立患者对于医生的信任，实现医患之间的正常沟通，让医生和病人之间的关系恢复到最原始、最单纯的状态，是摆在我们面前急需解决的重要问题。

医生的服务态度以及医学特殊性，使得医生和患者之间存在沟通上的问题。患者不知道医生想要获取什么有效的信息，总认为医生是出于物质的目的来进行疾病的诊治，这就直接造成了医生和患者之间所接受到的信息不对等，患者和医生之间的关系愈加紧张，有的医生甚至拒绝和患者进行沟通。因此，有一些较为极端的患者，对于医学本身的理解就存在一定的偏差，在遭遇到这样诊治过程时，必然会对医生产生极大的怀疑和抵触情绪，很多时候甚至把医生有效的诊断和建议视为恶意。在这样的矛盾和冲突之中，诊治的过程与患者的预期相差甚多，因此很多暴力的行为也因此而产生。有时患者接收外界虚假信息的干扰也会造成医患沟通障碍。在现实社会之中，很多缺乏职业素养的媒体本身对于医学和医生就存在一定的误解，并常常利用媒体的影响能力来歪曲现实，片面地对医疗过程进行报道，使得医患关系之间变得更为紧张。相对的，病人的权利与义务意识模糊也会造成病人对医疗服务的不满。公民对权利有感性认知，但缺乏对权利实现的理性认识。2004年，我国对于人权的尊重和保障被写入宪法，公民的权利观念随着法律本身的健全得到了极大的提升。但是，我国民众对权利的认知还不是理性的，部分人群希望通过法律来满足自身的利益需求，部分人群则对于法律规定要承担的义务持消极的态度。① 这也表现在病人在就医时希望保障自己的病人权利，但不愿承担自己的义务，导致医闹事件的发生。当医患沟通越来越少，矛盾日渐激化，患者只强调个人权利，将医生人文关怀缺乏视为对自己的生死不顾，因医生有灰色收入认为医院完全是医生的敛财之地，再加上一些不良媒体的煽风点火，纵使医学技术在短时期内已经得到了极大的提升，但是技术理性的过度发展使得医学本身呈现出"弥漫化"的迹象。金钱、权利等等外在的物质逐渐侵入了医学伦理的内涵之中，对于人类自身的拯救，对于生命本身的尊重，被掩盖在各种利益背后，人们甚至开始怀疑医学存在的目的，当拯救生命变成了一种敛财的手段，这究竟是医学的进步还是倒退？

第三节　医学伦理审查的制度困境

一　医学伦理审查制度的实践行为主义

美国医学家托马斯（Lewis. Thomas）把医学这门古老的技艺称为"最年轻的科学"。当然，托马斯所说的年轻的科学，并不是意味着医学技术本身是幼稚的，而是指医学本身对于人生命个体价值观念的多元化影响的特征，同很多其他科学学科的基本规则存在一定的差异，但是这也透露了医学本身主体意识的缺失。人作为生命个体的存在，不仅仅是生理上生命的存在，更是一种精神的载体，发轫于医学使命与伦理精神双向耦合结构的医学伦理精神正是人类医学视域和生命内在秩序最基本的伦理价值诉求。但是，在我们重新审视整个医学伦理学的发展过程就不难发现，尽管从某种层面而言，医学伦理学的发展已经取得了一定的进步，但就其总体而言，医学伦理学本身在医学学科范畴之内的影响力仍然较小，医学伦理审查制度作为医学伦理学发展到一定阶段的必然体现，其发展更是远远落后于医学科学技术的发展，这也是医学技术理性在整个医学领域占据主导地位的根本原因。

"在过去的数千年里，医学事业太微不足道了，以至于人们嘲笑医学的落后和无能。在 20 世纪，情况正相反，医学已具有了更大的权威。

---

① 吴斌：《我国公民权力意识现状述评》，《云南社会科学》2009 年第 3 期。

但是，医学又成为自身成功的囚犯。医学已征服了许多严重疾病，缓解了疼痛，但它的目标已不再清楚，它的授权已变得混乱。它的目的是什么？应该在哪里停止？它的主要责任是无论在什么情况下都尽可能地维持人们的生命吗？它的变化已使人们更健康地生活吗？"① 现代医学的回答有时并不肯定，如普遍存在于医学领域中的过度医疗现象，这是被颠覆的"人"作为医疗终极目的的极大讽刺。调查显示，大约有70%以上的患者存在过度医疗现象。（1）过度用药，或者不合理用药。特别是在抗生素等特效药产生之后，很多人将抗生素视作是万能的药物，不论有任何疾病都要求使用抗生素，并且他们只考虑联合用药的协同和累加作用而忽视药效学中的拮抗作用，忽视对机体功能造成的继发性损害，而对于高档进口药物的迷信，使得很多廉价药物逐渐失去了市场，穷人无法及时得到有效的治疗。（2）过度检查。一是检查项目套餐化。二是检查结果孤立化，重复检查现象突出。三是检查手段复杂化。四是检查指征扩大化。（3）过度治疗。一是放宽住院、出院标准，造成住院率上升。二是扩大治疗和手术适应证。三是热衷使用进口、高档医用材料。（4）过度护理，护理等级无依据提高。过度医疗是世界性的问题。美国一家医院对15周内所有住院患者的调查显示，11609次检查中，939次是不必要的。西班牙的一项调查显示，有60种疾病的最佳治疗办法是不治疗，可让其自然康复。《新英格兰医学》杂志爆出令人震惊的消息：上至总统下到百姓，美国人都被"过度医疗"了。心脏支架手术就是典型代表，有数据显示，在接受心脏造影检查的美国人中，有1/5患者是"非必须"的。而且近一半的冠心病患者，都被放了不该放的支架，也就是说做了本不必要的手术。②

"毫无疑问，在过去的百年里，医学进步所挽救的生命比以往任何一个世纪都要多得多。医学技术的进步不是荒漠上开出的花朵，它缘于公众、社会将医学作为一项公益事业的巨大支持，本质上是公众对生命的珍爱与敬畏。"③ 然而，我们必须要看到，由青霉素发明、心脏移植、第一

---

① 王一方、张大庆：《技术时代的生命图景与医学的当代史——关于20世纪医学衍行的对话》，《医学与哲学》2000年第7期。

② 胡大一：《医学的哲学思考》，人民卫生出版社2011年版，第257页。

③ 王一方、张大庆：《技术时代的生命图景与医学的当代史——关于20世纪医学衍行的对话》，《医学与哲学》2000年第7期。

例试管婴儿出生所带来的喜悦与欢呼已经被遗传工程和生物技术发展可能出现后果的恐惧所替代。政府和公众同时也在质问：医学为何会屈从于增加费用、追求精度而减少有效利用的反比定律呢？为何在科学技术不断发展的同时，人类有效的医疗手段却在不断地减少？为何对于一些诸如癌症、精神分裂等疾病的研究仍旧进展缓慢？为何富人相比穷人能够获得更多的医疗机会？所有这些都表明，医学的技术理性正在面临严重的危机。医学不能够在这样的危机之中迷失自身前进的方向，而是需要通过调和技术理性和人文理性之间的差异，来实现对于医学的重新定义。

当下，医学伦理审查制度的建立和完善落后于现实实践，在医学技术领域之中，技术理性已然取得了前所未有的成绩，但是这些巨大成就背后所留给人们的关于伦理、道德等方面的问题并没有能够得到圆满的解决，任何不规范的社会实践行为都可能会成为击溃医学伦理审查制度的导火索，这是现代医学伦理审查制度所面临的最大困境。

二　医学伦理审查制度的工具理性主义

医学自步入现代化轨道以来，呈现出了对人生命理性计算性，体现在医学生活各环节中，就是对人的生命的生物性、机械性、抽象性等工具理性主义。

（一）医学对技术进步主义的迷恋

医学对技术进步主义的迷恋是现代医学伦理审查制度工具理性主义的表现之一。吴国盛在《现代化之忧思》一书中，以哲人的洞识给我们的时代画了一道基线，也可以作为我们今天讨论 20 世纪医学史的一条基线。在诸多描述现代文化特征的术语中，"技术时代"一词最深刻揭示了现代文化的本质。现代最重要的事件是现代技术的兴起和发展，以及与之伴随的工业化，"技术不只是人类创造的某种适用的工具，更是某种向着人类降临的东西，是人类无可逃避的历史性遭遇，是某种人类本身并不能真正左右的力量。技术对生活世界的支配，并不像表面看起来那样是人类的一种自主的选择，相反，则是人类无法逃避的命运。"[1] 正因为如此，我们可将现代社会称作"技术时代"。

---

[1]　王一方、张大庆：《技术时代的生命图景与医学的当代史——关于 20 世纪医学衍行的对话》，《医学与哲学》2000 年第 7 期。

"工具理性行为注重如何用手段达到目的，至于目的本身的价值是否为人类理想的终极价值与人类情感则在所不论。一切只为追求功利的目的所驱使，势必漠视精神价值与人类情感。"① 唯科学主义使人类用科学追求对自然、对生命征服、控制的同时，反过来却被科学所奴役、束缚。"医学已成为自身成功的囚犯"，人的形象从医学的视野中逐渐消失了。表现在近代生物医学科学中，是以临床医学丧失为代价的。临床医学的科学化进程，是以生物科学对医学领域的介入为前提的。17 世纪的解剖学的绘画，尽管与现代解剖学一样，其用途在于显示解剖结构，但仍然将被分解的身体置于人格化的位置上。如在解剖的人物像上，人舒适地斜躺着，手臂抬起，像是在指什么；或采取了类似画像的姿势。与此形成鲜明对照的是现代的解剖学的图解里，再也找不到人格化的痕迹。对此，西方的医学家们已经做出了深刻的反思，医学家们呼吁"让活人回到医学中来"。

（二）医学人文精神的缺失

现代医生更加关注躯体问题而忽视了病人的情感，因为躯体问题能被测量、能被量化，情感问题则不能，而且医生们相信如果躯体问题解决了，其他问题都将迎刃而解。许多医生认为在诊治疾病上，X 线、超声、磁共振是高度有效的工具，不需要更多的语言，出现了过分依赖于高、精、尖的医疗设备，而忽略了应有的人文关怀。德国著名物理学家、诺贝尔奖获得者普朗克指出："科学是内在的整体，它被分解为单独的整体不是取决于事物的本质，而是取决于人类认识事物的局限性，实际上存在物理学到化学，通过生物学和人类学到社会科学的连续链条，这是任何一处都不能打断的链条。"

在生物医学模式下的临床医生追求的是治病，是"我能做，必须做"，人文讲的是"该不该做"。医学科学的发展十分快速，医疗服务中对患者疾病的诊断、治疗手段由古代的神灵主义医学模式和自然哲学医学模式过渡到 15 世纪机械论医学模式，再到生物医学模式和生物—心理—社会模式。由于科学技术的快速发展，社会竞争不断加剧，知识更新加快，技术手段换代加速，从而导致社会人群疾病成因在单纯生物因素基础上增加了心理和社会因素，这就使得患者在出现疾病时，希望医师能聆听

① 陈来：《陈来自选集》，广西师范大学出版社 1997 年版，第 386 页。

其倾诉，按传统方式进行仔细体检和心理安抚。临床医师从既往重视采集病史和认真听患者倾诉，并仔细对患者进行体格检查的方式，转而依靠先进诊疗设备的应用，让医师有较大把握解决患者疾病的诊断和治疗，使医师主观上认为患者来医院就医就是治病。既然先进的诊疗手段完全可以解决，那么倾听患者主诉及对患者进行的视、触、叩、听显得多余，因而患者的社会—心理需求被忽视。正当医师自我感觉良好，认为对患者的疾病诊断和治疗几乎无所不能时，社会大众和患者对医疗服务发出了严重不满的声音。当然，这种医患关系不协调现象不完全局限在中国，全球都是如此。社会大众从媒体上获知更多患者对医生和医疗机构抱怨和不满，深感当今医疗服务让人不能接受、不能放心、不能容忍，尽管当今医疗中的高新技术让患者疾病治愈率、抢救成功率、诊断正确率等大大提高，某些疾病的患者，在过去是没有希望救治的，而今天的高新技术不断把他们从死神手中救回，而且完全可以重返工作岗位。

（三）医患关系的技术性失语

随着现代医学的迅猛发展，大量高新技术的应用，医院的专业分化越来越细，许多医生进入了狭窄的专业范围，其思维方式单一、考虑问题狭隘。专科医生面对一个器官，视病人为机器，认为病人仅仅是疾病的载体和医疗技术施与的对象，把病与人完全分割开来，只关心病而不关心人，忽视了"工作对象是人而不是病"的基本理念，忽视了疾病的发生与发展除生物学病因以外的社会环境、个人行为、生活方式和观念认知等诸多因素，而过于关注和强调疾病的生物学属性。现代化医院里装备了各种各样的诊断仪器和设备，医生们能准确、动态、自动地诊断、分析疾病原因和机体的功能变化。不断涌现的现代化诊断、治疗技术，临床专科和亚专科的建立，将医生的注意力吸引到寻找致病原因、分析数据、发现细胞或分子的结构和功能变化上，疾病给病人带来的痛苦也纷纷被转化为检验单上的数值和各类影像图片，使病人越来越被简化为因机体的某一部位损伤或功能失常需要修理和更换零件的生命机器。

随着影像学和检验学等医学设备的发展，过分地依赖于各类影像和检查报告单，不看病人，而仅凭报告单来判断病情和诊断疾病越来越成为常规，医生的基本诊断工具和方法，如听诊器、叩诊锤等被忽视，面对面与病人接触的望、触、叩、听被忽略，医患之间的对等交流在消失。"计算机技术和数字医学的问世则更加加重了医患之间的脱离和分裂，病人资料可以通过网络传输到医生手中，甚至医生可以远在千里之外进行治疗，整个医疗过程中医患之间根本没有面对面的直接接触，医生已从某种程度上被当作仪器设备的附属品、医疗工具的操作者。"① 病人被病所代替，作为一个病人的整体，在现代医学诊疗过程中被逐渐消解了。由于技术上出现的至善主义，使医学发生了异化现象，即诊断治疗的机械化、自动化、计算机化使医生远离病人的非技术接触，导致医疗程序的非人格化、流水线化、超市化。先进诊疗技术的广泛运用加深了重物轻人、重技轻德的思想倾向。医学有时似乎由主要对发展它的技术能力感兴趣的精英来领导，而他们很少考虑它的社会目的和价值，更不用说病人个体的痛苦。"20 世纪的医学前一只脚刚迈出半巫半医的丛林，另一只脚又陷入了科学主义与技术的迷误。"人们对医学进步的回答是"做得越好越多，感觉越坏越差"。医师虽然能治疗疾病、减轻痛苦，却不能赢得患者的信任和尊重。

"毫无疑问，今天的医患失语是技术性失语，医生的冷漠是技术中立原则庇护的冷漠，医生的傲慢更是技术辉煌的自满情绪所催生的傲慢，医患冲突是医学中技术统治、垄断文化（漠视人的存在与价值）的根本特征。现代性的价值错乱在于技术专制与非人化，将正确置于正义（正道）之上，真理超越真谛，工具理性压倒人性价值与人类良知。"②

三　医学伦理审查制度的文化拿来主义

中国古代医学道德观念的形成与发展，受到了三足鼎立的主宰中国文化的儒、释、道哲学和宗教思想的广泛而深刻的影响。儒家"仁爱"为核心的道德哲学思想和以"孝"为核心的宗法道德规范，道教"重生恶死、以生为乐"的生命观，佛教"布施得福""因果报应"等宗教思想对中国古代的医学道德观念的形成都具有重要的影响。古代西方社会的医学道德观念主要是受到了西方三大宗教，即传统犹太教、基督教、天主教和古希腊、古罗马时期的自然哲学思想的影响。"上帝主宰人的生命与健康""生命神圣原则""博爱与慈善"等宗教伦理思想对西方医学道德观念的形成和医学伦理思想的发展有重要的影响，古希腊和古罗马时期的自然哲学思想中，有很多的思想是医学与哲学思想结合的产物，这些思想也

---

① 朱时霞、赵金垣：《浅析医学的发展与人文精神的缺失》，《医学与哲学》2009 年第 5 期。

② 王一方：《现代性反思与好医学的建构》，《医学与哲学》2013 年第 1 期。

成为早期医学道德观念和医学伦理思想的来源。中西方医学道德观念形成的思想基础不同的直接结果是中西方医学道德观念和伦理思想的内容与形式都不尽相同。古代中国医学道德观念根植于中医学辨证施治的整体医学观和方法论中，成为中医学诊断和治疗的道德根据，中国的医学道德注重行医者自省和自律，对医学主体的内在要求多于外在的道德约束；古代西方的医学道德观念和道德规范更多的是外在于医学，强调道德规范对医生行为的制约和监督作用，力图通过道德规范约束医学主体的行为达到医学治病救人的目的。这种源于文化和思维方式上的差异成为其后中西方医学道德发展过程中许多方面差异的根源。

中国传统思想文化、科学和技术活动中包含了身后的伦理道德思想。我国一直沿袭的儒家哲学就十分强调个体道德自律和正确舆论导向，主张把"良知""自律"与"他律"进行结合，做一名"修身齐家治国平天下"的君子。在中国，受儒家文化长期发展的影响，医学研究工作者与伦理审查人员无疑都应该属于"圣人君子"的范畴，他们应该在当前的社会中发挥道德楷模与示范榜样的作用，应该是社会仁爱的典型和德性的代表，他们的言论和行为都必须饱含仁者的品质。

医学伦理审查制度从 20 世纪 70 年代在西方产生与发展以来，其生命伦理价值观和制度理念来源于西方发达的生物医学科研和蓬勃发展的个体自我权利意识。无疑，作为医学伦理审查学科依据的医学伦理学、生物技术都是极具西方特色的显性"西学"，是西方经济社会政治发展的产物。医学伦理审查一个基本的逻辑起点是对研究者品行德行的猜疑和不信任，这挑战了研究者的权威性，极易挫伤研究者的责任感，对研究者主动地去保护受试者有一定阻碍。当前，医学伦理审查制度已经在世界各国普遍建立起来，知情同意、尊重受试者、不伤害、公正公平等基本原则理念已广为知晓与接纳，但很多国家对这一制度都是拿来主义，并没有对该制度在西方缘起的理念根源与本国本地区的文化根源进行整合，因而在一些地方出现了"水土不服"的状况。

"中国伦理审查制度引自国外，但在实际应用过程中并未真正在中国落地生根，目前表面上的共识仅是一种形式，伦理审查制度得以发展所特有的理论基础、社会环境、宗教信仰等实质性内容在不同的文化境遇中不可能达到普遍共识，即使受全球化的影响，让我们使用着相同的术语词汇，如公平公正、保护弱势、尊重人权、知情同意等，但在中国传统伦理影响下也可有不同的理解与操作,"① 故而, 伦理审查作为一个舶来品在中国的发展甚是微妙, 时常形而神不具, 究其原因在于源于西方的制度和理论在中国复杂而又独特的国情下失去了原有的活力和约束性。

生命伦理学中国化, 需要得到中国文化的认可, 并渗透融入其中, 否则, 生命伦理学在理论和在实践中会"水土不服"。虽然当前中国传承了几千年传统的礼治结构已经崩溃,② 但传统义理价值和思想观念仍然根深蒂固, 所以在引进具有明显个人主义倾向、完全根植于西方文化发展起来的制度时, 需要深入研究这一制度如何能与本土文化相融, 判断其是否内容上得到改进以符合儒家的伦理价值, 而不是直接照搬、全盘西化。忽视文化心理根基, 盲目地以西方伦理审查制度的标准、原则和方法去衡量和审视我国的医学科学研究者, 会直接引发我国的伦理审查制度建设过程中的许多不可调和的矛盾, 如果制度引进过程中遇到文化心理的抵制, 制度就需要在修缮过程中渗透传统文化, 让制度更容易被本国、本地区的人接受, 因地制宜, 保障制度的顺利运行。同时也要注意到, 中医传统伦理学中也包含着某些消极文化观念。这些消极观念与西方生命伦理学相对立, 很难融入西方生命伦理学的思想中。随着中国改革开放政策的施行以及全球化大背景的影响, 当代中国的思想文化呈现出多样化的发展趋势, 多元文化的接触, 在生命伦理学中聚焦, 必然引起文化的冲突, "在中国这个特定的环境中, 在生命伦理学形成的特定历史条件下, 需要重新认识、评价原有生命伦理学的价值理念和伦理观念, 需要调整人们的行为方式, 整合多元文化是中国生命伦理学发展的基本方向, 同时具有重要的意义。"③

① 陈晓云、郑锦、李佶:《中西伦理学发展历程及相关伦理审查建设》,《世界科学技术 (中医药现代化)》2013 年第 7 期。

② 范瑞平:《儒家社会与道统复兴》, 华东师范大学出版社 2008 年版, 第 79 页。

③ 董沫含:《中国生命伦理学构建中的文化融合因素研究》, 硕士学位论文, 第四军医大学, 2013 年。

第六章

中国医学伦理审查的路径选择

第一节 "人"的回归

美国霍普金斯大学医学院创始人威廉·奥斯勒医师认为:"医学是一门不确定性的科学和可能性的艺术。"被称为"医学人文之父"的佩里格里诺曾说道:"医学关涉的最基本的价值就是人的价值,医学的一端是科学和技术,另一端则是苦难中的人类需求。医学决策联系技术和道德命题。因此,医学既要客观,又要充满同情。医学最可贵的品质就是对于人类痛苦不可遏制的敏感。"[1] 由此,"人"的回归是中国医学伦理审查制度构建的必然选择。

一 "人"的回归是现代医学模式的必然选择

医学模式是一种医学观,属于医学哲学范畴的概念,是人们关于人的生命和死亡、健康和疾病认识的总观点,反映人们用什么观点、方法来认识和处理健康与疾病问题,勾画医学科学与医药卫生工作的总特征。在不同历史时期,由于人们对健康、疾病、致病因素认识上的差异,存在着与医学实践发展程度相适应的医学模式。迄今为止,医学发展史上出现过四种医学模式,即神灵主义医学模式、自然哲学医学模式、近代生物医学模式、现代生物—心理—社会医学模式(也称"新医学模式")。医学模式转变是医学科学发展进步的重要标志之一,不同的医学模式反映不同历史阶段医学发展的特征、水平、趋向和目标,医学模式的每一次演进都代表着医学进入更高的发展水平,代表着人类对健康与疾病问题的更完善的认

---

① Pellegrino E. O., "Toward a Reconstruction of Medical Morality", *The Journal of Medical Humanities and Bioethices*, 1987, 8 (1).

识，也是"人"的回归在医学临床实践中的集中体现。

　　1. 神灵主义医学模式

　　神灵主义医学模式是远古时代的医学模式，出现于约 1 万年前的原始社会。远古时代，人们认为世间的一切是由超自然的神灵主宰，疾病乃是神灵的惩罚或者是妖魔鬼怪附身，故把患病称为"得"病，对待疾病则依赖巫术驱凶祛邪，而死亡是"归天"，是灵魂与躯体分离，被神灵召唤去了。这种把人类的健康与疾病、生与死都归之于无所不在的神灵，就是人类早期的健康与疾病观，这种与宗教神学自然观相适应的健康与疾病观，即神灵主义医学模式。

　　在人类社会早期，人类仅能适应自然而生活，其改造自然的力量十分低下。当时人们对自然及自身的认识总是与迷信交织在一起。此时人们最不理解的就是自己的心理活动，并以为有某种可以脱离躯体而独立存在的神灵。这种观念投射到自然界万事万物，认为动物植物、山川河海以及日月星辰也和人类一样，具有某种神灵。健康是上帝神灵所赐，而疾病和灾祸则是天谴神罚，是鬼神在作怪。人对自己的生命现象、疾病转归、生与死，由于异常的无知而异常神秘，使早期的医学不可避免地蒙上了朴素的"神秘的难题"的哲学性质。人类社会早期，人们对许多自然现象不能给予合理的解释，甚至感到畏惧，于是产生了自然神论的倾向，形成了医巫不分的特点。这种神灵医学模式建立在直观经验和猜测的认识论基础上，对人体生命和疾病的理解带有非物质的色彩，是原始、粗糙甚至是荒谬的，不可能上升到理论的形态，没有核心的成就，在这个时期，"人"在医学中地位更是显得模糊而苍白。

　　2. 自然哲学医学模式

　　自然哲学医学模式出现于公元前 3000 年前后，随着生产力的发展和人类对自然认识能力的不断提高，人类开始以自然哲学理论解释健康与疾病。"自然哲学医学模式以'天人合一''天人相应''治病先治人''一是语言，二是药物'等朴素唯物论的观点为指导思想。认为人体的生理病理现象并非孤立，而是与人们的个性性格及生活方式，并与自然环境和社会环境密切相关。"[①] 在认识和防治疾病上既重视躯体又考虑到精神，既重视机体本身又考虑到人和自然的关系。

---

　　① 宫福清：《医学生医学人文精神培育研究》，博士学位论文，大连理工大学，2012 年。

自然哲学医学模式以医学之父希波克拉底的研究开始为标志，将鬼神巫术从医学领域驱逐出去，提出了类同现代医学模式中的某些要素，如他创立的"四体液学说"，认为体液构成的整体比例关系决定人的性格、气质、体质和疾病。希波克拉底借助自然哲学的思想和思维方式，把医药经验上升为理论，摒弃了关于鬼神、巫术等荒谬的内容，立足于从物质性、整体性上强调外界环境对疾病的影响，强调自然疗法，并重视医生的医德修养。在我国则以《黄帝内经》为标志，形成了一套完整的理论体系，体现为以"天人相应"思想为特色，以"阴阳五行""脏腑经络""气血津液""六淫七情"生理病理学说为理论的整体医学观，将健康和疾病与外界环境以及心理活动联系起来进行观察和思考。

自然哲学医学模式结束了长期"巫""医"不分的状态，驱逐了神灵主义医学中的鬼神成分，以哲学思想为基础，以理性为特征，将远古以来积累的医药经验升华到理论高度，将零散的医药知识条理化，从而建立了比较完善的古代医学理论体系，使医学走上科学化的道路。与神灵医学模式相比，自然哲学医学模式立足于从物质性、整体性上去说明人体生命现象和疾病，具有朴素唯物主义和自发辩证法的思想，而在医学矩阵中，"人"的印象开始闪现。

3. 近代生物医学模式

西方文艺复兴运动以后，医学进入了实验医学阶段，生物医学得到蓬勃发展，不同学科分门别类地对人体进行深入的研究，人体生命的奥秘和疾病的过程、原因、机制逐步被揭示出来。与此同时，人们运用生物与医学联系的观点来认识生命、健康与疾病，他们认为健康是人体、环境与病因三者之间的动态平衡，这种平衡被破坏便发生疾病。这种以维持生态平衡的医学观所形成的医学模式，即生物医学模式。

生物医学模式认为人体的每一种疾病都具有相应器官、细胞或大分子的形态和（或）理化改变，都有确定的生物和（或）理化的原因，从而能找到相应的治疗手段。从19世纪到20世纪，兴起了以物理学革命和信息技术为先导的现代科学革命，大大改变了医学的面貌，并从生物学属性的角度对人体生命现象和疾病的认识更加深刻与精确。生物医学模式在医学史上发挥了巨大的作用，为人类的健康事业作出了伟大的贡献，但是随着社会的发展，科学技术的进步，它的缺陷也渐渐出现。生物医学模式忽视了人的社会属性，只注重生物医学方面的诊治，没有给心理的、社会的行为方面留下诊治、思维空间，医生总是把人当一个生物体对待，对人的疾病转归和身心健康有密切关系的情感、思想和各种社会心理因素却漠然置之。同时，生物医学模式忽视了人的整体性，一个整体的病人被现代医学的诊疗模式和程序所分割和肢解，生物医学模式带来了技术至上主义盛行、物质化倾向，表现在医疗服务中，就是更多地关注经济效益，削弱了对病人的人文关怀。

总体上看，生物医学模式的局限性主要表现在片面注重于人的生物学属性而忽略了人的社会学属性，在它的框架内没有给疾病的心理、行为和社会因素留下余地。生物医学模式在世界医学史上占有重要的一席，是对古代医学的革命性超越，是一次巨大的进步，其影响一直持续到 20 世纪中叶。

4. 生物—心理—社会医学模式

生物—心理—社会医学模式是由美国罗彻斯特大学精神科医生恩格尔教授于 1977 年正式提出的，其思想根基可追溯到 1948 年世界卫生组织（WHO）给出的健康定义，即健康不仅是没有疾病的虚弱现象，而且是身体上、精神上和社会适应上完好状态的综合表现。生物-心理-社会医学模式所反映的是半个多世纪之前人们对健康、疾病和医学的认识。当前由于疾病谱和死因谱的改变，人们对健康的需求提高，医学发展越来越趋于社会化和整体化，现代医学模式必然向生物—心理—社会医学模式转变。

生物—心理—社会医学模式的特点[1]：（1）从关注"自然人"转向关注"社会人"，从关注疾病转向关注健康。（2）丰富了医学的发展方向，为医学发展提供了创新思路：①整体化，即要求医学研究必须注重人体的整体性，在自然（生物）、心理和社会等多种因素作用下，考虑机体的生理功能、心理功能、社会功能或形态结构；②综合化，即医学将更多地与自然科学、工程技术科学、社会科学、人文科学相互融合，产生新的综合性、边缘性和交叉学科；③多元化，即医学研究不断吸收其他学科的研究方法，呈现出实验与理论、微观与宏观、个体与群体多元研究的趋向。（3）标志着未来医学的任务已不单纯是在医院里坐等患者，而是从医院内的服务扩大到社会和家庭的服务，从诊治疾病扩大到预防保健，从生理治疗扩大到精神和社会关系方面的关注，为个人、家庭、社区提供综

---

① 张武杰、王双：《医学模式的逻辑解析》，《中国煤炭工业医学杂志》2009 年第 4 期。

合性、整体性的医疗保健服务。（4）告别了以经验和推理为主的传统医学模式，表明要在循证医学指导下，慎重、准确和明智地制定出患者的治疗措施，不仅需要临床医生的"单兵"作战技能和临床经验，而且需要从患者的利益出发，对客观证据充分认识和理解，选择最佳证据进行研究，并应用于临床实践。

总之，一定的医学模式总是与一定时代人类科学技术及哲学思想的整体水平相适应。医学模式是一个动态概念，而非一成不变，它总是随着医学的发展而发展，随着医学的发展而转换。医学模式的历史演进是一个医学哲学思维交替更迭的历史。恩格斯说过"历史从哪里开始，思想进程也应当从哪里开始，而思想进程的进一步发展不过是历史过程在抽象的、理论上前后一贯的形式上的反映。"在这个历史长河中，"生命"概念的每一次变革，标志着医学模式的二次转变。"医学对人体的揭示经历了一个由'模糊人'到'生物人'再到'完整人'的具有终极意义上的人文关怀回归的绵延曲折，体现了人类认识客观世界的正反合的一般规律。"①当我们对于医学模式的方法论意义、道德价值理论层面的医学价值进行重构时，实际上我们所做的是对于现代医学理论体系的整合以及提升，是对于医学大生态思想价值和未来医学发展问题的探究。人作为自然界客观存在的生物个体，其最先拥有的就是自然属性。因而，对于人的探究，首先应当从人的生物特性本身为出发点，并逐渐实现对于人的社会属性、自然维度等方面的解析。而医学模式逐渐演变的过程，实际上所体现的是人的回归。在现代医学不断发展、延长人的寿命和提高人类生活质量、实现人的全面健康、和谐而可持续的发展这一事件活动过程之中，医学模式的演进，实际上客观地从理论及现实两个层面，弥补、丰富、完善和处理了医学活动中存在的欠缺与不足，重构了医学中关于"人"的完整性认识，实现了医学在观念与实践、科学精神与人文精神双重层面的深度融合。

因此，"人"的回归是现代医学模式的必然选择。"人"回归可以使医学技术活动获得"觉悟"，使医学教育获得"思想"，并最终通过赋予医学模式更多的人文关怀，来更好地探究未来医学模式的发展趋向。同时，以"人"的回归为契机，医学模式可以更好地"走进"人的现实以及精神世界，重新探究医学与人类两者之间的关系，更为完整地凸显原有

---

① 胡大一：《医学的哲学思考》，人民卫生出版社 2011 年版，第 145 页。

医学模式之中的复杂悖论。透过"人"的回归，让人的生理属性实现一种对立而又统一的状态，让人类自身具有一种矛盾而密切的关系，在医学模式的变更之中，感受更为强大的医学理念，更为真切地感受到人"主体性"的存在。

医学模式发展的历程就是人类追求自我解放的历程，更是人类自我意识觉醒的呈现方式。"人"的回归在实现现代医学科学精神和人文精神高度契合的同时，能够有效地建立起德才兼备的医学职业精神修为及观念，更好地展现人的"本质"。科学技术的不断发展，使得技术理性逐渐成为社会的先导，人文理性被人们逐渐摒弃在角落之中。因而，人们开始只关注生理上的健康，而逐渐遗忘了心理上的健康和人的"社会属性"，这就意味着，人逐渐脱离了人的主体，成为人类的"被创造物"。在此过程之中，人本质的缺失，导致了生理健康人的心理"疾患"。因此，医学在现代的社会体系之中，已然不能够仅仅关注人的生理健康，人的心理健康以及是否能够适应社会环境的要求，才是医学模式真正要关注的地方。所以医学模式所探究和追寻的是人"社会、生理及心理"属性上的健康——"人"回归。只有人真正地实现"社会、生理及心理"层面上的健康，才能够真正地实现人类主体性的解放。医学模式通过"实践"的途径，以"人"为主体，以此来探究人与自然、人与社会、人与心理的关系，并最终实现对于"人"本真存在方式的追索。

人是研究一切问题的出发点和落脚点，肯定人在社会发展之中的核心地位与作用，并以此真正实现人的解放，不仅仅是一种简单的价值取向，同时更强调了对于人主体性的尊重。只有以"人"的维度来重新审视和看待社会之中所出现的种种问题，才能真正地实现人的全面发展。因此，通过现代医学的技术和理念，促使人在不断发展之中，实现对于自我的解放，并最终实现"人"的回归是现代医学模式的必然选择。

二　"人"的回归是现代医学发展的终极目标

医学从本质上讲是人学，关注的是在病痛中挣扎的、最需要关怀和帮助的人。医学技术的目的是解除病人的痛苦，在竭力为病人寻求治疗和缓解病痛方案的同时，也注重对待病人的态度和行为方式，通过对病人的同情、关心和安慰等，给予病人情感的关照。因此医学被认为是最具人文传统的学科，医生是最富含人情味的职业。医学作为一种人类探索生命的理性活动，其中蕴涵的人文价值和哲学意义远远大于其技术意义。从医学与人学"形影不离"的经验医学时期，到近代机械主义还原论生物医学时期"人的价值"的失落，再到现代的、以辩证系统论为基础的整体人的回归，医学与人学这种"貌离神合"的事实是我们探讨医学与人学之间关系的根本依据。

"人"的回归是现代医学发展所要达到的终极目标。20世纪中叶以后，以心脏外科和移植外科为标志，显示了外科学的日益繁荣。随着人类对免疫系统的进一步理解，通过解决排异问题，发展免疫抑制剂，为移植外科开拓了宽广的新领域。在过去的一个多世纪中，外科不仅发展迅速，而且性质也发生了改变：20世纪初期，外科基本是缝合和摘除，而现在已经转变为精确的修复和替代。随着腔镜外科的出现，手术也向着精细化、微创化方向发展。20世纪的医学发展令人激动和欣喜，但始终不能突破一些久攻不克的瓶颈和堡垒，始终遗留很多遗憾和缺陷，始终没有突破生物医学模式的束缚，始终保持着陈旧的医学秩序和格局，始终延用生物医学模式的语言和思维阐述医学的相关问题。对医学个体问题的突破和实践，包括人类基因数据库的建立及数据的不断公布和更新、新技术的普及和突破、新方法的实施和改进、新药物和器械的研发和应用等，尚不能解决目前医学所面临的困境和瓶颈，尚不能回答医学的神秘和深奥。现代医学发展的一个重要特点就是医学的技术化，表现在一方面医学的发展需要技术手段，另一方面，医学活动也离不开技术的应用。虽然，医学技术化对于维护人类健康、延长人类寿命功不可没，但也带来了医源性疾病与污染、医疗辐射暴露、过度医疗、医患关系物化、医学边界模糊、医学主体变更、医学技术主体化、资本化和权力化，诊断指标的数字化、过度客观化、医疗伤害事件以及人文关怀缺位等一系列医学技术异化现象，致使现代医学的发展面临着前所未有的困境和挑战。

"在这个知识大爆炸的时代，不断有先进的医学理念、先进的技术仪器涌入医学领域，医生为求医的患者运用一切能够运用的高科技技术手段，只重视物质手段、技术仪器的使用，而忽视了其临床的经验、效果以及可能带来的副作用。"[①] 这种形而上的唯物主义观念，主观地将"人"和医学相割裂开来，医学既是科学的，也是经验的；它既是一门科学，也

---

　　① 　宫靖：《医学技术与医疗制度的哲学思考》，硕士学位论文，哈尔滨师范大学，2013年。

是一门技艺，不仅具有科学性，还具有人文性和社会性。现代医学以生物医学模式为主导，运用实验分析的方法，对人体各个部分的结构和功能逐一进行研究，但是这种在机械论和还原论指导下的实验分析方法，虽然注重研究对象的因果联系和区别，却相对忽视研究对象之间存在的普遍联系。医学研究的主体是人，客体也是人。颠倒人与医学技术之间的主客体关系，只能够单纯地增加医学技术的负载。因此，医学技术不应该独立于人而存在，"人"的回归才是现代医学所要研究的终极目标。

对于"人"的探究始终是医学伦理的出发点和落脚点，探讨社会、历史、研究物质的生产，表面来看是为了探究社会形态的发展，但实际上所最终要探究和解析的仍旧是"人"的解放和发展。因此，"人"的回归不仅能够直接作用于中国医学伦理的内在价值体系，同时也为现代医学的发展提供了重要的方法论基础。现代医学中规范体系的设立，实际上就是"人"的回归在医学领域外化的表现，指引并推动着现代医学不断向前发展和演进，并在不同的历史时期，适时地更新着中国医学伦理的内涵。当然，在此过程之中，现代医学的发展也会进一步促进"人"的回归，在医学的实践过程之中，充盈"人"的内涵及价值。从唯物主义的观点而言，这种相互作用的关系构成了中国现代医学和中国医学伦理内涵之间的特定联系。"人"的回归也同时扩充了现代医学之中对于人的"解放"和"发展"的内在含义，从道德和精神的层面上影响着现代医学的发展，而这种文化特质也在社会发展的进程之中，起到了决定性的作用。也就是说，在现代医学以"人"的回归为大的前提和背景之下，中国医学伦理内涵的发展与中国现代医学之间，形成了协调作用的关系，以螺旋式的结构实现着双方的协调发展。"人"的回归，在延续了现代医学对于医治人生理疾患的同时，将原本医学模式中所积淀的社会认知和情感体验，转换成为一种理想性的、应然的价值取向，促使人逐渐发展成为具有自为、自由的价值存在。而现代医学本身正是在这种相互作用的过程之中，实现着对于传统生理医学的超越，并从更广泛的维度，实现着现代医学的发展。

"人"的回归不仅仅促使着现代医学的进步，更在其基础之上实现着对于传统医学模式的改良及更新，从不同的角度诉说着人类对于认识自我、解放自我的强烈诉求。从而，现代医学的理念之中，不仅包含了对于现代医学本身的回应，更包含了在医学的视域之下，对于人类自身、外在社会、道德及情感准则的认知。因此，"人"的回归在一定程度上促使了医学内涵观念的改变，这种变化背后，体现的是现代医学对于现实社会的关怀和批判，对于原有生理医学模式的扬弃，对于医学理念的重新认知、更是对于医学原初意义的补足。最终从历史的可能性之中，寻找在"人"回归的大背景之下，现代医学更为成功发展趋势及方向，在历史的经验之中，不断地总结和发现、并重新评价原有医学伦理的价值及伦理观念、调整人类的行为准则和方式，在现代医学的指引之下，继承和发扬现代医学的崇高精神，并更好地将现代医学中的思想，合理地运用到医学伦理的内涵之中，最终实现人的"回归"。

第二节　伦理的回归

一　注重理念引领实践

哲学是"思想中的现实"，它不仅理论地反映和表征着现实，而且从实践上引导着现实人的发展。"在实践自我超越的历史过程中，理论首先作为实践活动中的新的世界图景、思维方式、价值观念和目的性要求而构成实践活动的内在否定性。这种内在否定性就是理论对实践的理想性引导。"① 现代医学以延长人的寿命和提高人的生命质量，实现人的全面健康、和谐和可持续发展为己任，作为这一特殊实践活动的规范约束体系，医学伦理审查就特别需要哲学的态度、理论、思维和方法来弥补、丰富医学活动中理性的欠缺与不足，重构医学科学研究中关于"人"的完整性认识范式，实现医学科学精神与人文精神的深度融合。反观医学的发展历史，医学科学研究的道德规范总是远远落后于医学研究的发展，缺乏理念指导的医疗实践总是在一次次的惨痛教训中做亡羊补牢式的修补，对人和社会的发展产生巨大的影响。医学伦理审查制度作为基于道德的伦理与基于社会发展的医学之间的矛盾反复谈判的新生物，尽管一直在不断探索和进步，但是随着世界各种新技术的研发，特别是高医学技术带来的基因技术、器官移植、干细胞研究、生物芯片等新兴尖端科技诊断和治疗技术的推广与运用，医学伦理审查经常需要解释在道德和文化挑战中严重的且常常无法逾越的态度和原则上的冲突，这就对医学伦理审查的各方面提出了

---

① 孙正聿：《思想中的时代——当代哲学的理论自觉》，北京师范大学出版社 2004 年版，第 4 页。

更高的要求和挑战，在面临纷繁复杂的生命伦理难题的实践中，医学科学研究更需要理念的指导。

目前，我国的医学伦理审查制度还处于不断完善中，在临床实践过程中出现了一系列伦理争议事件。2007年北京朝阳医院知情同意事件，因丈夫肖志军多次拒绝在剖宫产手术上签手术同意书，导致怀孕9个月的妻子李丽云因病情危重救治无效母子双亡，社会舆论一片哗然，一方认为：医疗机构必须保障患者的知情选择权利，在此事件中家属肖志军已经明确了对医疗行为的选择，因此医院和医生只能尊重患者家属的知情选择，李丽云死亡事件属于极端个例，医院与医生没有法律责任。另一方则认为：按照现行法规规定，在孕妇死亡事件中，医院方面是有责任的，"家属签字"不是医院和医生进行急救的前提条件。最后司法机关判定朝阳医院对患者李丽云的诊疗过程中存在一定不足，但医方的不足与患者的死亡无明确因果关系。这个因丈夫不签字而导致两条人命死亡的案件，看似是一则法律案件，实际上是医学伦理审查制度的缺失。"悲剧"的根源是患者紧急救治权和知情同意权冲突，在这两种权力相持不下的情况下，医学伦理委员会应该根据生命神圣原则，在患者病情急危时免除医生履行知情同意原则，以抢救生命为重。从根本上看，医学伦理审查制度的不完善使医生在临床操作上缺乏理念指导，不明确该做什么，不该做什么，而最终在现有制度缺陷下导致了人间悲剧。同样，2012年"黄金大米"事件也对我国医学伦理审查制度提出了极大的挑战，科技人员违规操作，在儿童及其监护人完全不知情的情况下进行人体试验。"黄金大米"事件反映了我国伦理审查制度在科技人员监管方面存在的伦理问题。总之，医学研究人的健康和疾病、保健和治疗，所以医学必定是"仁学"。医学的"仁学"思想，必因其精神本体而免于失落，因其"形而上"而渐入佳境。医学不是"science of cure"，而是"science of care"，更需要伦理精神的回归。"不要在病人身上做得过多"，首先要明确哪些不该做，再思考哪些该做，把应该做的认认真真做好，把可能的并发症和风险尽可能事先预测，并加以积极防范。

尼采曾言："哲学家是文化的医生。""哲学贯穿于人的一生，贯穿于人生的每一个阶段，医务工作者应做到'知行合一'。"医学哲学从知性的层面入手，开阔人们的视野，为医务人员主体提供辩证思维方法、铸造人文精神、培养关爱能力、提高人文素质，是探讨医学"形而上"的思维活动。"形而上者谓之道,形而下者谓之器",道即精神,器即行为。"妙理之用以扶其体,则是道也","体为形之下,谓之为器也"。"形而上"为用、为道,"形而下"为体、为器,"形而上"离不开"形而下"。"体""用"即思想、理论、观念等内容属性;"道""器"即实体、外在表现形态等形式属性。内容与形式不可分离,有什么样的内容,就有什么样的形式与之相对应,即"体用不二"。人们对医学"形而上"的思考可以使我们对医学模式的方法论意义、道德伦理层面的医学价值重构、现代医学理论体系的整合提升、大生态和价值医学思想与未来医学发展等问题进行探索性考量。同时,我们应该对"形而下"的层面和内容给予更多的关注,使内容与形式合拍,使人文精神、人文关怀在医学日常生活中得以充分体现。

二　抽象的人与现实的人相统一

"近代资本主义的剥削、压迫以及高扬科学理性主义的工业化、现代化导致人与自然、人与人、人与自我关系严重异化,关心和反思人的存在就成为了西方的时代主题。"① 与此同时,这种人的"异化",也不可避免地影响到医学领域,使得"医生"与"病人"之间的关系发生了"异变"。当然,我们不能够脱离现实、脱离历史和脱离社会实践来抽象地谈论这种发生在医学领域的转变。因为,在不同的历史发展时期,人是不同的。特别是在阶级社会中,人是划分为阶级的,人性是带有阶级性的。要真正把握人,就不能离开现实的、特定历史阶段的物质生活条件,不能离开现实的、特定历史阶段的人的生产活动及其建立在此基础上的人的生活方式,也就是不能离开人的现实生活世界。因此,当我们重新回望和看待这种变化时,应该从对于"人"本身的处境出发,以"人"为研究的切入点,并最终实现人的自由而全面发展。而在医学伦理审查的机构之内,是否能真正把"人"摆在中心位置,在于究竟以何种方式理解人,究竟以什么关心人,说到底,在于能否立足于"实践"本身的过程去确定人的存在。从现实生活世界的视野去观照人,就是在具体的感性实践活动中去把握人。

当然,人不仅是自然存在物和社会存在物,还是有意识的存在物,是精神性的存在物。作为"现实的人"具有意识、理性、思维,这也是人

---

① 李颖:《马克思主义与中国传统人学思想的相容性》,《晋阳学刊》2009 年第 9 期。

区别于动物的一个重要特征。人的精神性首先表现为人有一个包括知、情、意在内的不同于动物的独特的精神世界，这是一个不同于外部客观世界的相对独立的"主观王国"，并由此产生了人的精神生活、精神需要和精神能力，产生了人不同于动物的"主观能动性"或"自觉的能动性"。动物没有"主观"，没有严格意义上的精神、意识。情感是人作为主体对客体是否符合自己需要的某种心理反应、内部体验，是人的行为不可缺少的因素。正像恩格斯所说的，社会历史领域内进行活动的全是"凭激情行动"的人。情感可以发动或终止认识，情感状态可以强化与情感一致的信息的接收和回忆，可以促进带有情感的信息的归类和图式的形成。其次，精神性也表现为人是一种有理想的存在物。动物的活动纯粹是一种本能活动，它既没有过去的意识，也没有将来的设想。动物除了生物规定性之外，没有历史的规定性。人则不同，由于意识的存在，人的活动是创造性的。人的思维不仅有关于过去的意识，也有关于将来的设想，也就是在了解事物过去和现在的基础上，把握事物的未来趋势，并根据事物发展趋势提出自己的理想、自己的奋斗目标，表达人对未来的向往和追求。

注重感性实践活动，是实现划时代变革的根本所在，它使得医学伦理本身成为一种崭新的形态。正如马克思所提出的一样："生产方式不应当只从它是个人肉体存在的再生产这方面加以考察。它在更大程度上是这些个人的一定的活动方式，是他们表现自己生活的一定方式、他们的一定的生活方式。个人怎样表现自己的生活，他们自己就是怎样。因此，他们是什么样的，这同他们生产是一致的——既和他们生产什么一致，又和他们怎样生产一致。因而，个人是什么样的，这取决于他们进行生产的物质条件。"①

现代医学崇尚技术理性，渴望通过医学技术尽量削减命运无常和自然条件的束缚，进而塑造完美的医学科学。但由于现代医学凸显的机械论世界观、还原论方法论和身心二元论，把抽象的人与现实的人割裂开来，在医学科学研究过程中，更是缺乏对"现实的人"的真切关注，"不能够清楚辨析技术干预构建和控制身体的道德内涵，所以造成医学技术介入身体所引发的一系列伦理失语。"② 扎纳（Richard M. Zaner）、莱德（Drew Le-

---

① 《马克思恩格斯选集》第 1 卷，人民出版社 1995 年版，第 67—68 页。

② 雷瑞鹏：《现代性、医学和身体》，《哲学研究》2015 年第 11 期。

der）等医学现象学家对当代医学的"去人化"提出强烈的批判，扎纳强调人就是现实的人，人不能仅依靠"心灵"或意识而存在，正是现实的人赋予我们所经验的世界以意义。但是，在当前临床医疗实践中，医生普遍地存在着"见物不见人"，或仅仅将患者视为达到目的的一种手段，只是"利用人"而不是"为了人"，这种"去人化"现象，忽视或者无视患者的利益，危害极大。病人与自己活生生的身体的关系被医生和身体的诊断关系所代替，病患的解释应是病人身体主体性的表达，这与医生指令性的、对象化的观察正相反。莱德认为，疾病不仅是医生的对象化观察，更是病人的涉身体验，疾病本身能把活生生的身体转变为物。

"现代性是以对身体进行介入为特征的，并且通过生物的、机械的或者行为的手段，使得身体成为现代性的一部分。"① 面对现代技术的极度张扬，面对现代技术肆无忌惮地介入身体以及所引发或可能引发的种种后果，用荷尔德林的话说，"哪里有危险，哪里就孕育着拯救的力量"。因此，在医学伦理审查制度构建中，让"抽象的人"与"现实的人"相统一，使之回到医学范式的核心有着重要的理论意义和实践价值。

三　注重科学与价值的统一

科学原则表明人活动的客观实在性和规律性，在尺度上表现为物的尺度。"价值原则表明人的活动的能动性、目的性和超越性，在尺度上表现为人的尺度。科学原则与价值原则之间的关系在某种意义上是物与人之间的关系，它们之间是对立统一的。"② 首先，两者是对立的，科学原则与价值原则有不同的指向：科学原则要求人的一切活动必须遵循客观世界的规律，而且对人的主体性的发挥给予一定的约束和规范；价值原则是人的主体性和人的目的性对外部现实世界的某种否定、超越，它要求外部现实世界和规律为人的需要和目的服务，这是价值与科学相互冲突的方面。其次，两者是统一的。科学原则与价值原则在本质上是统一的，科学原则是价值原则的前提。人的目的性、能动性和创造性使得人对外部现实世界具有超越性，但是人的能动性的、创造性的活动是在充分认识客观事实和规律基础上的活动。只有这样，人的活动才是自由的，人的本质力量才能正

① Armstrong T., *Modernism Technology and the Body：A Cultural Study*, Cambridge：Cambridge University Press, 1998, p. 6.

② 李杰：《以人为本的方法论原则：价值与科学的统一》，《天府新论》2006 年第 9 期。

确发挥出来。同时，价值原则是科学原则发挥作用的动力和目的，离开人的能动性和创造性，科学原则就不会自觉地为人服务。离开人的需要和目的，科学原则就会失去方向。正如马克思在《1844年经济学哲学手稿》里谈到的两个尺度的思想："动物的产品直接属于它的肉体，而人则自由地面对自己的产品。动物只是按照它所属的那个种的尺度和需要来建造，而人懂得按照任何一个种的尺度来进行生产，并且懂得处处都把内在的尺度运用于对象，因而，人也按照美的规律来构造。"① 所以，价值原则与科学原则两者是对立统一的。虽然两者指向的是相反方向，但我们可以通过实践这个中介实现它们的统一。人们越是注重自己的需要、越是想要发挥自己的主观能动性，越是应该注重对象世界的客观实在性。越是注重客观世界的实在性和规律性，越能使客观对象向着人的目的方向。只有两者的统一、互补和整合才能完整地表达人的存在的全面性和丰富性。这种科学与价值相统一的辩证法，对于我们今天如何实践以人为本的价值观具有重要的意义。它要求我们在贯彻以人为本的核心价值理念时，既要坚持合目的性与合规律性的统一，又要坚持人的尺度与物的尺度的统一。

生物医学是一项为增进人类健康而发展起来的伟大事业。目前，由于工业化、城镇化、人口老龄化加快，由于生态环境、生活方式不断变化，我国仍然面临多重疾病威胁并存、多种健康影响因素交织的复杂局面，许多健康问题还得不到妥善解决，为此，在医学领域，医学科学研究和创新是医学学科发展的决定性力量，也是人民提升全面健康的关键因素，生物医学领域需要持续的科技创新，这样才能使广大人民得到更高质量、更多种类的疾病预防、治疗、康复和健康促进等方面的服务。但是，实现医学研究人员的创造与超越的前提是人的目的。医学科研人员的自主性、自愿性的活动不是为所欲为的，而应遵循一定的客观规律。黑格尔在这个问题上认为："任性作为决定这样或那样的能力而言，无疑的是自由意志的一个重要环节，不过任性却不是自由，而首先只是一种形式的自由。"② 历史发展规律既体现合目的性的一面，也体现合规律性的一面。我们切记不要把这种"合目的性"无限地夸大，忽视或忘记了另外一个重要方面，即历史发展的"合规律性"。"坚持以人为本绝不是说人可以为所欲为，

---

① 《马克思恩格斯选集》第1卷，人民出版社1995年版，第46—47页。
② ［德］黑格尔：《小逻辑》，贺麟译，商务印书馆1981年版，第302页。

如果走到极端，就会成为盲目的主体性和目的性。所以，在如何正确地把握以人为本问题上，我们不仅要强调'人的目的与手段的统一'，更要强调'合目的性与合规律性的统一'。抛开'合规律性'的所谓弘扬人的主体性和实现人的目的，不仅在理论上是错误的，而且在实践上也是极其有害的。"①

生物医学是一项直接关乎人类生命和健康的学科，其核心本质是为广大人民的健康服务，涉及医学伦理、医患关系等诸多与价值导向密切相关的问题，因此，一定要坚持以解决人民生活中的健康问题作为长远的导向，既要站在全人类的高度解决重大的健康难题，又要结合我国现有发展阶段的实际情况，提出针对我国人民特有的健康问题的方案，遵从医德，弘扬医道。

在医学科学领域，坚持以人民的健康为中心，不仅要遵循合规律性与合目的性的统一，还要遵循人的尺度与物的尺度的统一。以人为本相对于物的尺度来说，就是把人看作一切事物的最终本质和根据，在分析、思考和解决问题时确立人的意识、人的观念和人的维度。"生物医学并不只是一门单纯的自然科学，而是具有社会学和哲学属性的人类事业。"② 长期以来，我国广大医学卫生工作者坚持弘扬社会主义核心价值观，秉承"敬佑生命、救死扶伤、甘于奉献、大爱无疆"的精神，全心全意为人民服务。特别是在面对重大传染病威胁、抗击重大自然灾害时，广大卫生与健康工作者临危不惧、义无反顾、勇往直前、舍己救人，赢得了全社会赞誉。同样，生物医学领域的科技创新也离不开高尚的价值观。每一个真正优秀的生物医学工作者，都应该坚持原则、坚守底线，不计短期回报、不奢求名利，勇挑重担；在诱惑面前能够静得下心、沉得住气、甘坐"冷板凳"；同时，也要以辩证唯物的思想来看待事物，结合健康的目的，将创新思维充分释放，让创新力量充分展现，把人的尺度和物的尺度统一起来，在大力发展科学技术和生产力，为实现人的自由而全面发展奠定雄厚物质基础的同时，使医学发展自觉为人民服务，自觉地实现价值与科学的统一。

---

① 李杰：《以人为本的方法论原则：价值与科学的统一》，《天府新论》2006 年第 9 期。
② 左为：《生物医学领域需要持续的科技创新》，《中国高等教育》2016 年第 3 期。

第三节　文化的回归

"文化本身是一个相对动态的概念，是一个历史的发展过程。因此，文化既具有地域特征和民族特征，又具有时代特征。"[1] 中国传统文化本身，在其不断地发展历程之中，形成了统一性与多样性的对立统一、连续性与变革性的对立统一、独立性与融通性的对立统一。中国传统文化遵循以人为本、天人合一的生存方式，追求至善至美的道德和理想的人格，形成了辩证分析与直觉体悟相结合的思维方式。在此基础之上，中华文化的精神进一步表现出了自强不息、厚德载物、居安思危、乐天知足、崇尚礼仪等特征。而这体现在医学伦理之中，所显示出的就是"和"的理念思维，这种和谐、祥和、和平的理念，成为中华历史之中人类孜孜以求的自然、社会、人际、身心、文明诸多元素之间的理想关系状态。

而医学伦理本身所倡导的理念是"心善而为"，在保证人生理和社会层面健康的同时，追寻心灵的健康和美好，这对于建构医者的道德职业规范、人文精神素养具有重要的价值，通过"心善而为"去解决人类精神世界的疾患，并使人类逐渐远离原始生物状态，这样人类才能够寻找到曾经消失在人类社会之中的人自身的主体性，才能够获得真正的自由。

一　文化回归的必然性选择

中国医学伦理思想深受中国传统道德观念的影响，在漫长的历史发展过程中，已形成了具有中国特色的医学伦理架构。西方医学发展路径、伦理学内涵与中国伦理学内涵有着本质的区别和要求，不同的理论基础决定了中西方对于伦理审查制度的认知差异。由是，在构建中国特色医学伦理审查制度之时，必须要让文化回归。

（一）中国医学伦理文化特质——崇尚德性

中国有延续数千年的文化传统美德，医学文化从上古的神农尝百草延续至今，不论是张仲景大开衙门仔细为群众诊治，真切地从百姓的角度去体会他们疾苦中体现的"仁爱"，还是李时珍不辞劳苦，远涉深山旷野，

---

[1]　董沫含：《中国生命伦理学构建中的文化融合因素研究》，硕士学位论文，第四军医大学，2013 年。

遍访穷乡僻壤，实地考察，反复研究，写成名著《本草纲目》中体现的"坚持"，或是药王孙思邈以解除病人痛苦为唯一职责，对病人一视同仁皆如至亲的"大医精诚"，都代表着我国有优良的医学伦理文化传统。

中国文化是一种伦理文化，而儒家思想是中国文化的主流。先秦时期的"家长制度"和"敬天畏命"的思想一直传到春秋末期，儒家的"孝道"和"入世"等思想与之有直接关系。四书中的《大学》篇强调格物、致知、诚意、正心、修身、齐家、治国、平天下的道德修养程序。其中，修身是一切活动的根本，只有修好了身，达到了"内圣"，才有条件和资格出仕或成为"外王"。在儒家的这种"内圣外王"之道中，修身是一个中间环节，它使得个人的伦理道德与国家的政治紧密结合。一般来说，我国古代的伦理学传统有以下几个特点：道德本身需要遵从制度，为政治进行服务；道德与法律形成有机整体；以群体为本位，维护国家、民族、家庭的利益；强调主体的道德修养，强调天人合一，人际关系和谐，有着浓厚的中庸气息。

中国古代医学伦理道德观念的形成与发展，受到中国传统文化的影响，中国传统医学非常重视行医者德行的自我完善以及医者的自省和自律，对医学主体的内在要求多于外在的道德约束，要求医者能不断克服自身的利欲和不足，让自身的言语行动符合礼的规范，强调人际关系的和谐、患者的家庭本位等。唐代著名医家孙思邈提出"大医精诚"，"精"指医术精湛，"诚"即是医德修养，其《大医精诚》篇中就从不同的角度强调了医者医德的重要性，同时他更是指出了医者应该如何与患者之间进行有效的沟通，如何更好地处理同其他医者之间的相互关系，并提出医家首先要具有仁爱的"大慈恻隐之心"，有"好生之德"，要清廉正直，不得追求名利。晋代名医杨泉在《论医》中指出："夫医者，非仁爱之士不可托也；非聪明理达不可任也；非廉洁淳良不可信也。"这就是说，医者不仅仅要对患者的生命负责，更要对每一位患者抱有同情之心，要更为真切地感知患者的疾苦，把个人的名利放在一旁，必要时甚至可以牺牲自我来拯救他人。

因此，"以人为本"仍然是中国医学伦理的思想核心，"以人为本"就是要以现实之中的人以及现实生活本身为研究的对象，肯定人本身的意义和价值。体现在医生对病人的痛苦、处境和命运，往往非常关心、同情和时时、事事把解除病人的痛苦作为医生第一要务。"仁"是儒家医德核心，这种对于人类处境的"隐忍"和"大爱"，是"爱人，行善，慎独"——"仁心仁术"。中国传统文化中"和合"的理念对医学伦理的影响是巨大的，在"儒释道"宗教哲学的影响之下，体现出了以"仁爱"为核心的道德哲学思想和以"孝"为核心的宗法道德规范，并形成了"重生恶死，以生为乐"的生命伦理观念。在传统中国文化之中"贵和"以及"持中"所表现出的"和谐"理念，其内涵所体现的正是对于现实的人的深层次理解①：一是"天人合一"，指人与自然关系的和谐；二是"中庸"，指人际关系，即人与人、人与社会关系的和谐。"天人合一""天人齐一"旨在承认人与自然的统一性，反对将它们割裂开来。"中庸"则强调对待事物关系要把握一个度，以避免对立和冲突。提倡"贵和""持中"的和谐意识，有利于处理现代社会各种矛盾，以保持社会的稳定。中国文化的适用之处，乃在能调和，使冲突之各方兼容并包，共存并处，相互调剂。对于"和""合"的注重及了解，是中国传统文化的特性，同时也构成了中国医学伦理的道德参照体系。

（二）西方医学伦理文化特质——崇尚制度

西方伦理思想的理论基础是人性论，为了表达宗教神性观念，中世纪宗教神学创立了人类的"原罪说"，他们认为"人性本恶"。奥古斯丁在《忏悔录》中写道："在你面前没有一个是纯洁无罪的，即使出生一天的婴孩也是如此。"而奥古斯丁在《忏悔录》中所表达的这种人性本恶的观点，也正是西方"原罪"理论的体现。对于人性的探讨始终贯穿于西方哲学思想发展的整个历程当中，不论是近代所提出的利己主义，还是古代所倡导的德行理论，西方哲学思想始终围绕着世界的根本——人来进行探讨。这就形成了以个人主观意识为主导的自我中心主义，并把这种满足个人利益最大化的观念作为伦理价值的评价标准，所以外物对于客体的人不具有任何意义，自我的发展和完善才是人生存的根本要义。

西方伦理思想是西方文明的内核，其内在的文化受到了传统西方文明的重要影响，在各个不同历史时期之中，逐渐形成了具有鲜明时代特色的价值体系。西方宗教伦理思想是现代西方宗教伦理学的历史传统之一，它从制度本身为出发点，强调医者、医院以及各种医疗机构对于外部的约束

---

① 董沫含：《中国生命伦理学构建中的文化融合因素研究》，硕士学位论文，第四军医大学，2013年。

能力。美国学者卡尔·弗里德里希（Karl Friedrich）认为：西方世界更为强调和注重对于绝对权利的制约，这种理念直接来源于其对人性本身的不信任，在他们看来，人性本恶，而人又反过来要去追求个人的幸福，两者之间显而易见是相悖的，这种冲突也必然会造成社会问题。因此，法律制度是社会制度中不可缺少的内容，在这种政治文化背景下，西方对于医学伦理道德规范的要求要明显地优于其对于外部医学活动的要求，正因如此，其本身更为强调医德对于医生行医行为过程之中的监察作用，试图通过这种外在道德规范的约束，更好地实现医者治病救人的目的。伴随着工业革命的到来，资本主义在一夜之间崛起，西方社会更关注物质的生产以及资本的累积，资本主义为加快财富积累，牢牢占据社会资源，通过法律等相应的保障制度，维护个人权利，社会经济发展是推动法律建设的主要原因。而当代西方伦理学的重要基础则是把传统的生命价值论与公益论结合起来，在以西方哲学思维为基底的情况下，实现着对于西方医学伦理学现代演进的推动。

诚然，中国医学伦理思想在经历了数千年的演变之后，已经形成了其自身独特的思想和价值体系。在此过程之中，中国传统文化的内在基底深刻地影响着中国医学伦理思想的形成及发展走向。从具体内容上来看，中国伦理思想更为强调对于整体利益的掌控，从伦理思想的角度而言，体现着国家第一性、道义至上的理念，相对于西方"开放式"的、重视个人和自我价值的伦理思想，中国伦理思想更为看重的是对于集体利益和价值的实现；从医学伦理发展的历程来看，中国医学伦理更为注重人的个人修养、内在修为，以道德观念本身来判定技术理性的发展方向。中国医学伦理之中更为注重对于道德品质及思想的培养，以规约的方式实现着中国医学伦理思想的内涵；从思想价值体系来看，中国传统文化中重视人伦、亲情和家庭关系的思维方式，直接影响了中国医学伦理由内而外的发展模式；从外部联系上来看，中国传统文化本身就受到了主流意识形态的影响，而中国医学伦理制度在某种程度上也是主流意识形态在医学领域的映照。因此，在中国医学伦理发展过程及框架构建过程中，文化回归是必然的选择。

二　医学伦理审查与中国传统文化的相容性——"人"的解构与觉醒

全球经济一体化进程需要多元文化的互补和融合。在多元文化的互补和融合过程中，中国医学伦理本身也受到了多元的文化影响，这是个不可避免的趋势。多元文化融合将不同的民族精神、道德修养、文化传统进行整合使之形成新的文化态势。当今世界已联系成一个整体，不同文化形态的运动、发展与变化呈现出一种整体的相关性和一致性。任何民族的、国家的文化实践行为都要受到其他文化的影响，都要进行自我的文化剥离，都要吸收其他文化的优点进行文化发展，都要体现所处历史时代的文化整体的价值。"人类文化精神将在一个新层次上超越迄今为止所面临的分裂与冲突的格局，形成具有民族特色的多元文化融合的世界性文化。"① 正是由于多元文化的相互促进、互相推动，使得中国医学伦理逐步向前发展。不同特质的文化通过相互间接触、交流沟通，进而相互吸收、渗透和学习。在这个过程中，中国医学伦理审查构建向着多元文化融合的良性循环的方向发展，这将是中国医学伦理审查构建的真正文化基础。中国传统文化本身所关注的重点是"人"的问题，其内涵在于以"人"的角度，凸显其社会属性，通过对"人"问题的探究，最终形成关于"人"的思想。传统文化并非只是单纯对"人"进行建构，而是在强大的现实基础之上，对"人"进行批判性的解读而形成关于"人"的学说。

　　从哲学的层面而言，中国传统文化是以追寻"人"的发展为前提的，是建立在每个单独个体都能够自由发展基础之上的，而这种"自由"的发展，并不仅仅包含人"生理"上的自由，更包括了人"心理"以及"社会"层属关系上的自由，只有当人的"社会"属性、"心理"属性及"生理"属性三者相互协调发展时，才能够实现人的自由发展。而对于如何能够让人实现"社会""心理""生理"三个层面上的自由发展也正是中国医学伦理审查所要解决的问题。因此，实际上，传统文化本身对于"人"的观念已然暗含在了中国医学伦理审查制度之中。从中国医学伦理制度的发展历程中，我们就能够发现，中国传统文化对于中国医学伦理制度的指导是必然的，医学的进步并非来源于人道主义，而是人类自身的劳动和智慧，医学伦理审查制度的建立就是为了更好地保护人类自身劳动的成果，尽可能地实现每个单独个体的健康和自由。回过头来，我们就不难理解，为何在中国医学伦理审查制度发展的历程之中，只有在传统文化的

----

　　① 董沫含：《中国生命伦理学构建中的文化融合因素研究》，硕士学位论文，第四军医大学，2013 年。

指导下，才能够突破医学伦理审查制度原有的瓶颈，实现中国医学伦理审查制度的科学化、规范化。

中国医学伦理审查制度需要融合中国传统文化，需要传统文化中从实践认知自我的模式，重新整合个人对于自我的认知，将人的"社会""心理""生理"三个属性更好地结合在一起，同时结合中国社会的现状，更好地实现对于医学本身的服务，更好地推动中国医学伦理制度的发展。所以，与其说传统文化在不自觉之中实现着对于中国医学伦理审查的指引，不如说是中国医学伦理制度选择了中国传统文化的指导。因为只有在中国传统文化的指引之下，"人"才能够真正地获得自由，在实践之中体现主观的生命活动，实现对于生命的尊重，真正地达到人的社会性和自然性的统一。袁贵仁教授在《对人的哲学理解》一书中写道："'社会'这一概念及其所派生的'社会的'概念，其本意就是用来指称仅仅为人所有的现象。'社会'一词表示个人相互作用的共同体，它是按照与生物学规律不同的规律而发展起来的独特的集体；'社会的'则是指与生物形式不同的社会形式及其派生的一切。换句话说，'社会的'这个概念及其意义等同于'超生物的'。'社会属性'实质上就是超生物属性或超自然属性。"所以说，"社会的"仅仅为人所固有，也正如传统文化所说："人是最名副其实的社会动物。"在传统文化看来，社会的本然属性是在与自然界、人类之间的关系中凸显出来的。"社会本身，即是处于社会关系中的人本身，即处于相互关系中的个人本身。""社会不是由个人构成，而是表示这些个人彼此发生的那些联系和关系的总和。"即社会本身并不是一个抽象的不可感知的实体，而是由人的劳动所创造出的一种具有动态关系的体系，是人与人之间相互作用而形成的形式，如果离开了劳动和人与人之间的相互作用，那么根本就不存在社会。因此，传统文化强调的是人是社会最终的目的和归宿，这就要求人与人之间要形成一定的关系，并借助于这种关系实现人类自身的生存及进一步的发展，其中所体现出的是社会存在的合理性，通过社会的发展来实现人的发展，这与传统文化所表达的意思一样："社会本质不是一种同单个人相对立的抽象的一般的力量，而是每一个单个人的本质，是他自己的活动，他自己的生活，他自己的享受，他自己的财富。"由此可见，传统文化本身是拒绝将社会视作为独立的实体的，而是更为强调人是社会的起点、归宿和最终的目的。传统文化所强调的是社会与个人在历史发展的过程之中，通过发挥群体性的力量形成个人的发展。

　　20 世纪工业文明的快速发展，使人类逐渐迷失在"虚假"工业文明的背后，信息论、控制论等见证着人类思维模式的发展及演变。但与此同时也使得越来越多的人开始盲目地追寻物质生活上的极大满足，"个人利己主义""拜金主义"成为这一时期社会的代名词。此时，人类判断自身健康与否的标准，已然不单单是生理上的健康，是否和"他者"即他者的社会属性拥有同等的待遇成为人们竞相追逐的目标。在具体的医疗过程之中，人们往往只看待是否和他者接受了一样的检查，而忽视了疾患本质上的不同，这不仅给医疗行业本身带来了严重的负担，同时更加剧了医患之间的矛盾。因此，如何更好地实现个人的主观能动性，并以此带动人的社会层面属性的复苏，是新医疗模式所倡导的对于人能否能够正常适应社会生活的研究内容，即探寻在现代工业文明背后，如何能够避免人的"异化"。

　　新时期以来，经济体制的改革和人类政治诉求之间的关系，成为社会中的重要问题，如何能够使人主体性觉醒，避免异化的发生，是中国当下社会不可回避的重要问题。因而，新医学模式提出人类是医学服务的主要对象，更是医学研究和医疗服务存在的根本，任何医疗措施、医学技术及药品、药物的服务对象都是人本身，在关注人生理健康的同时，医者应该更关心患者的社会与心理因素，健康的标准在生理健康的前提下，被注入了"社会"层面的内涵，这对于探索医学人文精神的基本理论和规律以及践行传统文化中所言说的人的社会属性具有重要的意义和价值。

　　正如传统文化所提出的"人"与"社会"之间的从属关系一样，人类自身的解放和发展，是以社会的发展为前提的，社会的发展也需要由人类自身的发展来带动。同时，如果不存在劳动者自身的需要，那么社会也就失去了发展的根本动力和因素。从构成上来看，人的需要以被扬弃的矛盾形式包含在社会需要之中，人的需要从属于社会需要。所以在人类社会的发展过程之中，既要坚持人的需要，也要重视社会需要与人的需要的密切关系。而新医学模式所关注的即是人的社会属性的健康，在保证人类需求的同时，使人类通过劳动，适应社会，促进社会的发展，并最终实现人类自由而全面的解放。

三　医学伦理审查对中国传统文化选择的应然性——"人"的重构与超越

中国医学伦理审查制度本身和中国传统文化,从理论构建上来看,具有应然性。

"仁"使儒家伦理论证了研究者修德成仁的可能性。首先,"医乃仁术"界定了医学的根本性质和行医的根本出发点。"夫道,仁也;夫医,仁术也",医学的古训界定了"仁"是行医的前提,并凭借"术"来实现其宗旨和归宿,"术"的善恶标尺是"仁",这就要求现代医学研究者要秉持一颗仁心,尽量避免对受试者带来身心伤害,尊重并保护受试者的生命和价值。对于医学研究者来说,医学研究在任何时候任何情况下都要以人为重,不能忽视人的价值,不能脱离人的目的。"仁"的含义在医学人体研究领域是指以受试者为本,保障受试者的权利。此外,"己所不欲,勿施于人"的儒家观点明了医患间的关系方式。在医学伦理研究中,研究者需有明智之德,对于研究者来说,"智"首先意味着知识和能力,孔子提倡并推崇"智",具有尊重知识的含义。"智"还意味着因势利导、知人善任、遵循规律。"在医学人体研究中,研究者需要认真地设计研究方案,做出正确的安排和计划,提前预判出可能出现的情况或是问题,客观评估研究对受试者的疾病和健康的意义与价值,同时预测和评估研究活动在科学上的利弊,充分发挥研究者的主观能动性,严密地驾驭和控制科学研究的过程,避免伤害的发生。"① 此外,研究者还需在研究过程中知晓什么事情可以做,什么事情不可以做,这时的"智"就是为善抑恶的道德保障。在衡量抉择的过程中,研究者应该认真理智地思考,全面兼顾国家利益、科学利益和受试者利益,做到首先遵守国家法律和伦理规范,同时不违背仁义道德和自我良知。人是社会中的人,所以人性夹杂在对人身体的研究之中,就显得错综复杂,"研究者应该具备明确区分是非善恶的强大心智,即便是再微小的善都应该努力去实现,哪怕是再轻微的恶都不能放纵,即'不以善小而不为,不以恶小而为之',这样才能最大限度地减少对受试者带来

---

① 邓蕊:《医学人体研究伦理审查的哲学反思与制度实践路径》,博士学位论文,山西大学,2012年。

的伤害。"① 同时，"智"还可以有效地调节人们之间的关系，使医学研究朝着和谐健康的方向发展。研究者与受试者的关系是在科学研究实践过程中建立起来的一种特殊的人际关系，与人协作沟通的能力也是一个合格研究者的必备条件。受试者在大多数情况下是义务地、利他地参加科学研究项目，偶尔能够给自己的疾病治疗带来客观上的好处或利益。因此，受试者也应该得到尊重、关心与爱护。研究者实施科学研究项目也是一种自我实现的途径，并因此可以得到同行的认可和社会的尊重。

中国医学伦理审查制度来自西方，其规范化程度远远落后于其实践性，但中国医学伦理审查制度和中国传统文化之间所形成的"结合体"，同样建构着属于中国医学本身的价值理念，并在其本土化的过程之中，不断地进行着自我的革新和改良，实现着对于他者和自我的超越。虽然中国医学伦理审查制度是在西方的"话语"权力下进行的，但其本身也在实践过程之中实现着自我的觉醒，其内在的理念及现代性价值在扩充新医学模式内涵的同时，也影响着人们对于医学观念的认知，而这正是新医学模式在本土化过程之中不断追求和探寻的发展路径，也是传统文化对于人本质解放的最佳体现。中国医学在认识论上强调，医学的对象是活着的有感情有思想的人，这与传统文化中以"人"为研究的出发点和落脚点不谋而合。医学伦理审查的一个重要作用就是保护受试者的权益，保护病人和受试者的权利与尊严，避免他们受到不必要的危害。中国医学伦理审查是从西方引进的概念，缘于西方生命伦理学模式。西方生命伦理学主张"把人当作是理想的原子式的个体，强调个人应当按照自己的欲求或向往、在不受他人劝说之下来决定自己的事情"。基于此，西方的医学伦理审查制度本身就有一个预设，即医学审查相关的主体（审查者、研究者和受试者）都应具有自主的权利，伦理审查需要遵循生命伦理学的原则，包括尊重、有利、正义等；同时还有一个预设就是基于人性恶出发，相关主体特别是研究者，很可能在医学研究等过程中违规或违背道德和正义，出于这样的不信任就需要建立伦理审查制度，实现权力的监督和制衡。在中国医学伦理审查中，遵循了西方生命伦理尊重、有利、正义等基本原则，作为医学伦理审查的理念式指导。此外，中国伦理审查还有自身特有

---

① 邓蕊：《医学人体研究伦理审查的哲学反思与制度实践路径》，博士学位论文，山西大学，2012 年。

的理论内容，这出于中国儒学文化的"仁爱"哲学以及主流的性善和尚德思想，而与西方的"恶"人性论基础有所差别。但无论是西方医学伦理审查还是中国伦理审查都在实践中出现了一系列问题。现代西方对科学主义、工具主义的崇拜，导致在医学上，医生和医学研究者作为所谓的"科学知识"拥有者，在医学研究中自然拥有的更大的权威，造成病人和受试者处于相对弱势地位，医学的利益被凌驾于对象主体的利益之上，医生和医学研究者更是借医学的名义将个人利益最大化，这在现代医学中成为一个普遍的问题。

　　当下，医学中的技术异化和人的工具化现象越来越普遍，技术本是由人创造的，反过来成为统治人的力量，技术的人本目的被颠覆，"自由"走向了反面，"理性"成为奴役人的工具，"人"成了"非人"。现代医学伦理审查不可避免地会牵涉多种多样的利益冲突，在利益的争夺中就自然会有人的利益受损害，必定存在伦理的问题。因此医学伦理审查就必须担负起避免损害的责任，如同汉斯·尤纳斯说的那样："即便是最高尚的目的也免不了责任。"特别是在过分崇尚自然科学和工具理性的时代，为了防止并打破医学科研工作者沉浸于自己的研究，为了实现自己的科学理想而不顾后果，忽略病人受试者权利，同时也避免其被科学和技术捆绑，医学伦理审查制度就要从理性出发，以人类的健康为目标，解放人，培养人的个性，让人获取自由，成为自主的人。中国传统文化在对人、人性、人的价值的理解上为解决医学伦理审查的困境提供了方法论基础：人必须以自为的主体角色，通过自由的有意识的活动变革自然对象，创造属人的产品，人才能作为人而得到满足并生存下去。中国传统文化本身是通过"实践"来探究"人"的存在，是站在实践的理论高度，从人的实践活动中理解和认识人，从而揭示人的本质以及人得以存在、发展的必要条件，实践就是人存在的方式。"人的存在"本身就是一种"相互矛盾的二律背反"，这不仅仅体现在人与社会之间的关系上，同时又体现在人本身的生活价值属性之中，实践活动本身就是人本源性的生存方式。但单就人与世界之间的关系而言，人的存在本身是由一种多重矛盾的关系网络构成的，其中包含的是人与自然、人与社会、人与人之间既定的又有所区别的复杂关系。实践活动本身是人本源性的存在方式，同时也是一种处于普遍联系之中的存在。"只有在社会之中，人的自然的存在对他来说才是自己的人的存在，并且自然界对他来说才成为人。因此，社会是人与自然界完成了的本质的统一，是自然界的真正复活，是人的实现了的自然主义和自然界的实现了的人道主义。"① 正因如此，人与自然、人与人、人与世界在实践劳动之中所形成的关系表明，人与世界本身是一体的，人与世界之间所形成的是一种否定性的统一关系。从而人不断地通过实践实现对于自我的否定和自我的超越，在此意义上，实际上人是具有"实践性意义的存在"，要想真正地"认识"人，就需要通过实践活动为传导。这种人的"自我推动"的实践，更将人与动物区分开来，与动物僵化、封闭单向度的生存方式区别开来，形成了人本源性的生命活动的内在原则。人特性的生命活动就是实践，而实践就应是自由的有意识的活动。当人成功地从工具的束缚中解放出来，"异化"的现象随之解除，之后人便有了发展和发挥个性的自由，自由变成了人的一项权利。

伦理审查将研究者看作生活在各种利益冲突中的人，伦理审查活动是一种以外部监管来实现善的目的的实践活动，这种实践属于亚里士多德所讲的道德方面的行德。"从某种意义上说，医学人体研究中的研究者们所进行正是一个'知德'的过程——一个不断地探求本领域中应然真理存在的过程。"② 伦理审查的实践理想是要教育研究者自制，通过行德充分地知德。研究者有时会面临危险或诱惑，这是普通人生活条件的一部分，所以勇气和自制是需要的。所有的美德都有相同的一般价值：它们都是成功生活所需要的品质。知德内化于研究者的研究活动中，使得研究者在面对利益冲突的困境时，在面对名誉和金钱的诱惑时，能理智地约束自己的行为，抑制自己的欲望。毫无疑问，伦理审查以知德作为实践理想，期盼研究者能够成为一个完善的人，能够辨明什么是真善美、什么是伪恶丑，在研究过程中自觉地、充分地行德，做一个合格的研究人员。在伦理审查中，行德居于基础地位，是对研究者的低级别的要求，低级的要求是为了高级的理想而存在的。行德与知德的关系，其根本之点是知德高于行德，行德是知德的社会价值所在。在医学人体研究的伦理审查领域倡导行德是生物医学发展的需要，也是研究者成才成仁、全面发展、完善自我的实践路径。每一位医学科研人员要在当前复杂的研究环境中坚持正义、以善为

① 卞庆功：《有机马克思主义与经典马克思主义的契合性研究——兼论马克思主义生态思想与有机"生态观"》，《马克思主义学刊》2018 年第 7 期。
② 邓蕊：《医学人体研究伦理审查的哲学反思与制度实践路径》，博士学位论文，山西大学，2012 年。

本，要在自己的科研领域有所成就，就应该在伦理审查机制下践行道德，获取德行。这不仅会使研究者在德行的生活实践中得到他人和社会的尊重，进而产生愉悦感，还会使研究者在坚持知德行德的生活实践中，形成一种稳定的内在品质，这是一个人终身受益的宝贵财富，对于人类社会来说，也是莫大的善的累积。

第七章

中国特色医学伦理审查的制度重构

当代生命伦理学的整体版图已经为"建构中国医学伦理审查制度"留出了位置，社会发展也给我们提供了建构中国医学伦理审查制度的现实条件，我们需要一种宏观理论视野的突破为解决中国医学伦理审查的现实难题奠定概念逻辑基础，也需要开展基础性的关于生命伦理状况的调查以使医学伦理审查的中国语境变得清晰和有力，以推进应用难题和前沿问题的研究，洞察当今医学伦理审查观念变革的基本趋势。从理论与实践两个向度寻觅适合中国国情的医学伦理审查制度构建的路径，建立中国医学伦理审查的自身文化基础，让中国医学伦理审查获得新的发展。

第一节　医学伦理审查制度建构的基础和核心

医学作为人类探索生命活动的本质和规律的学科，在预防和治疗疾病、促进机体康复、推动社会发展进步中发挥着极其重要的作用。医学的研究对象与服务对象都是人。人是自然界最高层次、最复杂的生物系统，是医学科学研究的社会属性与心理属性的统一体。人体作为一个复杂的系统，既是医学产生的基础，又推动了医学发展，而且人的生命具有不可逆性。"医学研究对象与服务对象的这种特殊性，决定了医学不能像其他的自然科学那样，不受任何约束与限制地对其研究对象进行观察与操作，它客观上要求研究者在进行研究的过程中，必须遵循基本伦理原则与规范，并依照严格的步骤与周密的计划进行艰辛的探索。"[1]

---

[1]　王德国：《浅论〈纽伦堡法典〉制定实施的重要意义》，《中国医学伦理学》2005 年第 5 期。

国际上公认"自主、不伤害、行善与正义"是伦理学原则的最核心的内容。医学伦理学基于对医学道德的规范，提出了"尊重自主、切勿伤害、医疗行善、公平正义"的基本原则。中国传统文化儒家思想提倡的"仁、义、礼、智、信"的道德规范深深根植于中国大地，而"救死扶伤、实行革命的人道主义精神"则是中国现代医学对于医疗道德规范的有力实践。综合中西方的理论基础和文化渊源，本研究提出医学伦理审查制度的构建必须基于"人本主义、自主尊重和公正公平"的三大基础和核心之上。

一　人本主义

以人为本的科学内涵需要从两个方面来把握。首先是"人"这个概念。"人"在哲学上，是与神和物相对的。西方早期的人本思想，主要是相对于神本思想，主张用人性反对神性，用人权反对神权，强调把人的价值放到首位。其次是"本"这个概念。以人为本的"本"，不是"本原"的本，是"根本"的本。以人为本，是哲学价值论概念，不是哲学本体论概念。

医学起源于对他人的关怀、人类的需要，与"人"有着天然的、不可分割的联系。"人，天地之性最贵者也。""天地之性，人为贵；人之性，莫大于孝。""故人者，其天地之德，阴阳之交，鬼神之会，五行之秀气也。故人者，天地之心也，五行之端也，食味，别声，被色，而生者也。"古代医学科学精神与医学人文精神本身是一体化的，这就使得古代医学能够在"天人合一"的和谐环境之中自由的发展。"无恒德者，不可以作医，人命死生之系"，"其德能仁恕博爱。"在医患关系之中，提倡"推己及人"、将心比心、设身处地、通情达理。希波克拉底认为："医术是一切技术中最美和最高尚的"，"吾将竭尽吾之能力、智慧和才能帮助病患；戒用医术对任何人等译毒害与妄为……吾将以圣洁与神圣为怀，终生不渝……无论何时登堂入室，吾都将以病人安危为年，远避不善之举。"

医学的目的是多元化的，包括"防病治病，维护健康，提高生命质量，保证生存年限，适应社会发展"等多层次内涵，但医学的终极目标只有一个，就是对人的终极关怀。将人的生命和人的价值、人格、尊严置于核心地位的属性，即要坚持对人的生命、价值、人格和尊严的尊重。

"以人为本"在医学领域之中并非是简单地处于从属、外围的地位，而是实现着医学技术的相互交织，表达着对于人性和情感的认知。医学就其本质而言是与人类价值密切相关的学科，医学以对人类机体和生理的不断剖析为研究起点，以观察和实验的成果为方法和手段，反作用于人体的实践活动，同时医学又是维护人类健康、预防疾病促进机体康复的知识体系，由此，医学是以"人"为对象的科学，坚持让"人"回到医学当中去，关心人，爱护人，尊重人，承认人的价值，尊重人的个人利益，这是医学科学发展的理想和目标。任何科学技术都无法孤立地对人进行评判和决定。在进行临床决策时，对于延长生命、堕胎、手术方式、生活质量等的选择，医生都首先要考虑到这些选择对于患者所带来的影响，对病人的价值观、信仰、目的、生活方式等的理解需要融入临床医生进行"诊断"和"治疗"的选择之中。高医学技术的发展，丰富了医学科学的内涵与外延。以关爱生命为核心的医学和医疗技术为拯救生命、维护人体健康和安全、促进自我完善和发展作出了巨大贡献。但是，人的价值必须始终贯穿于整个医学体系之中，价值不能被摒弃在医学的范畴之外，科学技术本身无法孤立作出有关人的问题的决定。无论医学技术多么飞速的发展，医疗卫生服务体制如何变化，"以人为本"永远是医学本质之所在。

二　自主尊重

自主尊重就是要尊重人性，尊重生命，尊重人的价值。医生对生命要有敬畏之心，尊重生命的价值。①尊重病人自主权：家庭的经济情况、外在的生活环境以及每个人的信仰观念都是病人的隐私，在多元化的价值社会之中，人的这些隐私都应该得到尊重。人们不应该干涉任何涉及个人隐私的问题，如果在医疗过程之中，确实需要了解的隐私问题，也需要在得到患者同意之后，才能够进行问询。当然，这些衡量的尺度，完全取决于医生个人。医生的行善在本质上就是转化为尊重病人的自主权，而非用自己的价值尺度为病人代行利益权衡。所以，尊重病人自主，尊重病人自己的选择，这是病人的自由权利，是时代发展的需要，体现了对病人自由的尊重，是医学人性化的重要表现。②满足病人信息知情：能够让病人有效地接受更多的信息，是每一位医生在尊重病人自主权时，需要实现的关键一步。虽然，医生和患者双方在法律的面前是平等的，但在很多时候，医生和病人获取的关于医疗的信息却存在不对等的情况。大多数时候，病人渴望能够从医生的方面获取更多关于自身疾病的信息，详细地了解疾病的诊疗方案，以及可能在具体的诊疗过程之中出现的各种问题。从医生的角度而言，首先应该尊重病人的知情权利，对于病人想要了解病情的意愿尽量地予以满足，但是，某些时候，某些会影响治疗进程或者治疗结果的疾病信息，是可以在一定程度上向病患隐瞒的，但是其家属应该有权利了解病人真正的病情。因而，尊重病人的知情权利，并不仅仅是简单地让患者在通知书上签字，而是要帮助病人更好地理解自身的病情，对可能出现的各种问题进行详细的解释，让病人对于自身的身体状况和病情有一个清晰的认识。医生有义务提供给病人可选择的医疗方案，并将各种医疗方案的利弊与病人进行充分的沟通和交流，从医生的角度给病人提供专业性的意见，而不是让病人被动地接受医生所提出的建议，这种对于病人的尊重，才是真正地满足病人的信息知情权利，真正地促进医患关系的和谐发展。

③帮助病人自主选择：由于病人和医生在医学专业知识上存在的显著差异，加上病人因病痛处于不利地位，病人自身常常会忽略自主问题。因此作为负责的医生对从未提出知情、未表示过自主、也未作任何委托的病人也应坚持与病人协商，主动向病人提供有关疾病治疗的信息，鼓励病人自主地作出选择。这些责任和义务体现了医生对病人的关爱和尊重，是医生职业的本质所决定，同时也是医学人性化的要求。但是，在当下，很多医生为了避免在医疗过程之中产生不必要的麻烦，根本不会对病人详细的解释病情，而是让其家属对病人的病情做出决策，显然这是一种不尊重病人主观意愿的错误，使病人失去了自己主观选择的权利。要真正地确保病人有能够自主选择的权利，需要医生能够针对不同情况给病人进行最合理的建议，如果病人有自我思维能力行动不受限制，那么医生就应该和病人进行深入的沟通，告知病人符合其个人利益的最佳选择。但是如果病人本身已经失去了自我思维的能力，那么医生则有必要告知其家属治疗方案的利弊以及对于病人而言，哪种医疗方案更为合适，促成其家属帮助病人本身进行选择。大多数情况下，病人通过与医生的交谈，其心理能力会逐步提升。这种细心同病人的交谈，更体现在当代西方盛行的叙述式医学（narrative medicine）中，它要求医生除了掌握精湛的医学技术之外，还需要认真聆听别人对自己病情的讲述，领会并欣赏病人讲述的内容，然后按照病人的利益去行动，使医学更具有人情味。

三　公正公平

公正公平是现代医学服务高度社会化的集中反映和体现，其价值主要在于合理协调日趋复杂的医患关系，合理解决日趋尖锐的健康利益分配的基本矛盾。人类社会的基本特征，是世界的多样性、差异性，就如同生命体的存在与消失一样。从你降生的那一刻起，生命个体之间的差异就已然存在，不论男女、健康、疾病等。但是，所有人在生命都是平等的，医学也不可能因为某人物质的丰盈与否而随意决定人的生命长度。医生对待病人应该一律平等相待，不论贫富贵贱、老幼美丑。病人与医师在社会地位、人格尊严上是相互平等的，病人虽有千差万别，但是人人享有平等的生命健康权和医疗保健权，病人处于医患双方中的弱势地位，理应得到医学所给予的公平、正义的关怀，这些因素同时也决定了医疗公正的必然性与合理性。

公正原则体现在医学伦理审查中有两个方面，一是交往的公正，二是资源分配的公正。交往公正要求医生与患者在交往中要一视同仁，即平等待患。研究者在医学研究过程中要确保每一位受试者都受到同等的尊重与公平合理的对待，对儿童、老人、怀孕妇女等弱势群体采取特定或额外的程序加以保护。此外，研究受试者的招募、纳入或排除程序必须公正，不因其他因素有所差异。在对医学研究和技术应用的伦理审查中，更需体现公平正义原则，重点审查研究者的实验设定对受试者是否存在不公义行为，因为研究者对自己所研究的项目最为知情，他若想为了利益而有意制造不公，仅仅靠伦理委员会的审查是很难去监督规制的。审查过程中涉及利益抉择时要考虑道义，主张先义后利，以义制利。资源分配公正要求以公平优先、兼顾效率为基本原则，优化配置和利用医疗卫生资源。卫生资源的分配分为宏观分配和微观分配。宏观分配是国家能得到的资源分配给卫生保健以及卫生保健内部各部门的分配，微观分配是医务人员、医院和其他机构决定哪些人将获得可得到的资源，尤其是涉及稀有资源时。一般说来，分配的公正要求遵循以下规则和程序：首先需要规定规则和程序决定哪些人属于可以得到这种资源的范围，如年龄、成功的可能和希望、预期寿命、心理素质状况等一些医学标准进行初筛。然后再根据规则和程序，从医学可接受的范围中决定哪些人得到这种资源，这组规则和程序的规定常常要参照社会标准，包括个人的应付能力、病人配合治疗的能力、社会应付能力和经济支付能力、病人的地位和作用、过去的成就、潜在的贡献等。

西方的伦理审查的传统规范伦理学（功利主义和义务论）中的公正原则，在某种程度上分离了正当与善，公正往往变成程序的刻板要求而丧失了程序制定的本来目的。在儒学伦理学说中，公义是个体能够正确处理义利关系的能力和品格。这对当前在伦理审查领域和医学人体研究领域如何处理种种利益冲突，如何对待义与利的关系指明了方向。

总之，医学的技术化、市场化、医患关系的物化（这里指不合理的物化）倾向与医学的人本性相背离，今天我们强调回归人性的医学就是要强化医学的人文关怀，找回医学失落的人性，这无疑需要在强调人本主义、自主尊重、公正公平的基础上进行进一步的自律。同时结合合理而适当的制度安排，采取加快推进医药卫生制度的改革、加强医院管理和建立医务人员的医德评价、奖惩机制、强化医德教育等措施。并在这些制度、教育措施的合理的价值选择基础上，保证合理价值规范的实现。

第二节　医学伦理审查制度建构的价值选择

医学伦理审查属于以解决问题为取向的应用伦理学范畴，医疗实践中，一些生命伦理难题是由现代生物医学技术和卫生保健实践所引发的，具有新颖性和前沿性，与现代对民众自主意志的尊重和道德多元化的社会现实紧密关联。在面对具体道德难题时，医学伦理审查要"为实质上不同的、内容丰富的生命伦理学和卫生政策的探讨留下余地，包括对生命伦理学的亚洲探讨法"[①]

一　探索高医学技术的治理，创建"负责任"的研究与创新模式

19 世纪末，德国古典主义哲学家本雅明面对即将到来的新世纪曾说："科学是一把双刃剑，这一点人类迟早会明白。"他认为，科学技术的发展对人类既产生了正面效应，也产生了负面效应。作为人类文明的原动力，科学技术在各个领域都实现了突破性进展，而人类在这种不

---

① 邱仁宗：《21 世纪生命伦理学展望》，《哲学研究》2000 年第 1 期。

断的自我挑战之中创造了以往任何时代都无法比拟的科技成就。近代以来已发生三次科技革命，当前我们正处于第四次科技革命的浪潮之中。毋庸置疑，科技在我们的生活中已处于一种无法替换的位置，在这个前所未有的高科技时代，科学技术在创造了巨大物质财富的同时也不断地推动着社会向前发展。然而，科学技术却是一把"双刃剑"，现代科技在造福人类的同时，也往往会带来一系列负面效应，其在发展和实际应用过程中有时会违背人类发展它的初衷，而这种矛盾正随着现代化与全球化的进程不断地凸显与普遍化。在历史的发展过程中，科学研究的进步势必会冲击挑战人们的伦理观。伦理是从概念角度上对道德的哲学思考，其通过对人类行为的规则或准则进行分析，提供论证，以解决在新的境遇中不同价值冲突引起的道德难题。① 纵观历史，由于科技与伦理道德在属性、评价标准及变革速度等方面存在显著差异，因此无法实现完全的和谐统一，两者处于冲突矛盾之中的情况不在少数，以传统伦理观为基础的科技进步是不符合科技发展的客观规律的，而人类在无法对科研活动发挥正确的伦理干预作用之时，势必会受到一系列的消极影响，甚至危害到自身的生存与发展。

现代科技的发展所引发的伦理道德冲突越来越具有深层次影响。以克隆技术为例，克隆人的研究与现行的普遍伦理观念或更为根本的人道原则有违背之嫌，这是对人类自然发展的一种干预，而且可能会导致严重的社会后果。克隆带来的冲突或许会比以往任何一项生命技术所造成的影响都要严重深刻，人的亲缘关系将从根本上发生改变，人的生育概念和传统生育模式将被彻底打破，人类基因的多样性也可能因此而遭到破坏。而如若以经济利益为首要目的，那么后果将更加令人担忧。国际上一些发达国家通过各种手段掠夺发展中国家的基因资源，并利用基因专利权企图垄断基因的研究，从而引发了一系列关于基因专利的争端与矛盾。这是与科学研究宗旨相违背的行为，更是对伦理道德的剧烈冲击，很可能会使科学研究错位，损害人类自身的生命利益。现代科技与以往相比，引发了更加直接、迅速及尖锐的冲突。在古代或是近代，科学技术与伦理道德之间的矛盾冲击相对来说比较平缓与隐蔽，多从侧面对人类产生影响。而到了现代社会两者之间的冲突表现为科学主义与人文主义的对立，科学主义以科学

---

① 管晓翔等：《医学科研过程中的伦理学思考》，《中国医学伦理学》2010 年第 4 期。

至上的观点及自身所拥有的众多特点与伦理道德产生了直接而尖锐的矛盾，缺乏了伦理道德对其的制约与限制，也忽略了人文主义的重要意义。随着科技的迅猛发展，人类在各个领域广泛涉猎并通过不断地创新研究以求最大范围、最大限度地探究自然的奥秘，创造最多的物质财富。但接踵而至的是科技进步所引发的一系列伦理道德冲突，不同的领域都会有相应的矛盾，引发人类深思。例如，核武器的大量生产所带来的环境污染及核安全、核恐慌等技术伦理问题，网络技术所带来的人格虚伪、网络犯罪等网络伦理道德问题，高科技的不断开发所带来的生态失衡、资源匮乏、物种灭绝等生态伦理问题，以及人工授精、胚胎干细胞研究、安乐死等带来的生命伦理问题。

负责任创新（responsible innovation，也称 Responsible Research and Innovation，RRI）是近年来欧美国家提出的一个新的发展理念，得到了理论界和社会上的广泛重视，学界目前尚未就负责任创新的具体定义、内涵、外延等达成共识。2011 年欧洲委员会（European Commission）发布《地平线 2020》报告，首次将"负责任创新"列为欧盟战略发展的重要内容，列入 2020 年远景规划。2013 年，又发布《加强负责任创新》报告，系统阐述了负责任创新的理论框架。

"负责任创新"是人类创新观念上的一次颠覆，其要求从科技研发环节的最开始就引入伦理考评，充分考虑各个利益相关者的价值诉求，变伦理事后评价为伦理上游参与，使得整个技术创新环节从开始就可以实现真正意义上的"负责任"。欧盟将负责任创新概括为一种包容性过程，其核心是：在技术研发与创新过程中，创新者、决策者、企业、公民和非政府组织结合起来，建立起技术与社会、管理与伦理的有效合作关系，体现创新研究尊重与维护人权、增进社会福祉的价值归旨。① 其特征是将更多要素纳入责任系统之中，更多考虑人权，追求创新成果绿色化和普惠化，具体包括：关注创新过程中社会伦理方面的问题，包括社会伦理因素如何塑造创新过程，以及创新过程产物和目标产物有哪些社会伦理方面的意义和影响；科技创新的各相关主体和行动者共同参与协商；对创新过程的早期介入和实时评估等。

---

① 张春美：《"负责任创新"的伦理意蕴及公共政策选择策略》，《自然辩证法研究》2016年第 9 期。

　　当下，"负责任创新"已经成为传统创新观念的深化和延展，其主要目的是将伦理嵌入技术发展的各个环节之中，从而在负责任创新的框架内，重新看待、审视和解决道德超载的问题。创新者本身能够有效地形成与社会之间的双向影响及互动，并且有效地确定产品本身的伦理可接受性、可持续性等，最终实现科技在伦理道德架构之中的合理发展。从根本上而言，负责任创新所要形成的是科技的发展和社会良性发展之间的有效沟通，避免唯科学、唯技术现象发生，真正地实现科技协同社会发展，既确立科技发展在社会发展中的地位，又以"负责任创新"作为外部环境的规约，确立"负责任创新"参与社会的架构，使科技能够更好地造福人类，促进人类社会良性、健康、有序地可持续发展，最终服务社会本身。

　　诚然，传统技术创新的价值困境在当代已日渐凸显，建立一个可持续发展、实现人与自然和谐相处的创新模式至关重要，而负责任创新就是针对这种要求的创造性尝试。"负责任创新"模式的产生，能够有效地降低科学技术本身不确定性给社会、人类和自然带来的未知风险，如对于纳米技术、转基因技术、核技术、军事和安保技术等诸多的争议性创新，深刻分析其所涉及的社会、道德、环境等因素与目标、动机、影响之间的密切关系，使技术创新与社会伦理有机缝合。因此，"负责任创新"所要建构的是完全不同于工业革命以来形成的科技与经济一体化模式，而是以全社会为参与建构"负责任创新"的主体，形成基于行动的权宜、动态、可行、可修正的伦理框架。即以伦理学学科为出发点，连同政治、经济、社会等各个领域，形成一种"内在"和"外在"交叉互动、科技和社会相互"辅助"、"人"和"社会"有效联动的伦理生态。在"负责任创新"伦理生态的构建上，创新主体将对社会生态与伦理价值需求给予必然的关注，并将创新置于更大利益攸关主体共同治理的机制范畴内，预测创新的潜在问题与价值反馈，从而构建了多元主体共同参与的响应性机制。

　　总之，"负责任创新"是一种道德观念、价值取向和伦理实践，彰显出内涵丰富、意义深远的伦理意蕴。人类继农业文明和工业文明之后正走向全新的技术文明时代，"负责任创新"理念作为"可持续发展"理念在当代的深化与发展，对我国的科技创新、社会进步及经济发展等各方面都具有重要的启示及重大的意义。当然，"负责任创新"模式提出的时间尚短，作为一个新理念仍存在着一些局限，因此我们应当在未来不断深化研究，最大限度地发挥其理论和实践价值。而当前我们所面临的一项重要任务是构建具有中国特色的技术创新伦理观，通过对现有模式的创新，坚持科学、绿色、节能、环保的"负责任创新"路线，形成在科技创新的活动或过程中人们所需共同遵循的行为规范和伦理准则。

二 以传统文化为基底，构建中国特色医学伦理审查制度

在中国的伦理审查理论体系中，无论是遵循理论还是适时权变，都对审查者和研究者的道德修养提出了很高的要求。我们必须结合中国优秀的传统文化，在西方普遍原则的基础上，建构一个德性与制度相契合的医学伦理审查理论体系，从根本上抑制功利主义泛滥，防范和消除医学科学研究中的主动作恶，为中国的伦理审查制度建设提供一种实践的路径。

1. 仁：医学伦理审查应融入仁爱观念。儒家的核心概念"仁"是人们内心的道德情感和要求，仁是出发点、目的和根本。仁的含义在于爱，博爱于人。董仲舒在孔孟"仁义之道"基础上，提出了"仁者"的概念。在《春秋繁露》的《仁义法》之中进行了讨论，并且把"仁"上升到了"法"的高度，将是否具有"仁心"作为判断君子的最高、最终标准，并且在此基础之上将此道德品质视作君子应该遵守的道德规范。"仁"爱之道，不仅侧重于现实，同时还服务于政治。"仁"爱的思想在于关爱他者，以君子的美德来践行仁爱，不仅要对自己严格，对他人宽厚。只有这样才符合圣人之道："君子攻其恶，不攻人之恶。不攻人之恶，非仁之宽与！自攻其恶，非义之全与！此之谓仁造人，义造我，何以异乎！故自称其恶，谓之情，称人之恶，谓之贼；求诸己，谓之厚，求诸人，谓之薄；自责以备，谓之明，责人以备，谓之惑。"在构建医学伦理审查体系时，必须将"仁"作为核心价值观贯穿始终，以精神指导或具体要求的形式体现在伦理审查的各个方面，如建立健全医学伦理审查制度时以"仁"为指导思想，细化到法律、法规、条款的具体内容；在多方评议机制运行时要注重"仁心仁术"的导向和评价指标的倾向；在宣传教育培训的过程中，需修养医学人员仁爱之心，自觉主动地承担起医学科学研究中的伦理责任。

2. 义：医学伦理审查应体现公平正义。"取之有义，先义后利"，儒家所主张的是通过合理的道义来谋求福利。孔子指出："富与贵，是人之所欲也；不以其道得之，不处也。贫与贱，是人之所恶也；不以其道得

之，不去也。"孔子提出："见利思义，见危授命，久要不忘平生之言，亦可以为成人矣。"儒家辩义利，其本质并不是要阻碍个人去获得利益，而是强调要以何种方式来实现利益的获取。见利思义，以义致力，人们在面对利益时，应该以"义"为尺度，符合"义"的可以去获取，不符合"义"的则应当舍弃。这种观念对于厘清科学技术的边界，构建更为合理、完善的医学伦理审查制度具有重要的作用，同时对于促进人与社会和谐发展具有重要的启示。儒学伦理学说主张公义是个体能够正确处理义利关系的能力和品格，只有以"义"求利，以义导利，才能使社会的整体利益得到实现，才能做出正确的价值判断与选择。① 在对医学研究和技术应用的伦理审查构建中需体现公平正义原则，重点审查研究者的实验设定对受试者是否存在不公义行为，审查研究者在利益抉择时是否结合医学的目的，风险收益比以及人道主义主张。先义后利，以义制利，这为当前医学伦理审查和医学科学研究领域如何处理种种利益冲突，如何对待义与利的关系指明了方向。

3. 礼：医学伦理审查应遵循礼的范式。《礼记·曲礼上》："人有礼则安，无礼则危。"在儒家看来，道德仁义，如果没有在"礼"的规约和匡正之下，就难以有所成就，对人民实行教义也要在"礼"的完备之下。论辩本身没有在"礼"范畴之下，就没有办法解决。所谓"明礼"，一是明礼之仪，学礼以立，使自己教养有素，处事有节；二是明礼之义，恭敬辞让，尊重他人并获得他人的尊重；三是明礼之用，以和为贵，建立协调的人际关系。这些，就是儒家明礼思想的基本内容。② "明礼之用，以和为贵。"礼作为道德规范，在于促进人们之间的和谐相处，促进社会和睦安定。儒家主张："礼之用，和为贵。先王之道，斯为美；小大由之。有所不行，知和而和，不以礼节之，亦不可行也。""各美其美，美人之美，美美与共，世界大同"，针对不同的文化范式，错综复杂的关系，我们要做的不仅仅实现对于自己的尊重，同时也要尊重他人，在相互尊重的过程之中，明确个体之间的差异。在医学伦理审查实践中，研究者与受试者之间交互的过程，就是实现个体之间相互尊重、相互信任的过程，明礼之

---

① 贺苗：《儒家伦理对辅助生殖技术的价值评判与思考》，《构建中国生命伦理学：新的探索》，中国人民大学出版社 2017 年版，第 139 页。

② 黎红雷：《"仁义礼智信"：儒家道德教化思想的现代价值》，《齐鲁学刊》2015 年第 5 期。

仪，学礼以立，使医生和患者都形成好的素养，处事有节。

4. 智：医学伦理审查应兼顾各方利益。"智"是儒家最基本最重要的德行之一，《中庸》中："知（智）、仁、勇三者，天下之达德也。"《中庸》本身的"尊德问学"三句："君子尊德性而道问学，致广大而尽精微，极高明而道中庸"，其实就是对儒家明智思想的最好诠释。"尊德性而道问学"，就是要求学而好知识，明辨是非——"好学近乎知"，孔子所谓"知者不惑"，孟子所谓"是非之心，智也"。"致广大而尽精微"，就是要慎微慎独，积善成德，即《中庸》所谓"莫见乎隐，莫显乎微，故君子慎其独也"，荀子所谓"积善成德，而神明自得"。"极高明而道中庸"，就是要合乎中庸，德行有度，即孔子所谓"中庸之为德也，其至矣乎"，《中庸》所谓"致中和，天地位焉，万物育焉"。以上，就是儒家明智思想的基本内容。"智是达到仁的境界，智慧、智识的人，才能识人、知人、做人，也才能明辨是非、行仁、成仁"。儒家所指的知识，不仅指文化知识，而且包括道德知识。文化是知识，道德也是知识，而且是更根本的知识——后者与其称之为"知识"，毋宁称之为"智慧"，更准确地说，是"道德智慧"。孟子指出："仁之实，事亲是也；义之实，从兄是也；智之实，知斯二者弗去是也。"所谓"智"，就是认识道德、实践道德、始终不背离道德的精神。在医学伦理审查中，"智"的具体体现就是审查研究行为是否全面兼顾国家利益、科学利益和研究者利益，要求精心科学设计研究方案，正确制定安排和计划，提前预知研究过程可能出现的状况，客观评估研究对受试者的疾病和健康的意义与价值，同时预测和评估研究活动在科学上的利弊，充分发挥研究者的主观能动性，严密地驾驭和控制科学研究的过程，避免伤害的发生，同时对构建现代和谐的研究者与受试者关系具有至关重要的作用。

5. 信：医学伦理审查应加强诚信管理。中国传统文化把诚信当作一种美德，强调要强化内心体认和自觉，强调做人的道德修养境界。"诚信之德内蕴着西方公正、正义等道德要求，只有合道载义的诚信才是善良、正直的诚信，才能体现社会公正、公平和正义，诚信之德与社会道德体系的其他规范相互贯通并居于核心地位。"医学伦理审查中应提倡诚信为行为准则，要求研究者在医学科学研究活动中主动承担自己的角色所应承担的社会责任和道德义务，通过审查完善信息化管理，建立诚信体系，涉及申办者、CRO、研究者、伦理委员会及批准情况及试验项目的基本信息等，做好临床试验动态的监管，对研究机构的机构情况、人员、临床试验项目等信息需要进行共享、反馈的监管，重视临床试验中安全信息监测、评估和预警。从核查（跟踪检查）中采集信息，建立信用档案，这将很好地成为今后建立诚信体系、监管及复核检查的依据。

总之，遵守社会秩序和行为规范是一回事，提高德性水平则是另外一回事。事实上，"有美德的人倾向于更主动地学习专门知识和管理技术，并且因为其内心正直公正，所以，能够更加自觉地理解和执行社会公正规范"。片面依赖制度的强制作用，也许能维持正常的社会秩序，但却弱化了制度中原本就有的德性内容和道德要求，也使得维持制度运转的成本越来越高。在医学伦理审查中，需要坚持德性与制度的契合表现为二者的统一与平衡，德性与制度同二者既不可或缺又不可偏离，或许有些阶段偏向制度多一点，但有些时候又强调德性多一点。

三　完善医学伦理审查制度，深化医学伦理审查整体性建构

综上所述，我们在掌握现今中国医学伦理审查的现状，制定出初步的伦理审查制度实践路径构想还远远不够，如何结合各国特殊的文化，结合中西方制度，使之成为最有效的伦理审查制度，才是今后研究的方向。为此，我们必须进一步对伦理审查的制度优化提出建议和举措：（1）伦理审查制度的实践首先要依靠完善的制度，如何利用制度进行实践并针对特殊情况进行灵活调整是我们需要探讨的地方，而我们也会从制度的优化入手，进行多方位的调查、分析、建议，使我们的实践路径构想更加完善，更加具有可操作性。（2）结合伦理学（包括医学伦理学在内的广义伦理学）和当前社会情况进一步分析伦理审查瓶颈存在的深层次原因：伦理审查是因为医学而生，但是现在更多的是服务于社会、服务于人类，对它的研究已不能仅限于医学伦理学或生命伦理学的范畴。伦理审查体系或是其载体——伦理审查委员会作为一个肩负重任的实体机构，其发展与伦理哲学密不可分。而伦理审查的灵魂核心——医学伦理学原则也必须是扎根于本土的道德规范，只有更全面地了解西方伦理和中国伦理，在对比的基础上加以融合，才能为伦理审查制度实践创造良好的氛围。（3）深入研究如何将中国传统元素更好地融入医学伦理审查并提出建设性意见，真正落实具有中国特色的医学伦理审查治理模式。除了在制度、法律等方面进行完善，"仁爱""公义""智识""诚信"等中国传统的优秀品质能够真

正渗透到医学伦理审查甚至是现代医学的每一方面，而这需要医学伦理委员会、政府部门、科研人员包括受试者的积极配合参与，如何使他们意识到医学伦理审查的重要性并努力优化自身素质，找到良好的方法并对其积极引导也是我们今后的方向。医学伦理审查存在于中国的特殊场域，在以经权、常变为重要特点的儒家经权文化背景下，衡量行权的尺度取决于人的内在因素，并非受到外在规范的制约。基于"有执"而来的西方伦理审查制度，如何适应儒家"权变""无执"的巨大消解力和惊人融合力，发展成在中国社会能够运行良好的既符合国际要求，又适应中国国情的新的伦理审查制度非常值得深入探讨。

"随着社会的平面化和治理的多元化，类型纷杂、功能各异的公共平台尤其是政府的公共服务平台不断涌现，当因市场失灵及其他不确定性因素导致社会经济主体之间难以进行有效协商与合作时，政府作为第三方为其搭建平台，意义十分重大。"① 针对医学伦理委员会独立性不足的问题，我们认为需要建立社会第三方平台，让政府购买服务，使伦理委员会成为独立于政府的评估机构。从政府角度来看，建立医学伦理审查第三方平台有利于明确政府在医学伦理审查中的职能定位与职能转型，有利于处理好政府与医院、社会、市场之间的关系，体现掌舵与服务不可分离的特质，有利于政府有效地行使对社会的管理职能。从医学伦理审查自身来看，建立社会第三方平台，就能像医学会现在的模式，摆脱内部和外部的干扰，能提供公平、规范、有序的运行环境和有关保障，工作更具科学性、权威性，营造融洽、信任的氛围，方便交流、合作与创新，有利于相关方伙伴关系的建立和维持，为长期的无边界合作夯实基础。

探索 IRB 认证，建立多方评议机制。针对监督不到位的问题，可建立多方评议机制。将多方评议作为一种督促伦理审查的重要手段，从而优化行业环境。近年来，一些国家和地区正在探索筹备建立伦理审查委员会认证体系。美国医学与研究公共责任组织（PRIM&R）、美国医学院协会、美国大学联合会、国际实验生物学协会、社会科学协会联盟 5 家组织共同成功打造了美国伦理审查委员会（IRB）认证体系，对推动 IRB 高质量、高水准的伦理审查起到了重要作用，并节省了政府对 IRB 运作监管的成

---

① 刘家明：《论政府第三方平台建设——以地方政府产学研合作平台为例》，《江西行政学院学报》2014 年第 7 期。

本。组织或学术协会开始致力于制定对 IRB 及人类研究保护项目（HRPP）的系列认证标准。[①] 这是一项自发自动的活动，是打造 IRB 认证体系的原动力。这些认证受到研究者、受试者和管理部门的欢迎和认可。认证标志着一个有效运作且高品质的研究，能增强其声誉及其实施研究的质量，使其更有竞争力获取资助。

　　医学伦理委员会是医学伦理审查中至关重要的部分。现阶段我国医学伦理委员会主要包括机构伦理委员会和区域伦理委员会。机构伦理委员会由各个机构单独建立，对机构内部情况了解且便于审查追踪，但是其存在审批速度迟滞、审批工作不够规范化和专业化以及存在利益冲突等不足。不同于机构伦理委员会，区域伦理审员会采取统一申报、统一审查的方式大大节约了审查时间，同时，整合相应区域内的专家学者力量，培养专门从事伦理委员会工作的专家和工作人员，从而提高审查水平。区域伦理委员会可对标准进行统一，避免出现各机构内的利益冲突，对伦理审查的公正性具有重要意义。但区域伦理委员会也存在对机构不了解，跟踪审查不及时的问题。机构伦理委员会与区域伦理委员会应相辅相成，取长补短，相互建设。但现阶段区域伦理委员会在我国建立较少，发展较慢，主要是机构伦理委员会发挥较大的作用，因此，我国应加快对区域伦理委员会的建设，明确其职能和工作范围。这样有利于各处伦理委员会人员素质提高，提高伦理委员会水平，加快伦理审查速度，使伦理审查公正、准确的进行。

　　医学伦理审查制度逐渐完善，对临床试验的要求越来越细化，研究者需要获得实验所涉及的各个医院的审查同意才能开展活动，耗费大量的财力物力。同时，在我国现已颁布的相关文件中无明确表述伦理委员会具体的统一的操作指标，导致不同的伦理委员会审查工作尺度不一，审查标准差距大，从而出现了某些科研方案在一家医院被否定，同样的方案却在另一家医院获得批准的情况。归根到底，是由于医学伦理审查结果互认制度没有确立。目前我国医学伦理审查结果缺乏互认制度导致每一个项目的审查都耗费大量的财力物力，被审批的项目在全国没有明确是否能开展的标准。可能出现项目被城市正规医院审批终止后，却在偏远地区开展的情

---

① 田冬霞、张金钟：《美国机构伦理审查委员会认证体系的启示》，《中国医学伦理学》2006 年第 4 期。

况，这极有可能损害当地民众的知情同意权甚至危害其身心健康，与医学伦理审查目的相悖。完善和落实管理制度和标准操作规程（SOP）是确保试验质量的重要环节。我国应着重针对我国国情，制定伦理委员会工作的具体指南和统一的标准操作规范。同时让医学伦理审查结果互认，即在统一的标准下对项目进行审查，审查结果对各家医院均具有效力，这不仅节约成本，还对社会稳定具有重要意义。

医学伦理审查内容包括实验前的伦理审查以及实验过程和结束后的跟踪审查，目前我国伦理审查委员会的工作重心主要在实验前期的伦理审查，忽视了试验中、后期的跟踪审查。跟踪审查具体采取现场督查、听取总结报告、制定跟踪审查计划、违背方案审查、结题审查等形式，并且要求对试验项目进行年度定期跟踪审查，是对后期项目修改内容是否合理、是否保障受试者的知情同意权和利益的调查，对保障受试者具有重要意义。部分医院对跟踪审查的重视度不断提高，但是在社会中没有得到普遍的重视和认可，也没有形成统一的操作规范，许多医院存在审查程序过于简化的问题。这都会导致受试者权益受到侵犯。建立健全的跟踪调查机制刻不容缓，主要在于健全伦理审查委员会监管机制，加强伦理委员会的重视程度，明确跟踪审查的内容和范围，要求研究者在不良情况发生时及时向伦理委员会申报，避免出现更严重的伦理问题。

加强伦理建设和培训，医学院校应建立健全医学伦理教育大体系，提高医学生的伦理自主意识；机构内部要定期对医学伦理委员会进行培训、考核，并将考核成绩纳入年度考评；对医务人员而言，可与院内各科室合作，加强研究者的培训与继续教育，教育与培训的方式主要是学术讲座、案例讨论等，内容趋向于基本伦理原则（尊重、不伤害、有利和公正），提高其对伦理审查重要性和复杂性的认识，如 GCP 知识培训、伦理知识培训、科研方法研讨、伦理时事讨论等；对社会公众而言，教育与培训主要采取发放宣传资料、科普讲座等形式。另外，机构还需要对医学伦理委员会委员进行系统的培训，提高他们的职业素养和工作水平。

第八章

思考与展望
——医学向何处去

19世纪，查尔斯·狄更斯在《双城记》中写道："这是一个好得不能再好的时代，这是一个坏得不能再坏的时代；这是闪耀着智慧的岁月，这是充满着愚蠢的岁月；这是富于信仰的时期，这是怀疑一切的时期；这是光明的季节，这是黑暗的季节；这是充满希望的春天，这是令人绝望的冬日；我们无所不能，我们一无所有；我们都在升天堂，我们大家都在下地狱。"

在医学技术高速发展的今天，我们一方面感受到了现代医学技术带来的各种奇迹，同时也遭遇到了大量的道德难题和伦理困惑。在一念天堂一念地狱的转瞬之间，我们应该重新唤起心底对于伦理的认知。站在生命和伦理抉择的十字路口，放慢匆忙前行的脚步，重新审视中国医学伦理发展的整个历程，从历史的可能中找寻未来发展的方向，以积极的理论发现，促进医学伦理发展和现实社会之间的良性互动。在科学技术不断发展的当下，通过医学伦理本身所表现出的对于民族和阶级话语权利的超越，凸显医学伦理在建构和完善整个医学发展体系当中所起到的重要作用，在技术呈现出裂变与演进发展态势的大环境下，更好地体现出医学伦理参与社会建构的姿态。

在医学技术高速发展的今天，人们往往有这样一种观念，如果某事能够做，那么就应当去做。如果按照这一观念，医学科学和技术能够做而且能够做到的事情，就是现实生活中可以做和应当去做的事。然而，事实并非如此，这种观念也已受到各方质疑。现代生物医学的发展也将人们推进选择的难题中，科学的可能性越多，意味着人们将面临更为困难的选择。一方面"我们无所不能"，科学变得似乎可以改变一切；另一方面"我们一无所有"，面对一些可能，原来的理论变得苍白无力。作为医学科学和技术的任务是解决"能够"或"不能"的问题，而伦理学的任务则是面对"应该"或"不应该"。

罗伯特·M.维奇（Robe M. Veach）在《医学伦理学实例研究》一书中指出："每个医疗行为都含有价值考虑的因素。一个严肃对待医学伦理学和生物伦理学问题的人所必须具备的第一种技能，就是从另外那些似乎平凡而不包含价值选择在内的情况中，看到价值评价的一面。"日本著名学者池田大作（Daisaku Ikeda）在《展望 21 世纪——汤因比与池田大作对话录》一书中说："医学越是具有直接左右人的生命的力量，医生如何运用它就越成为大问题。医学的力量如果妥善应用，就可以给人类带来无量的幸福。但若滥用就很容易破坏人的生命。"如此看来，科学的"可能"是一回事，而伦理学的"应该"又是一回事。科学上能做或能做到的，不一定就是伦理学上可以做或应该做的。

因而，随着医学技术的快速发展，医学本身所承载的已然不仅仅是个体的生命，隐藏在每个个体生命背后，对于整个人类未来发展的责任已经成为医学必须要面对和解决的问题，而这也正是医学伦理本身的价值和意义所在。可以预见的是，在未来的医学研究、技术开发和临床应用之中，会不断地出现更多的伦理问题，当然这些问题并不仅仅是为科技伦理学和科学技术哲学提供研究的素材，更为重要的是这些"不可预见"的伦理问题能够大大增强伦理学对于这些问题的指导。我们通过反思生物医学的失误与问题，提出让"人"重新回到医学的中心，从而真正解决现代医学领域的各种伦理失范与异化问题，对于消解医学发展的现代性危机，完善现代医学的价值坐标，引领当代医学发展的正确方向具有重要意义。

那么，如何能更好地在科技创新与生命伦理之间维持平衡？这是医学未来发展过程必须要解决的问题。长期以来，我国的科学技术始终处于高速发展的状态中，不同领域的伦理规范也在不断地改进之中。但是，从总体上看，规范的改进与科技的迅猛的发展相比仍处于相对滞后的局面。科学技术的更迭换代以及社会各个领域所创造出的新的成果，已远远超越了原本伦理学所关涉的范畴。这在客观上使得原有的伦理道德规范面临着日益严峻的挑战，由此而带来的世界范围内的伦理问题，要求我们需要用更为审慎的态度来面对可能存在的风险，在加强对科学技术伦理治理的同时，逐步完善医学伦理审查制度。

今天，我国已经迈向了从科技大国向科技强国转变的征程。但是，在这转变过程中，我们必定会面临各种挑战。我们不仅需要整合科技、经济、文化等各种要素以激励创新发展，同时更要保持良好的科技创新行为确保科学技术的健康发展，最终使得科学技术能够真正地实现为全人类谋求福祉的终极目标。20 世纪以来，科学技术已经渗透到了我们生活的各个方面，这就促使我们不能以漠然的态度来对待科学技术给人类文明所带来的影响。科学、技术、生产和管理一体化的迅速实现，将商业化利益的冲突、专业所引发的不均匀分配直接摆到了我们的面前，我们需要以正确、冷静的态度，重新看待科学技术对于人类的影响。现代科学技术面临的是来自全世界的"追问"，只有注重伦理道德和科学技术之间的关系，才能够真正意义上建立科技强国。为此有必要建立有效的双轮驱动机制，通过科学和伦理两种途径影响世界，推进人类文明发展，在国际事务中树立负责任大国的形象。

事实表明，随着创新在我国科技和经济运行中的常态化，伦理在科技事务中扮演着愈来愈重要的角色。其中，伦理监管就是对于科学技术有效管理的重要内容和手段。与以市场为代表的冒险性制度相对应，现代科学技术往往具有较大的不确定性，正是这种不确定性给科学技术的发展带来了诸多不可预知的风险，新技术的产生不仅是对原有技术的提升，更有可能触及人类道德规范的"红线"。现代社会体现了一种以"人为风险"为主导的风险结构，其引发的日益增多的价值冲突与道德悖论，导致传统的"做了再说"的治理方式处于难以有效应对的境地。近年来发生在我国的重大科技伦理事件表明，我国在伦理监管方面存在制度缺陷。追根究底，造成我国伦理监管缺陷的主要原因是政府长期以来行政上的隶属关系的维系，相关部门、机构之间并没有能够形成有效的沟通机制，造成了相互之间"推诿"现状。

因此，我们亟须建立一套更为完善的监管制度，更为合理有效地强化监管机构，并进一步完善其中的管理程序以及伦理规则。通过公开、透明的规章、政策、规范以及法律的制定，实现从基础研发到产业应用的新技术全过程管理、全周期管理。

用中国传统文化来滋养和促进我国的医学伦理的发展势在必行。中国语境下的规制越来越成为关键问题。尤其当伦理成为国际科技竞争的重要方面时，如何在国际伦理规制框架下，探讨和提出基于中国本土文化和社会情境的伦理规则，并使其得到国际社会的认同，这将是我们实现世界科技强国目标必须认真面对的重要问题。只有将医学伦理真正地根植在中国的文化范式之中，融入自己的语言价值体系和文化理念传统，中国医学伦理才能够实现和世界医学伦理的"平等"对话，才能够更好地展现中国医学伦理真正的魅力，并最终建构属于中国医学伦理自身的"话语权"。

几十年来，中国学者通过各自不同的努力，积极地对中国医学伦理的发展进行探索，以寻找在中国传统文化语境之中医学伦理发展的新方向。我们已经逐步摆脱西方医学伦理思想对于中国医学伦理发展本身所形成的桎梏，开始了对于中国医学伦理思想的重构，以文化自信为基础，推动医学伦理的本土化建设。

当历史已然进入一个实利时代，怀想和探究医学伦理的价值和意义，对于探索人类的生存处境和精神出路，有着不容忽视的重要价值和启示。当科学进入了一个通过对社会带来实际利益来表达自己价值的时代，科学即被置身于社会的权威之下。面对科学的加速迭失和颠覆性技术的涌现，科学的不确定性和技术的两用性问题日益凸显，社会寄希望于通过一种对科学应用和技术后果的评估方式达到管控科学技术不轨行为的目的，并建立起与科技发展相适应的治理机制及规则，以保障科学技术的健康发展。在我国由文化大国走向文化强国的今天，习近平总书记明确提出，让中国人"自信"的"文化"至少包括三个层面：中华优秀传统文化、革命文化、社会主义先进文化。而这三个层面对于提升我国医学伦理的文化自信具有里程碑似的意义和价值。从中国优秀的传统文化中继承"医乃仁术"的道德信仰，借鉴革命文化中牺牲奉献的精神来提升医生的道德品质，从社会主义先进文化的架构下，更为合理完善地构建具有中国特色社会主义的医学伦理学，让中国医学伦理的声音能够响彻国际医学伦理平台，树立中国医学伦理事业应有的文化自信。这样，我们必将会迎来中国医学伦理美好而辉煌的明天。

或许，未来我们需要面对更多的困惑，或许明天我们需要面对更多的抉择，或许失败仍旧是前进道路上"必不可少"的过程。但是，我们永远不会被"击倒"，因为这不仅仅是中国医学伦理的魅力，更是中国医学伦理永远的使命。

附　录

医学伦理审查相关法规与指南

一　国际相关规范与指南

（一）《纽伦堡法典》

第二次世界大战时，德国纳粹分子借用科学实验和优生之名、用人体试验杀死了 600 万犹太人、战俘及其他无辜者。战败后，这些为首分子被作为战犯交纽伦堡国际军事法庭审判，其中有 23 名医学方面的战犯。同时，纽伦堡法庭还制定了人体试验的基本原则，作为国际上进行人体试验的行为规范，即《纽伦堡法典》，并于 1946 年公布于世。《纽伦堡法典》也是人类社会历史上科学规范人体试验的第一部伦理法典，其主要内容包括：

1. 受试者的自愿同意绝对必要。这意味着接受试验的人有同意的合法权利；应该处于有选择自由的地位，不受任何势力的干涉、欺瞒、蒙蔽、挟持，哄骗或者其他某种隐蔽形式的压制或强迫；在对于试验的项目有充分的知识和理解，在足以做出肯定决定之前，必须让他知道试验的性质、期限和目的；试验方法及采取的手段；可以预料得到的不便和危险，对其健康或可能参与试验的人的影响。确保同意的质量的义务和责任，落在每个发起、指导和从事这个试验的个人身上。这只是一种个人的义务和责任。

2. 试验应该收到对社会有利的富有成效的结果，用其他研究方法或手段是无法达到的，在性质上不是轻率和不必要的。

3. 试验应该立足于动物试验取得结果，对疾病的自然历史和别的问题有所了解的基础上，经过研究，参加试验的结果将证实原来的试验是正确的。

4. 试验进行必须力求避免在肉体上和精神上的痛苦和创伤。

5. 事先就有理由相信会发生死亡或残废的试验一律不得进行，试验的医生自己也成为受试者的试验不在此限。

6. 试验的危险性，不能超过试验所解决问题的人道主义的重要性。

7. 必须作好充分准备和有足够能力保护受试者排除哪怕是微之又微的创伤、残废和死亡的可能性。

8. 试验只能由科学上合格的人进行。进行试验的人员，在试验的每一阶段都需要有极高的技术和管理。

9. 当受试者在试验过程中，已经到达这样的肉体与精神状态，即继续进行已经不可能的时候，完全有停止实验的自由。

10. 在试验过程中，主持试验的科学工作者，如果他有充分理由相信即使操作是诚心诚意的，技术也是高超的，判断是审慎的，但是试验继续进行，受试者照样还要出现创伤、残废和死亡的时候，必须随时中断试验。

（二）《赫尔辛基宣言》

世界医学会的《赫尔辛基宣言》是涉及人类受试者的医学研究伦理原则，并在 1964 年 6 月于芬兰赫尔辛基举行的第 18 届世界医学协会联合大会通过，截至目前经过了以下几次修订：1975 年 10 月在日本东京的第 29 届世界医学协会联合大会，1983 年 10 月在意大利威尼斯的第 35 届世界医学协会联合大会，1989 年 9 月在中国香港的第 41 届世界医学协会联合大会，1996 年 10 月在南非西索摩赛特的第 48 届世界医学协会联合大会，2000 年 10 月在苏格兰爱丁堡的第 52 届世界医学协会联合大会，2002 年 10 月在美国华盛顿的第 53 届世界医学协会联合大会，2004 年 10 月在日本东京第 55 届世界医学协会联合大会，2008 年 10 月在韩国首尔的第 59 届世界医学协会联合大会，2013 年 10 月在巴西福塔雷萨的第 64 届世界医学协会联合大会。《赫尔辛基宣言》要求："每个项目开始之前，均需仔细评估预期的风险和负担，并与对受试者的可预见的利益相比较。"

前言部分：

1. 世界医学会（WMA）制定《赫尔辛基宣言》，是作为关于涉及人类受试者的医学研究，包括对可确定的人体材料和数据的研究，有关伦理原则的一项声明。

《赫尔辛基宣言》应整体阅读，其每一段落应在顾及所有其他相关段落的情况下方可运用。

2. 与世界医学会的授权一致，《赫尔辛基宣言》主要针对医生。但世界医学会鼓励其他参与涉及人类受试者的医学研究的人员采纳这些原则。

一般原则

3. 世界医学会的《日内瓦宣言》用下列词语约束医生："我患者的健康是我最首先要考虑的。"《国际医学伦理标准》宣告："医生在提供医护时应从患者的最佳利益出发。"

4. 促进和保护患者的健康，包括那些参与医学研究的患者，是医生的责任。医生的知识和良心应奉献于实现这一责任的过程。

5. 医学的进步是以研究为基础的，这些研究必然包含了涉及人类受试者的研究。

6. 涉及人类受试者的医学研究，其基本目的是了解疾病的起因、发展和影响，并改进预防、诊断和治疗干预措施（方法、操作和治疗）。即使对当前最佳干预措施也必须通过研究，不断对其安全性、效果、效率、可及性和质量进行评估。

7. 医学研究应符合的伦理标准是，促进并确保对所有人类受试者的尊重，并保护他们的健康和权利。

8. 若医学研究的根本目的是为产生新的知识，则此目的不能凌驾于受试者个体的权利和利益之上。

9. 参与医学研究的医生有责任保护受试者的生命、健康、尊严、公正、自主决定权、隐私和个人信息。保护受试者的责任必须由医生或其他卫生保健专业人员承担，决不能由受试者本人承担，即使他们给予同意的承诺。

10. 医生在开展涉及人类受试者的研究时，必须考虑本国伦理、法律、法规所制定的规范和标准，以及适用的国际规范和标准。本宣言所阐述的任何一项受试者保护条款，都不能在国内或国际伦理、法律、法规所制定的规范和标准中被削减或删除。

11. 医学研究应在尽量减少环境损害的情况下进行。

12. 涉及人类受试者的医学研究必须由受过适当伦理和科学培训，且具备资质的人员来开展。对患者或健康志愿者的研究要求由一名能胜任的并具备资质的医生或卫生保健专业人员负责监督管理。

13. 应为那些在医学研究中没有被充分代表的群体提供适当的机会，使他们能够参与到研究之中。

14. 当医生将医学研究与临床医疗相结合时，只可让其患者作为研究受试者参加那些于潜在预防、诊断或治疗价值而言是公正的，并有充分理由相信参与研究不会对患者健康带来负面影响的研究。

15. 必须确保因参与研究而受伤害的受试者得到适当的补偿和治疗。

风险、负担和获益：

16. 在医学实践和医学研究中，绝大多数干预措施具有风险，并有可能造成负担。只有在研究目的的重要性高于受试者的风险和负担的情况下，涉及人类受试者的医学研究才可以开展。

17. 所有涉及人类受试者的医学研究项目在开展前，必须认真评估该研究对个人和群体造成的可预见的风险和负担，并比较该研究为他们或其他受影响的个人或群体带来的可预见的益处。必须考量如何将风险最小化。研究者必须对风险进行持续监控、评估和记录。

18. 只有在确认对研究相关风险已做过充分的评估并能进行令人满意的管理时，医生才可以参与到涉及人类受试者的医学研究之中。当发现研究的风险大于潜在的获益，或已有决定性的证据证明研究已获得明确的结果时，医生必须评估是继续、修改还是立即结束研究。

弱势的群体和个人：

19. 有些群体和个人特别脆弱，更容易受到胁迫或者额外的伤害。所有弱势的群体和个人都需要得到特别的保护。

20. 仅当研究是出于弱势人群的健康需求或卫生工作需要，同时又无法在非弱势人群中开展时，涉及这些弱势人群的医学研究才是正当的。此外，应该保证这些人群从研究结果，包括知识、实践和干预中获益。

科学要求和研究方案：

21. 涉及人类受试者的医学研究必须符合普遍认可的科学原则，这应基于对科学文献、其他相关信息、足够的实验和适宜的动物研究信息的充分了解。实验动物的福利应给予尊重。

22. 每个涉及人类受试者的研究项目的设计和操作都必须在研究方案中有明确的描述。研究方案应包括与方案相关的伦理考量的表述，应表明本宣言中的原则是如何得到体现的。研究方案应包括有关资金来源、申办方、隶属机构、潜在利益冲突、对受试者的诱导，以及对因参与研究而造成的伤害所提供的治疗和或补偿条款等。临床试验中，研究方案还必须描述试验后如何给予适当的安排。

研究伦理委员会：

23. 研究开始前，研究方案必须提交给相关研究伦理委员会进行考量、评估、指导和批准。该委员会必须透明运作，必须独立于研究者、申办方及其他任何不当影响之外，并且必须有正式资质。该委员会必须考虑到本国或研究项目开展各国的法律、法规，以及适用的国际规范和标准，但是本宣言为受试者所制定的保护条款决不允许被削减或删除。该委员会必须有权监督研究的开展，研究者必须向其提供监督的信息，特别是关于严重不良事件的信息。未经该委员会的审查和批准，不可对研究方案进行修改。研究结束后，研究者必须向委员会提交结题报告，包括对研究发现和结论的总结。

隐私和保密：

24. 必须采取一切措施保护受试者的隐私并对个人信息进行保密。

知情同意：

25. 个人以受试者身份参与医学研究必须是自愿的。尽管与家人或社区负责人进行商议可能是恰当的，但是除非有知情同意能力的个人自由地表达同意，不然他/她不能被招募进入研究项目。

26. 涉及人类受试者的医学研究，每位潜在受试者必须得到足够的信息，包括研究目的、方法、资金来源、任何可能的利益冲突、研究者组织隶属、预期获益和潜在风险、研究可能造成的不适等任何与研究相关的信息。受试者必须被告知其拥有拒绝参加研究的权利，以及在任何时候收回同意退出研究而不被报复的权利。特别应注意为受试者个人提供他们所需要的具体信息，以及提供信息的方法。在确保受试者理解相关信息后，医生或其他合适的、有资质的人应该设法获得受试者自由表达的知情同意，最好以书面形式。如果同意不能以书面形式表达，那么非书面的同意必须进行正式记录并有证明人在场。必须向所有医学研究的受试者提供获得研究预计结果相关信息的选择权。

27. 如果潜在受试者与医生有依赖关系，或有被迫表示同意的可能，在设法获得其参与研究项目的知情同意时，医生必须特别谨慎。在这种情况下，知情同意必须由一位合适的、有资质的且完全独立于这种关系之外的人来获取。

28. 如果潜在受试者不具备知情同意的能力，医生必须从其法定代理人处设法征得知情同意。这些不具备知情同意能力的受试者决不能被纳入对他们没有获益可能的研究之中，除非研究的目的是促进该受试者所代表人群的健康，同时研究又不能由具备知情同意能力的人员代替参与，并且研究只可能使受试者承受最小风险和最小负担。

29. 当一个被认为不具备知情同意能力的潜在受试者能够表达是否参与研究的决定时，医生在设法征得其法定代理人的同意之外，还必须征询受试者本人的这种表达。受试者的异议应得到尊重。

30. 当研究涉及身体或精神上不具备知情同意能力的受试者时（比如无意识的患者），只有在阻碍知情同意的身体或精神状况正是研究目标人群的一个必要特点的情况下，研究方可开展。在这种情况下，医生必须设法征得法定代理人的知情同意。如果缺少此类代理人，并且研究不能被延误，那么该研究在没有获得知情同意的情况下仍可开展，前提是参与研究的受试者无法给予知情同意的具体原因已在研究方案中被描述，并且该研究已获得伦理委员会批准。即便如此，仍应尽早从受试者或其法定代理人那里获得继续参与研究的同意意见。

31. 医生必须完全地告知患者在医疗护理中与研究项目有关的部分。患者拒绝参与研究或中途退出研究的决定，绝不能妨碍患者与医生之间的关系。

32. 对于使用可辨识的人体材料或数据的医学研究，通常情况下医生必须设法征得对收集、分析、存放和/或再使用这些材料或数据的同意。有些情况下，同意可能难以或无法获得，或者为得到同意可能会对研究的有效性造成威胁。在这些情况下，研究只有在得到一个伦理委员会的审查和批准后方可进行。

安慰剂使用：

33. 一种新干预措施的获益、风险、负担和有效性，必须与已被证明的最佳干预措施进行对照试验，除非在下列情况下：在缺乏已被证明有效的干预措施的情况下，在研究中使用安慰剂或无干预处理是可以接受的；或者有强有力的、科学合理的方法论支持的理由相信，使用任何比现有最佳干预低效的干预措施或使用安慰剂或无干预处理对于确定一种干预措施的有效性和安全性是必要的并且接受任何比现有最佳干预低效的干预措施或使用安慰剂或无干预处理的患者，不会因未接受已被证明的最佳干预措施而遭受额外的、严重或不可逆伤害的风险。要特别注意，对这种选择必须极其谨慎以避免滥用。

试验后规定：

34. 在临床试验开展前，申办方、研究者和主办国政府应制定试验后规定，以照顾所有参加试验，并仍需要获得在试验中确定有益的干预措施的受试者。此信息必须在知情同意过程中向受试者公开。

研究的注册、出版和结果发布：

35. 每项涉及人类受试者的研究在招募第一个受试者之前，必须在可公开访问的数据库进行登记。

36. 研究者、作者、申办方、编辑和出版者对于研究成果的出版和发布都有伦理义务。研究者有责任公开他们涉及人类受试者的研究结果，并对其报告的完整性和准确性负责。他们的报告应遵守被广泛认可的伦理指南。负面的、不确定的结果必须和积极的结果一起发表，或通过其他途径使公众知晓。资金来源、机构隶属和利益冲突必须在出版物上公布。不遵守本宣言原则的研究报告不应被接受发表。

临床实践中未经证明的干预措施：

37. 对个体的患者进行治疗时，如果被证明有效的干预措施不存在或其他已知干预措施无效，医生在征得专家意见并得到患者或其法定代理人的知情同意后，可以使用尚未被证明有效的干预措施，前提是根据医生的判断这种干预措施有希望挽救生命、重建健康或减少痛苦。随后，应将这种干预措施作为研究对象，并对评估其安全性和有效性进行设计。在任何情况下，新信息都必须被记录，并在适当的时候公之于众。

(三)《人体生物医学研究国际伦理指南》

本指南是自 1982 年以来的第三个版本，由来自非洲、亚洲、拉丁美洲、欧洲、美国和 CIOMS 秘书处的 10 名专家共同商议起草，由 21 条指导原则及其注释组成。与 1982 年和 1993 年的两个版本一样，2002 版指南旨在规范各国的人体生物医学研究政策，根据各地情况应用伦理标准，以及确立和完善伦理审查机制。

第 1 条：人体生物医学研究的伦理合理性与科学性

人体生物医学研究的伦理合理性在于有望发现有益于人类健康的新方法。只有在研究的实施中尊重、保护和公平地对待受试者，并且符合研究实施所在社会的道德规范时，其研究才具有伦理学上的合理性。此外，将受试者暴露于风险而没有可能受益的非科学的研究是不道德的。因此研究者和申办者必须保证所提议的涉及人体受试者的研究，符合公认的科学原理，并有充分的相关科学文献作为依据。

第2条：伦理审查委员会

所有涉及人类受试者的研究计划，都必须提交给一个或一个以上的科学和伦理审查委员会，以审查其科学价值和伦理的可接受性。审查委员会必须独立于研究组，它们的审查结果不应视研究中可能得到的任何直接的财务或物质上的利益而定。研究者必须在研究开始以前获得批准或许可。伦理审查委员会应该在研究过程中，根据需要进一步进行审查，包括监察研究的进展。

第3条：国外机构发起研究的伦理审查

国外申办组织和个体的研究者，应向申办组织所在国提交研究方案进行伦理学和科学审查，伦理评价标准应和研究实施所在国同样严格。东道国的卫生管理部门，及其国家的或地方的伦理审查委员会应确认研究方案是针对东道国的健康需要和优先原则，并符合必要的伦理标准。

第4条：个体的知情同意

对于所有的人体生物医学研究，研究者必须获得受试者自愿做出的知情同意，若在个体不能给予知情同意的情况下，必须根据现行法律获得其法定代理人的许可。免除知情同意被认为是不寻常的和例外的，在任何情况下都必须经伦理审查委员会批准。

第5条：获取知情同意：前瞻性研究受试者必须知晓的信息

在要求个体同意参加研究之前，研究者必须以其能理解的语言或其他交流形式提供以下信息：（1）个体是受邀参加研究，认为个体适合参加该项研究的理由，以及参加是自愿的；（2）个体可自由地拒绝参加，并可在任何时候自由地退出研究而不会受到惩罚，也不会丧失其应得利益；（3）研究的目的，研究者和受试者要进行的研究过程，以及说明该研究不同于常规医疗之处；（4）关于对照试验，要说明研究设计的特点（例如随机化，双盲），在研究完成或破盲以前受试者不会被告知所分配的治疗方法；（5）预期个体参加研究的持续时间（包括到研究中心随访的次数和持续时间，以及参加研究的总时间），试验提前中止或个体提前退出试验的可能性；（6）是否有金钱或其他形式的物质作为个体参加研究的报酬，如果有，说明种类和数量；（7）通常在研究完成后，受试者将被告知研究的发现，每位受试者将被告知与他们自身健康状态有关的任何发现；（8）受试者有权利在提出要求时获得他们的数据，即使这些数据没有直接的临床用途（除非伦理审查委员会已经批准暂时或永久地不公开数据，在这种情况下受试者应被告知，并且给予不公开数据的理由）；（9）与参加研究有关的、给个体（或他人）带来的任何可预见到的风险、疼痛、不适，或不便，包括给受试者的配偶或伴侣的健康或幸福带来的风险；（10）受试者参加研究任何预期的直接受益；（11）研究对于社区或整个社会的预期受益，或对科学知识的贡献；（12）受试者在参加完成研究后，他们能否、何时、如何得到被研究证明是安全和有效的药品或干预方法，他们是否要为此付款；（13）任何现有的、可替代的干预措施或治疗措施；（14）将用于保证尊敬受试者隐私、可识别受试者身份记录的机密性的规定；（15）研究者保守机密能力受到法律和其他规定的限制，以及泄露机密的可能后果；（16）关于利用遗传试验结果和家族遗传信息的政策，以及在没有受试者同意的情况下，防止将受试者的遗传试验结果披露给直系亲属或其他人（如保险公司或雇主）的适当的预防措施；（17）研究的申办者，研究者隶属的机构，研究资金的性质和来源；（18）可能进行的研究直接或二次利用受试者的病历记录和临床诊疗过程中获取的生物标本；（19）研究结束时是否计划将研究中收集的生物标本销毁，如果不是，关于它们贮存的细节（地点，如何存、存多久和最后的处置）和将来可能的利用，以及受试者有权做出关于将来的使用、拒绝贮存和让其销毁的决定；（20）是否会从生物标本中开发出商业产品，研究参加者是否会从此类产品的开发中获得钱或其他收益；（21）研究者是仅作为研究者，还是既做研究者、又做受试者的医生；（22）研究者为研究参加者提供医疗服务的职责范围；（23）与研究有关的具体类型的损害或并发症将提供的免费治疗，这种治疗的性质和持续时间，提供治疗的组织或个人名称，以及关于这种治疗的资金是否存在任何不确定因素；（24）因此类损害引起的残疾或死亡，受试者或受试者的家属或受赡养人将以何种方式，通过什么组织得到赔偿（或者，指明没有提供此类赔偿的计划）；（25）受邀参加研究的可能的受试对象所在国家对获赔偿的权利是否有法律上的保证；（26）伦理审查委员会已经批准或许可了研究方案。

第 6 条：获取知情同意：申办者与研究者的职责

申办者和研究者有责任做到：（1）避免使用不正当的欺骗手段，施加不正当影响，或恐吓；（2）只有在确定可能的受试对象充分了解了参加研究的有关实情和后果，并有充分的机会考虑是否参加以后，才能征求同意；（3）按一般规则，应获取每一位受试者的签名书作为知情同意的证据——对这条规则的任何例外，研究者应有正当理由并获得伦理审查委员会的批准；（4）如果研究的条件或程序发生了显著的变化，或得到了可能影响受试者继续参加研究意愿的新信息，要重新获取每位受试者的知情同意；（5）长期研究项目，即使该研究的设计或目标没有变化，也要按事先确定的时间间隔，重新获取每位受试者的知情同意。

第 7 条：招募受试者

受试者在参加一项研究中发生的收入损失、路费及其他开支可得到补偿；他们还能得到免费医疗。受试者，尤其是那些不能从研究中直接受益的，也可因带来的不便和花费的时间而被付给报酬或得到其他补偿。然而，报酬不应过大，或提供的医疗服务不应过多，否则诱使受试者不是根据他们自己的更佳判断而同意参加研究（"过度劝诱"）。所有提供给受试者的报酬、补偿和医疗服务都必须得到伦理审查委员会的批准。

第 8 条：参加研究的受益和风险

对于所有人体生物医学研究，研究者必须保证潜在的利益和风险得到了合理的平衡，并且最小化了风险。（1）提供给受试者的具有直接诊断、治疗或预防益处的干预措施或治疗过程的合理性在于，从可预见的风险和受益的角度，与任何可得到的替代方法相比至少是同样有利的。这种"有益的"干预措施或治疗过程的风险相对于受试者预期的受益而言必须是合理的。（2）对受试者没有直接诊断、治疗或预防益处的干预措施的风险，相对于社会的预期受益（可概括为知识）而言必须是合理的。这种干预措施的风险相对于将要获得的知识的重要性而言，必须是合理的。

第 9 条：研究中涉及不能给予知情同意的受试者，关于风险的特殊限定

当存在伦理和科学的合理性，对不能给予知情同意的个体实施研究时，对受试者没有直接受益前景的研究，干预措施的风险应不能比对他们常规体格检查或心理检查的风险更大。当有一个非常重要的科学或医学理论，并得到伦理审查委员会的批准，轻微或较小地超过上述风险也是允许的。

第 10 条：在资源有限的人群和社会中的研究

在一个资源有限的人群或社会开始研究之前，申办者和研究者必须尽一切努力保证：（1）研究是针对实施研究所在地人群或社会的健康需要

和优先原则的；（2）任何干预措施或开发的产品，或获得的知识，都将被合理地用于使该人群或社会受益。

第11条：临床试验中对照的选择

一般而言，诊断、治疗或预防性干预试验中对照组的受试者，应得到公认有效的干预。有些情况下，使用一个替代的对照，如安慰剂或"不治疗"，在伦理学上是可接受的。安慰剂可用于：（1）当没有公认的有效的干预时；（2）当不采用公认有效的干预，至多使受试者感到暂时的不适或延迟症状的缓解时；（3）当采用一个公认有效的干预作为对照，将会产生科学上不可靠的结果，而使用安慰剂不会增加受试者任何严重的或不可逆损害的风险。

第12条：在研究中受试者人群选择时负担和利益的公平分配

应通过公平分配研究负担和利益的方式，选择受邀成为研究受试者的人群。排除可能受益于参加研究的人群必须是合理的。

第13条：涉及弱势人群的研究

邀请弱势个体作为受试者需要特殊的理由，如果选择他们，必须切实履行保护他们权利和健康的措施。

第14条：涉及儿童的研究

在进行涉及儿童的研究之前，研究者必须确保：（1）以成人为受试对象，研究不能同样有效地进行；（2）研究的目的是获得有关儿童健康需要的知识；（3）每位儿童的父母或法定代理人给予了许可；（4）已获得每位儿童在其能力范围内所给予的同意（赞成）；（5）儿童拒绝参加或拒绝继续参加研究将得到尊重。

第15条：由于受试者智力或行为障碍而不能给予充分知情同意的研究

由于受试者智力或行为障碍而不能给予充分知情同意的研究在开展前，研究者必须保证：（1）在知情同意能力没有受损的人体能同样有效地进行研究，上述人群就不能成为受试者；（2）研究的目的是为获得有关智力或行为障碍者特有的健康需要的知识；（3）已获得与每位受试者能力程度相应的同意，可能的受试对象拒绝参加研究应始终受到尊重，除非在特殊情况下，没有合理的医疗替代方法，并且当地法律允许不考虑拒绝；（4）如果可能的受试对象没有能力同意，应获得负责的家庭成员或符合现行法律的法定代理人的许可。

第 16 条：妇女作为受试者

研究者、申办者或伦理审查委员会不应排除育龄期妇女参加生物医学研究。研究期间有怀孕的可能，其本身不能作为排除或限制参加研究的理由。然而，详尽讨论对孕妇和胎儿的风险，是妇女做出参加临床研究理性决定的先决条件。这一讨论包括，如果怀孕，参加研究可能危害到胎儿或她本人，申办者、研究者应以妊娠试验确认可能的受试对象未受孕，并在研究开始之前采取有效的避孕方法。如果由于法律的或宗教的原因，不能这样做，研究者不应招募可能怀孕的妇女进行可能有这类风险的研究。

第 17 条：孕妇作为受试者

应假定孕妇有资格参加生物医学研究。研究者和伦理审查委员会应确保已怀孕的可能受试对象被充分告知了有关她们自己、她们的身孕、胎儿和她们的后代以及她们的生育力的风险和受益。仅在针对孕妇或其胎儿特有的健康需要或孕妇总体的健康需要，并且如果合适，有来自动物实验尤其是关于致畸和致突变风险的可靠证据予以支持，才能在该人群中实施研究。

第 18 条：保守机密

研究者必须采取安全措施，保护受试者研究数据的机密。受试者应被告知研究者保守机密的能力受到法律和其他规定的限制，以及机密泄露的可能后果。

第 19 条：受损伤的受试者获得治疗和赔偿的权利

受试者因参加研究而受到伤害，研究者应保证其有权获得对这类伤害的免费医疗，以及经济或其他补偿，作为对于造成的任何损伤、残疾或障碍的公正赔偿。如果由于参加研究而死亡，他们的受赡养人有权得到赔偿。受试者决不能被要求放弃获得赔偿的权利。

第 20 条：加强伦理和科学审查能力以及生物医学研究的能力

许多国家没有能力评审或确保在其管辖范围内所提议的或进行的生物医学研究的科学性或伦理的可接受性。由国外机构发起的合作研究，申办者和研究者在伦理上有义务保证，在这些国家中由他们负责的生物医学研究项目将对该国或地方的生物医学研究的设计和实施能力起到有效的促进作用，并为这类研究提供科学和伦理审查与监察。能力培养包括但不限于以下工作：（1）建立和加强独立的、有能力的伦理学审查过程委员会；（2）加强研究能力；（3）发展适用于卫生保健以及生物医学研究的技术；

（4）培训研究和卫生保健人员；（5）对从中筛选受试者的人群进行教育。

第 21 条：国外申办者提供健康医疗服务的道德义务

国外申办者在伦理上有义务确保可获得：（1）安全地进行研究所必需的卫生保健服务；（2）治疗由于研究干预措施而受到损害的受试者；（3）申办者承诺中的一个必需部分，使作为研究成果的有益干预措施或产品合理地用于有关人群或社会所做的服务。

（四）ICH-GCP 临床试验管理规范指导原则

临床试验管理规范（GCP）是设计、实施、记录和报告设计人类对象参加的试验国际性伦理和科学质量标准。遵循这一标准为保护对象的权利、安全性和健康，为与源于《赫尔辛基宣言》的原则保持一致以及临床试验数据的可信性提供了公众保证。ICH-GCP 指导原则的目的是为欧盟、日本和美国提供统一的标准，以促进这些管理当局在其权限批准（机构审评委员会）IRB 表示赞成的决定：指对一项临床试验已经进行审评，并可在 IRB、研究机构、GCP 和适用管理要求的约束下由研究机构方实施。

随着经济全球化时代的到来和跨国制药公司的不断出现和发展，新药研究和开发费用也逐年提高。当一个制药公司耗费大量资源，完成药品临床前及各期临床试验并获得上市批准后，若希望在另一国家上市或生产，则必须按照该国的管理要求重复进行整个药物临床试验，从而造成大量人力、物力、动物资源及经费和时间的浪费。在此背景下，1991 年由欧盟、美国、日本三方 6 个机构召开"人用药物登记技术要求国际协调会议"（International Conference on Harmonisation of Technical Requirements for Registration of Pharmaceuticals for Human Use，ICH），ICH 自 1991 年建立以来，已在减少新药的开发及技术资料申报过程中的重复性工作方面取得显著的成就。1996 年，ICH 制定了《优良临床试验指南》（Guideline for Good Clinical Practice of the International Conferenceo nHarmonisation，ICH-GCP），迄今只有一个版本。指南的目标是为欧盟、日本和美国制定统一的标准，由这些管辖地区的监管机构促进临床数据的相互认同。指南的制定参考了欧盟、日本、美国以及澳大利亚、加拿大、北欧国家和世界卫生组织（WHO）现行的药物临床试验管理规范。该指南中所确定的准则还适用于其他可能会对人类受试者的安全及健康问题产生影响的其他临床调查。ICH-GCP 已经成为临床试验所遵循的首要国际指南，指南详细说明了临床试验执行时的操作事项及职责。ICH-GCP 对企业申办的临床研究的全球化有深远影响，因为在一个地区根据 ICH-GCP 所收集的临床试验数据，现在可以用来在其他地区申请新药。

　　ICH-GCP 针对伦理审查委员会的运作方式提供了指导并叙述了其职责所在，它涵盖的主题包括人员构成、组织功能、机构运作、工作程序、任务职责、备案记录、知情同意及不良事件报告。依据 ICH-GCP，伦理审查委员会必须有其书面的标准操作规程（SOP）。伦理审查委员会的标准操作规程往往参照 ICH-GCP 及当地法律规定及指南。

　　1. 药物优良临床试验规范

　　药物优良临床试验规范（Good Clinical Practice，GCP）是国际上设计、执行、记录和报道人类受试者参与试验的伦理及科学质量标准。符合该标准的试验才能如《赫尔辛基宣言》所要求的那样保证受试者的权利、安全及健康受到保护，才能保证临床试验数据的真实。

　　2. ICH-GCP 的准则

　　ICH-GCP 的准则包括：①临床试验的执行应当遵循《赫尔辛基宣言》确定的、与 ICH-GCP 及适用规范要求相符的伦理准则；②临床试验执行前，应该根据个体试验受试者及社会的预期好处来权衡预计风险及所造成的不便。只有证明预期好处对受试者而言，虽有风险但非常值得时，试验才能进行；③试验受试者的权利、安全及健康是最重要的考量标准，应该优先于科学及社会方面的利益；④所提议的临床试验应该有适宜的非临床及临床信息的支持；⑤临床试验应该在理论上没有瑕疵，设计方案述应该清晰、具体；⑥试验必须依照已获得伦理审查委员会（IRB）/独立伦理委员会（IEC）预先许可的设计方案进行；⑦受试者的医疗措施及相关医疗决定必须由合格医师或某些情况下由合格牙医做出；⑧参与试验的每个执行者必须有足够的教育、培训资质，对负责的工作有足够的经验；⑨须获得参与临床试验的受试者在参与试验前自愿签署的知情同意书；⑩所有临床试验信息必须以可以保证其报告、说明及验证准确性的方式进行记录、整理及储存；根据适用规范的要求，应当遵守隐私保密原则，即涉及可识别受试者身份的记录等内容应注意保密性；调查结果应该按照适用良好生产规范（Good Manufacturing Practice，GMP）的要求进行加工整理及保存；应履行可保证式验各方面质量的系统程序。

　　（五）《生物医学研究伦理审查委员会操作指南》

　　对人体进行生物医学研究试验的伦理和科学标准已在一些国际性的

指南中制定和确立，包括《赫尔辛基宣言》、国际医学科学组织委员会（CIOMS）的《国际人体生物医学研究伦理指南》及世界卫生组织（WHO）和人用药物注册技术要求国际协调会议（ICH）对药品临床试验管理规范的指南。遵循这些指南有助于使受试者的尊严、权力、安全和福利，以及研究结果的可信性得到保证。所有的国际指南除要求有知情同意，以及对不能同意者予以适当保护外，还要求对生物医学研究进行伦理和科学的审查，以作为保护参加研究的个人和社区的必要措施。从这些指南的目的来看，生物医学研究包括对药品、医疗仪器、医学放射和影像、外科手术、病历和生物标本，以及流行病学、社会和心理学的研究。WHO 指南的目的在于促进和支持世界各国的伦理审查。它们基于对国际指南已确立的伦理审查要求的严格评价，以及基于对世界各国现有的伦理审查实践的评价；但无意取代各国和各地区对生物医学研究的伦理审查要求，也无意代替国家的法律和规定。大多数生物医学研究主要考虑的是某些特殊群体的利益。WHO 估计医学研究和开发的90%的资源仅用于造成目前不到全球危害的 10%的那些疾病上。已颁布的国际指南有助于加强各国生物医学研究的伦理审查的能力，为纠正这种不平衡做出贡献。

一、目的

指南的目的是为提高生物医学研究伦理审查的质量和一致性。指南旨在补充现有的法律、法规与惯例，并在此基础上，各国伦理委员会能够制定其各自的书面程序，以发挥它们在生物医学研究中的作用。在这方面，指南确立了保证伦理审查质量的国际标准。指南应被各国和地区用来制订、评估和不断修订生物医学研究伦理审查的标准操作程序。

二、伦理委员会的作用

伦理委员会审查生物医学研究的目的是保护所有实际的或可能的受试者的尊严、权利、安全和福利。涉及人类受试者研究的主要原则是"尊重人的尊严"，研究的目的虽然重要，但绝不能超越受试者的健康、福利和保健。伦理委员会应考虑公正的原则。公正要求研究利益和负担在社会所有团体和阶层中的公平分配，同时考虑年龄、性别、经济状况、文化和种族问题。伦理委员会应对研究项目的伦理学进行独立的、称职的和及时的审查。伦理委员会的组成、运作和决定应不受政治、机构、职业和市场的影响。同样，它们应在自己的工作中证明其工作能力和效率。伦理委员会负责在研究开始前对研究项目进行审查。同时还应对已通过审查、正在进行的研究项目实行定期的伦理评价。伦理委员会有责任根据可能的受试者和有关社区的整体利益行事，同时考虑到研究人员的利益和需求，并对有关的行政机构和现行法律的要求保持应有的尊重。

三、伦理审查系统的建立

国家、机构和社会团体应努力建立伦理委员会和伦理审查系统，以最大限度地保护受试者，并为生物医学研究在科学和伦理方面可达到的最高质量做出贡献。政府应适当地促进国家、机构和地方建立独立的、多学科的、多部门的、成员是兼职的伦理委员会。伦理委员会需要行政上和财政上的支持。需要建立各级伦理审查相互联系的程序，以保证审查的一致性和促进合作。国家、机构和地方委员会之间需要建立合作和交流的机制，以保证畅通、有效地交流，并促进国内伦理审查的发展和伦理委员会成员的继续教育。此外，对一个国家内多地点或多个国家进行的生物医学研究方案，还需建立审查程序。应建立区域、国家和地方多层次的伦理审查网络，以保证发挥生物医学审查的最大作用，同时也保证接受社会各方面的意见。

四、伦理委员会的组成

伦理委员会的组成应保证其有能力对申请研究项目的所有伦理问题进行审查和评价，并保证能在没有偏倚和影响其独立性的情况下进行工作。伦理委员会的组成应是多学科和多部门的，包括相关的科学技术专长，均衡的年龄和性别分布，还要有代表社区利益的非专业人士参加。伦理委员会的建立应符合国家现行的法律和规定，并符合其所服务社会的价值观和原则。伦理委员会应建立公开的标准操作程序，注明伦理委员会的主管部门、伦理委员会的功能和职责、成员资格的要求、任期、任职的条件、办公室、秘书处的结构、内部程序和法定到会人数的要求。伦理委员会应按既定的操作程序工作。以定期（年度）报告的形式总结伦理委员会的工作是有益的。

（一）成员资格

应建立筛选和招募伦理委员会成员的明确程序，应拟订候选人资格的规定，包括伦理委员会成员义务和职责的要点。应建立包括以下各点的成员资格要求：

（1）负责任命机构的名称；

（2）成员选择的程序，包括任命成员的方法（如一致同意、多数表决通过、直接任命）；

（3）任命时应避免利益冲突，如不能避免，关于这类利益应该透明；

（4）成员轮转制应考虑保证伦理委员会成员的连续性、专业知识的发展和维持，并不断吸收新的观点和方法。

（二）任期

应确定任期，包括以下几点：

（1）任职期限；（2）连任的规定；（3）取消资格的程序；（4）辞职的程序；（5）替换的程序。

（三）任命的条件

任命条件的陈述包括以下几点：（1）成员应同意公开他/她的完整姓名、职业和隶属关系；（2）伦理委员会内部和有关的工作报酬和其他开支，应该有记录，并能应要求公布于众；（3）成员应签署一项有关会议审议、申请、受试者信息和相关事宜的保密协议；伦理委员会的所有行政工作人员也应签署类似的保密协议。

（四）办公室

为了更好地进行伦理审查，伦理委员会应建立有明确职责的办公室。对伦理委员会内的行政人员（如主席、秘书）、设立每个办公室的必备条件、办公室名称与地位、办公室的职责和义务（如会议日程、会议记录、决议通告）要予以说明。应建立选择或任命行政人员的明确程序。

除伦理委员会的行政人员外，伦理委员会应有足够的辅助人员来行使职责。

（五）法定人数的规定

伦理委员会应确定审查和批准一项申请所需法定人数的明确规定。这些要求包括：（1）构成法定人数所需的最少的到会成员人数（例如，超过半数成员）；（2）专业资格的要求（例如医生、律师、统计学家、医疗辅助人员、非专业人士），以及法定人数中专业资格分布的要求；法定人数中不能完全由某一专业或某一种性别的人组成；法定人数中至少应有一名成员的主要技术专长是非科学领域，并至少有一名成员独立于机构/研究场所。

（六）独立顾问

伦理委员会可以聘请或委任常任独立顾问，他们可以就所提议的研究方案向伦理委员会提供专门的意见。这些顾问可以是伦理或法律方面的、特定疾病或方法学的专家，或者也可以是社区、病人或特定利益团体的代表。应规定独立顾问的授权范围。

（七）伦理委员会成员的教育

伦理委员会成员需要有关生物医学研究的伦理道德和科学方面的初始培训和继续教育。任命条件应规定伦理委员会成员有接受伦理委员会工作的初始培训和继续培训的机会，以提高他们伦理审查能力。任命条件中还应包括初始培训和继续教育的要求与预期目标。这种教育可以与同地区、国家和领域内的其他伦理委员会合作安排，以及与针对伦理委员会成员初始和继续教育的其他机会相联系。

五、提交申请

伦理委员会负责对提交生物医学研究计划审查的申请表规定详细的要求。申请者应很容易得到这些要求。

（一）申请

应由对该项研究的伦理和科学行为负责的、有资格的研究者提交生物医学研究伦理审查的申请。

（二）申请要求

研究计划申请伦理审查的要求应在申请程序中明确说明。这些要求包括以下内容：（1）受理申请材料的伦理委员会秘书或委员的姓名、地址；（2）申请表格；（3）提交的格式；（4）文件［见五、（三）文件］；（5）准备提交的（核心）文件中使用的语言；（6）提交的副本份数；（7）与审查日期有关的提交申请的截止日期；（8）收到申请的告知方式，包括申请不完整的告知方式；（9）审查后通知决定的预期时间；（10）伦理委员会要求申请人补充资料或修改文件的期限；（11）审查一项申请所需费用的构成（如果有的话）；（12）修正方案、补充材料、可能的受试者信息或知情同意书的申请程序。

（三）文件

申请者应提供对所提议研究进行全面、完整的伦理审查所需全部文件。包括（但不限于）以下内容：（1）签名并注明日期的申请表；（2）所提议的研究方案（明确标注并注明日期），以及证实文件和附件；（3）摘要（尽可能用非技术性语言）、大纲或流程图；（4）对研究中涉及的伦理方面的描述（通常包括在方案中）；（5）病例报告表、受试者日记卡和其他问卷表；（6）当研究涉及一种研究产品（如正在研究中的药品和医疗仪器）时，有关该产品的所有安全性、药理学、制药和毒理学资料摘要，加上对该产品迄今的临床经验总结（如最近的研究者手册，公开发表的数据，产品特性的摘要）；（7）研究者专业履历（最新的，签名并注明日期）；（8）用于招募受试者的材料（包括广告）；（9）获得并证明知情同意过程的描述；（10）用受试者能理解的语言（必要时用其他语言），向他们提供书面和其他形式的研究信息（明确标注并注明日期）；（11）用受试者能理解的语言（必要时用其他语言）制作的知情同意书（明确标注并注明日期）；（12）向受试者提供的因参与研究而给予的任何补偿（包括费用和获得医疗保健）的说明；（13）对损害赔偿金安排的说明（如适用）；（14）对受试者的保险项目安排的说明（如适用）；（15）同意遵循相关指南规定的伦理原则的声明；（16）所有以前其他伦理委员会或管理机构（无论是在同一地点或其他地点）对提议研究的重要决定（包括否定结论或修改方案）和对方案做修改的说明。应提供以前的否定结论的理由。

六、审查

所有正确递交的申请应及时并按既定审查程序进行审查。

（一）会议要求

伦理委员会应按事先宣布的预定日期定时举行会议。会议要求如下：（1）根据工作量的负荷安排会议；（2）会议前，伦理委员会成员应有足够时间审查相关文件；（3）会议应有记录，应有批准会议记录的程序；（4）申请者、申办者和（或）研究人员可应邀阐述方案或就某特定问题作详细说明；（5）根据生效的保密协定，独立顾问可应邀与会或提供书面意见。

（二）审查的要素

伦理委员会的主要任务在于审查研究方案和证实文件，应特别注意签署知情同意书的过程、文件、方案的适宜性和可行性。伦理委员会需考虑先前的科学审查（如果有的话），以及现行法律和法规的要求。如适用，应考虑以下几点：

1. 研究的科学设计和实施：（1）与研究目的有关的研究设计的合理性、统计方法（包括样本量计算）和用最少的受试者人数获得可靠结论的可能性；（2）权衡受试者和相关群体的预期利益与预计的危险和不便是否合理；（3）应用对照组的理由；（4）受试者提前退出的标准；（5）暂停或终止整个研究的标准；（6）对研究实施过程的监测和审查的适当的规定，包括成立数据安全监察委员会；（7）合适的场地，包括辅助人员、可用的设施和应急措施；（8）报告和出版研究结果的方式。

2. 招募受试者：（1）受试者的人群特征（包括性别、年龄、文化程度、文化背景、经济状况和种族）；（2）初次接触和招募受试者准备采取的方式；（3）把所有信息传达给可能的受试者或他们的代表的方式；（4）受试者的纳入标准；（5）受试者的排除标准。

3. 受试者的医疗和保护：（1）对所提议的研究，研究人员资格和经验的适宜性；（2）因研究目的而撤销或不给予标准治疗的设计，和采取此类设计的理由；（3）在研究过程中和研究后，为受试者提供的医疗保健；（4）对受试者提供的医疗监督和心理—社会支持是否完备；（5）如果研究过程中受试者自愿退出时将采取的措施；（6）延长使用、紧急使用和/或出于同情而使用研究产品的标准；（7）如必要，向受试者的全科医生（家庭医生）提供信息的安排，包括征得受试者对这个做法同意的程序；（8）研究结束后，受试者可获得研究产品的计划的说明；（9）对受试者的任何费用支出的说明；（10）对受试者的奖励与补偿（包括金钱、服务、和/或礼物）；（11）由于参与研究造成受试者的损伤/残疾/死亡的补偿或治疗的规定；（12）保险和损害赔偿的安排。

4. 受试者隐私的保护：（1）对于可以接触受试者个人资料（包括医疗记录、生物学标本）人员的规定；（2）保证有关受试者个人信息的保密和安全的措施。

5. 知情同意的过程：（1）获得知情同意过程的详细描述，包括确认取得知情同意的责任人；（2）给受试者或其法定代理人的书面和口头信息的充分性、完整性和可理解性；（3）试图将不能表达知情同意者纳入试验的充分理由，以及为这些人参加试验而取得同意或授权的详细说明；（4）保证受试者在研究过程中可得到与其参加试验相关的、有用的信息（包括他们的权利、安全和福利）；（5）在研究过程中听取并答复受试者或其代表的疑问和意见的规定。

6. 社区的考虑：（1）对从当地社区和有关社区中抽取受试者，研究的影响和关联；（2）研究设计阶段所采取的向有关社区咨询的步骤；（3）社区对个人同意的影响；（4）研究过程中所提议的社区咨询；

（5）研究对增强当地能力的贡献程度，例如增强当地医疗保健、研究以及对公共卫生需求的应对能力；（6）研究结束后，成功的研究产品在有关社区的可获得性和可负担性；（7）受试者和有关社区获得研究结果的方式。

（三）加快审查

伦理委员会应建立对研究方案加快审查的程序。这些程序应详细说明下列各点：（1）符合加快审查的申请、修改和其他需要考虑的事项的类型；（2）加快审查的法定到会人数的要求；（3）决定权（如是否需要全体伦理委员会成员确认）。

七、伦理审查的决定

在对生物医学研究伦理审查的申请作决定时，伦理委员会应考虑下列各点：（一）如果存在利益冲突，该成员应从会议对申请审查的决定程序中退出；该利益冲突应在审查前向主席说明，并在会议纪要中记录；（二）只有当有充分的时间进行审查、除伦理委员会成员和工作人员以外的其他人员（如研究人员、申办者代表、独立顾问）离场的情况下，才可做出决定；（三）只有在达到法定参会人数（符合伦理委员会书面操作程序的规定）时，会议才能作决定；（四）对申请进行详细审查所要求的文件应准备齐全，并且在作决定前应考虑上面提到的有关要素［见六"审查"（二）审查的要素］；（五）只有参与审查的人员才能参与决定；（六）应按事先确定的方法做出决定（如一致同意，投票表决），建议在可能的情况下，以一致同意的方式做出决定，若不可能一致同意，建议伦理委员会投票表决；（七）非正式的建议可作为决定的附件；（八）如果是条件性的决定，则应提出修改的明确建议，以及对申请重新审查程序的详细说明；（九）应明确陈述理由以证明对申请的否定性决定。

八、传达决定

决定应以书面形式、按伦理委员会相关程序传达给申请者，最好在做出决定的会议后两个星期内。决定应包括（但不限于）下列内容：（一）所审查的研究方案的准确的题目；（二）明确标注决定所基于的、被提议的研究方案或其修改稿、日期和版本号（如有）；（三）审查文件的名称、和（如有）专门识别号（版本号/日期），包括受试者信息表/材料及知情同意书；（四）申请人姓名和头衔；（五）研究场所名称；（六）决定的日期和地点；（七）做决定的伦理委员会的名称；（八）所达成决定的明确阐述；（九）伦理委员会的任何建议；（十）如属条件性决定，伦理委员会的任何要求，包括修改的建议和对申请重新审查的程序；（十一）如是肯定性决定，则有一项申请者责任的声明：如，确认接受论理委员会提出的任何要求，提交进度报告，进行方案修改时要通知伦理委员会（除非只涉及研究后勤和行政管理方面的修改），若对招募材料、可能的受试者信息或知情同意书进行修改时要通知伦理委员会，需要报告与研究有关的严重的和意外的不良事件，需要报告无法预料的情况、终止研究或其他伦理委员会的重要决定，为了对正在进行的研究审查，伦理委员会需要得到的信息，最后的总结或报告；（十二）伦理委员会对正在进行的研究审查的时间表/计划；（十三）如为否定性决定，明确说明做出否定性决定的理由；（十四）伦理委员会主席（或其他被授权人）的签名（日期）。

九、跟踪审查

伦理委员会应建立跟踪审查程序，跟踪所有做出批准决定的研究的进展，从做出决定开始直到研究终止。应指定伦理委员会和申请者之间的联系热线。跟踪审查程序应考虑以下各点：（一）法定与会人数要求、审查程序和跟踪审查的联系程序，这些可能与对申请所作最初审查的要求和程序不同。（二）尽管研究方案每年应至少进行一次跟踪审查，但是，跟踪审查的间隔应由研究方案的性质和事件所决定。（三）以下情况和事件要求对研究进行跟踪审查：（1）对方案的任何修改，其可能影响受试者权利、安全和（或）福利，或影响研究的实施；（2）与研究实施和研究产品有关的、严重的和意外的不良事件，以及研究者、申办者和管理机构所采取的措施；（3）可能影响研究受益/风险比的任何事件或新信息。（四）跟踪审查的决定应公布并传达给申请者，指出对伦理委员会最初决定的更改、暂停或终止，或确认原决定仍然有效。（五）在研究提前暂停/终止的情况下，申请者应通知伦理委员会暂停/终止的原因；提前暂停/终止的研究所取得的结果的总结应递交伦理委员会。（六）研究结束，申请者应通知伦理委员会。（七）研究的最后总结或报告的副本应递交伦理委员会。

十、文件和档案

伦理委员会的所有文件和往来信件，按书面程序应注明日期、建档并存档。必须说明关于文件、文档和档案的存取和返回程序（包括授权者）。

　　建议文件存档至少到研究结束后 3 年。应建立文档并存档的文件包括（但不限于）：（一）伦理委员会的组成、书面标准操作规程，以及常规（年度）报告；（二）所有伦理委员会成员的专业履历；（三）伦理委员会全部收入和开支的记录，包括对秘书处和伦理委员会成员的津贴和补偿；（四）伦理委员会制定、公布的申请指南；（五）伦理委员会的会议日程；（六）伦理委员会会议的记录；（七）申请者提交的所有材料的一份副本；（八）伦理委员会成员与申请者或有关人员就申请、决定和跟踪审查问题的往来信件；（九）送交申请者的决定、建议或要求的副本；（十）跟踪审查期间收到的所有书面材料；（十一）研究完成、提前暂停或提前终止的通知；（十二）研究的最后总结或报告。

二　中国相关法规和部分规范性文件

（一）医疗技术临床应用管理办法（2018）

第一章　总则

第一条　为加强医疗技术临床应用管理，促进医学科学发展和医疗技术进步，保障医疗质量和患者安全，维护人民群众健康权益，根据有关法律法规，制定本办法。

第二条　本办法所称医疗技术，是指医疗机构及其医务人员以诊断和治疗疾病为目的，对疾病作出判断和消除疾病、缓解病情、减轻痛苦、改善功能、延长生命、帮助患者恢复健康而采取的医学专业手段和措施。

　　本办法所称医疗技术临床应用，是指将经过临床研究论证且安全性、有效性确切的医疗技术应用于临床，用以诊断或者治疗疾病的过程。

第三条　医疗机构和医务人员开展医疗技术临床应用应当遵守本办法。

第四条　医疗技术临床应用应当遵循科学、安全、规范、有效、经济、符合伦理的原则。

　　安全性、有效性不确切的医疗技术，医疗机构不得开展临床应用。

第五条　国家建立医疗技术临床应用负面清单管理制度，对禁止临床应用的医疗技术实施负面清单管理，对部分需要严格监管的医疗技术进行重点管理。其他临床应用的医疗技术由决定使用该类技术的医疗机构自我管理。

第六条　医疗机构对本机构医疗技术临床应用和管理承担主体责任。医疗机构开展医疗技术服务应当与其技术能力相适应。

医疗机构主要负责人是本机构医疗技术临床应用管理的第一责任人。

第七条　国家卫生健康委负责全国医疗技术临床应用管理工作。

县级以上地方卫生行政部门负责本行政区域内医疗技术临床应用监督管理工作。

第八条　鼓励卫生行业组织参与医疗技术临床应用质量控制、规范化培训和技术评估工作，各级卫生行政部门应当为卫生行业组织参与医疗技术临床应用管理创造条件。

第二章　医疗技术负面清单管理

第九条　医疗技术具有下列情形之一的，禁止应用于临床（以下简称禁止类技术）：

（一）临床应用安全性、有效性不确切；

（二）存在重大伦理问题；

（三）该技术已经被临床淘汰；

（四）未经临床研究论证的医疗新技术。

禁止类技术目录由国家卫生健康委制定发布或者委托专业组织制定发布，并根据情况适时予以调整。

第十条　禁止类技术目录以外并具有下列情形之一的，作为需要重点加强管理的医疗技术（以下简称限制类技术），由省级以上卫生行政部门严格管理：

（一）技术难度大、风险高，对医疗机构的服务能力、人员水平有较高专业要求，需要设置限定条件的；

（二）需要消耗稀缺资源的；

（三）涉及重大伦理风险的；

（四）存在不合理临床应用，需要重点管理的。

国家限制类技术目录及其临床应用管理规范由国家卫生健康委制定发布或者委托专业组织制定发布，并根据临床应用实际情况予以调整。

省级卫生行政部门可以结合本行政区域实际情况，在国家限制类技术目录基础上增补省级限制类技术相关项目，制定发布相关技术临床应用管理规范，并报国家卫生健康委备案。

第十一条　对限制类技术实施备案管理。医疗机构拟开展限制类技术临床应用的，应当按照相关医疗技术临床应用管理规范进行自我评估，符合条件的可以开展临床应用，并于开展首例临床应用之日起 15 个工作日内，向核发其《医疗机构执业许可证》的卫生行政部门备案。备案材料应当包括以下内容：

（一）开展临床应用的限制类技术名称和所具备的条件及有关评估材料；

（二）本机构医疗技术临床应用管理专门组织和伦理委员会论证材料；

（三）技术负责人（限于在本机构注册的执业医师）资质证明材料。

备案部门应当自收到完整备案材料之日起 15 个工作日内完成备案，在该医疗机构的《医疗机构执业许可证》副本备注栏予以注明，并逐级上报至省级卫生行政部门。

第十二条 未纳入禁止类技术和限制类技术目录的医疗技术，医疗机构可以根据自身功能、任务、技术能力等自行决定开展临床应用，并应当对开展的医疗技术临床应用实施严格管理。

第十三条 医疗机构拟开展存在重大伦理风险的医疗技术，应当提请本机构伦理委员会审议，必要时可以咨询省级和国家医学伦理专家委员会。未经本机构伦理委员会审查通过的医疗技术，特别是限制类医疗技术，不得应用于临床。

第三章 管理与控制

第十四条 国家建立医疗技术临床应用质量管理与控制制度，充分发挥各级、各专业医疗质量控制组织的作用，以"限制类技术"为主加强医疗技术临床应用质量控制，对医疗技术临床应用情况进行日常监测与定期评估，及时向医疗机构反馈质控和评估结果，持续改进医疗技术临床应用质量。

第十五条 二级以上的医院、妇幼保健院及专科疾病防治机构医疗质量管理委员会应当下设医疗技术临床应用管理的专门组织，由医务、质量管理、药学、护理、院感、设备等部门负责人和具有高级技术职务任职资格的临床、管理、伦理等相关专业人员组成。该专门组织的负责人由医疗机构主要负责人担任，由医务部门负责日常管理工作，主要职责是：

（一）根据医疗技术临床应用管理相关的法律、法规、规章，制定本机构医疗技术临床应用管理制度并组织实施；

（二）审定本机构医疗技术临床应用管理目录和手术分级管理目录并及时调整；

（三）对首次应用于本机构的医疗技术组织论证，对本机构已经临床应用的医疗技术定期开展评估；

（四）定期检查本机构医疗技术临床应用管理各项制度执行情况，并提出改进措施和要求；

（五）省级以上卫生行政部门规定的其他职责。

其他医疗机构应当设立医疗技术临床应用管理工作小组，并指定专（兼）职人员负责本机构医疗技术临床应用管理工作。

第十六条　医疗机构应当建立本机构医疗技术临床应用管理制度，包括目录管理、手术分级、医师授权、质量控制、档案管理、动态评估等制度，保障医疗技术临床应用质量和安全。

第十七条　医疗机构开展医疗技术临床应用应当具有符合要求的诊疗科目、专业技术人员、相应的设备、设施和质量控制体系，并遵守相关技术临床应用管理规范。

第十八条　医疗机构应当制定本机构医疗技术临床应用管理目录并及时调整，对目录内的手术进行分级管理。手术管理按照国家关于手术分级管理的有关规定执行。

第十九条　医疗机构应当依法准予医务人员实施与其专业能力相适应的医疗技术，并为医务人员建立医疗技术临床应用管理档案，纳入个人专业技术档案管理。

第二十条　医疗机构应当建立医师手术授权与动态管理制度，根据医师的专业能力和培训情况，授予或者取消相应的手术级别和具体手术权限。

第二十一条　医疗机构应当建立医疗技术临床应用论证制度。对已证明安全有效，但属本机构首次应用的医疗技术，应当组织开展本机构技术能力和安全保障能力论证，通过论证的方可开展医疗技术临床应用。

第二十二条　医疗机构应当建立医疗技术临床应用评估制度，对限制类技术的质量安全和技术保证能力进行重点评估，并根据评估结果及时调整本机构医疗技术临床应用管理目录和有关管理要求。对存在严重质量安全问题或者不再符合有关技术管理要求的，要立即停止该项技术的临床应用。

医疗机构应当根据评估结果，及时调整本机构医师相关技术临床应用权限。

第二十三条　医疗机构应当为医务人员参加医疗技术临床应用规范化培训创造条件，加强医疗技术临床应用管理人才队伍的建设和培养。

医疗机构应当加强首次在本医疗机构临床应用的医疗技术的规范化培训工作。

第二十四条　医疗机构开展的限制类技术目录、手术分级管理目录和限制类技术临床应用情况应当纳入本机构院务公开范围，主动向社会公开，接受社会监督。

第二十五条　医疗机构在医疗技术临床应用过程中出现下列情形之一的，应当立即停止该项医疗技术的临床应用：

（一）该医疗技术被国家卫生健康委列为"禁止类技术"；

（二）从事该医疗技术的主要专业技术人员或者关键设备、设施及其他辅助条件发生变化，不能满足相关技术临床应用管理规范要求，或者影响临床应用效果；

（三）该医疗技术在本机构应用过程中出现重大医疗质量、医疗安全或者伦理问题，或者发生与技术相关的严重不良后果；

（四）发现该项医疗技术临床应用效果不确切，或者存在重大质量、安全或者伦理缺陷。

医疗机构出现第一款第二项、第三项情形，属于限制类技术的，应当立即将有关情况向核发其《医疗机构执业许可证》的卫生行政部门报告。卫生行政部门应当及时取消该医疗机构相应医疗技术临床应用备案，在该机构《医疗机构执业许可证》副本备注栏予以注明，并逐级向省级卫生行政部门报告。

医疗机构出现第一款第四项情形的，应当立即将有关情况向核发其《医疗机构执业许可证》的卫生行政部门和省级卫生行政部门报告。省级卫生行政部门应当立即组织对该项医疗技术临床应用情况进行核查，确属医疗技术本身存在问题的，可以暂停该项医疗技术在本地区的临床应用，并向国家卫生健康委报告。国家卫生健康委收到报告后，组织专家进行评估，决定需要采取的进一步管理措施。

第四章　培训与考核

第二十六条　国家建立医疗技术临床应用规范化培训制度。拟开展限制类技术的医师应当按照相关技术临床应用管理规范要求接受规范化培训。

国家卫生健康委统一组织制定国家限制类技术的培训标准和考核要求，并向社会公布。

第二十七条　省级增补的限制类技术以及省级卫生行政部门认为其他需要重点加强培训的医疗技术，由省级卫生行政部门统一组织制订培训标准，对培训基地管理和参加培训医师（以下简称参培医师）的培训和考核提出统一要求，并向社会公布。

第二十八条　对限制类技术临床应用规范化培训基地实施备案管理。医疗机构拟承担限制类技术临床应用规范化培训工作的，应当达到国家和省级卫生行政部门规定的条件，制定培训方案并向社会公开。

第二十九条　医疗机构拟承担限制类技术临床应用规范化培训工作的，应当于首次发布招生公告之日起3个工作日内，向省级卫生行政部门备案。备案材料应当包括：

（一）开展相关限制类技术临床应用的备案证明材料；

（二）开展相关限制类技术培训工作所具备的软、硬件条件的自我评估材料；

（三）近3年开展相关限制类技术临床应用的医疗质量和医疗安全情况；

（四）培训方案、培训师资、课程设置、考核方案等材料。

第三十条　省级卫生行政部门应当及时向社会公布经备案拟承担限制性技术临床应用规范化培训工作的医疗机构名单。

省级卫生行政部门应当加强对限制类技术临床应用规范化培训基地的考核和评估，对不符合培训基地条件或者未按照要求开展培训、考核的，应当责令其停止培训工作，并向社会公布。

第三十一条　培训基地应当建立健全规章制度及流程，明确岗位职责和管理要求，加强对培训导师的管理。严格按照统一的培训大纲和教材制定培训方案与计划，建立医师培训档案，确保培训质量和效果。

第三十二条　申请参加培训的医师应当符合相关医疗技术临床应用管理规范要求。培训基地应当按照公开公平、择优录取、双向选择的原则决定是否接收参培医师。

第三十三条　参培医师完成培训后应当接受考核。考核包括过程考核和结业考核。

考核应当由所在培训基地或者省级卫生行政部门委托的第三方组织实施。

第三十四条 对国家和省级卫生行政部门作出统一培训要求以外的医疗技术，医疗机构应当自行进行规范化培训。

第五章 监督管理

第三十五条 县级以上地方卫生行政部门应当加强对本行政区域内医疗机构医疗技术临床应用的监督管理。

第三十六条 国家卫生健康委负责建立全国医疗技术临床应用信息化管理平台，对国家限制类技术临床应用相关信息进行收集、分析和反馈。

省级卫生行政部门负责建立省级医疗技术临床应用信息化管理平台，对本行政区域内国家和省级限制类技术临床应用情况实施监督管理。

省级医疗技术临床应用信息化管理平台应当与全国医疗技术临床应用信息化管理平台实现互联互通，信息共享。

第三十七条 医疗机构应当按照要求，及时、准确、完整地向全国和省级医疗技术临床应用信息化管理平台逐例报送限制类技术开展情况数据信息。

各级、各专业医疗质量控制组织应当充分利用医疗技术临床应用信息化管理平台，加大数据信息分析和反馈力度，指导医疗机构提高医疗技术临床应用质量安全。

第三十八条 国家建立医疗技术临床应用评估制度。对医疗技术的安全性、有效性、经济适宜性及伦理问题等进行评估，作为调整国家医疗技术临床应用管理政策的决策依据之一。

第三十九条 国家建立医疗机构医疗技术临床应用情况信誉评分制度，与医疗机构、医务人员信用记录挂钩，纳入卫生健康行业社会信用体系管理，接入国家信用信息共享平台，并将信誉评分结果应用于医院评审、评优、临床重点专科评估等工作。

第四十条 县级以上地方卫生行政部门应当将本行政区域内经备案开展限制类技术临床应用的医疗机构名单及相关信息及时向社会公布，接受社会监督。

第六章 法律责任

第四十一条 医疗机构违反本办法规定，有下列情形之一的，由县级以上地方卫生行政部门责令限期改正；逾期不改的，暂停或者停止相关医疗技术临床应用，给予警告，并处以 3000 元以下罚款；造成严重后果的，处以 3000 元以上 3 万元以下罚款，并对医疗机构主要负责人、负有责任的主管人员和其他直接责任人员依法给予处分：

（一）未建立医疗技术临床应用管理专门组织或者未指定专（兼）职人员负责具体管理工作的；

（二）未建立医疗技术临床应用管理相关规章制度的；

（三）医疗技术临床应用管理混乱，存在医疗质量和医疗安全隐患的；

（四）未按照要求向卫生行政部门进行医疗技术临床应用备案的；

（五）未按照要求报告或者报告不实信息的；

（六）未按照要求向国家和省级医疗技术临床应用信息化管理平台报送相关信息的；

（七）未按要求将相关信息纳入院务公开范围向社会公开的；

（八）未按要求保障医务人员接受医疗技术临床应用规范化培训权益的。

第四十二条　承担限制类技术临床应用规范化培训的医疗机构，有下列情形之一的，由省级卫生行政部门责令其停止医疗技术临床应用规范化培训，并向社会公布；造成严重后果的，对医疗机构主要负责人、负有责任的主管人员和其他直接责任人员依法给予处分：

（一）未按照要求向省级卫生行政部门备案的；

（二）提供不实备案材料或者弄虚作假的；

（三）未按照要求开展培训、考核的；

（四）管理混乱导致培训造成严重不良后果，并产生重大社会影响的。

第四十三条　医疗机构有下列情形之一的，由县级以上地方卫生行政部门依据《医疗机构管理条例》第四十七条的规定进行处理；情节严重的，还应当对医疗机构主要负责人和其他直接责任人员依法给予处分：

（一）开展相关医疗技术与登记的诊疗科目不相符的；

（二）开展禁止类技术临床应用的；

（三）不符合医疗技术临床应用管理规范要求擅自开展相关医疗技术的。

第四十四条　医疗机构管理混乱导致医疗技术临床应用造成严重不良后果，并产生重大社会影响的，由县级以上地方卫生行政部门责令限期整改，并给予警告；逾期不改的，给予3万元以下罚款，并对医疗机构主要负责人、负有责任的主管人员和其他直接责任人员依法给予处分。

第四十五条　医务人员有下列情形之一的，由县级以上地方卫生行政部门按照《执业医师法》、《护士条例》、《乡村医生从业管理条例》等法律法规的有关规定进行处理；构成犯罪的，依法追究刑事责任：

（一）违反医疗技术管理相关规章制度或者医疗技术临床应用管理规范的；

（二）开展禁止类技术临床应用的；

（三）在医疗技术临床应用过程中，未按照要求履行知情同意程序的；

（四）泄露患者隐私，造成严重后果的。

第四十六条　县级以上地方卫生行政部门未按照本办法规定履行监管职责，造成严重后果的，对直接负责的主管人员和其他直接责任人员依法给予记大过、降级、撤职、开除等行政处分。

第七章　附则

第四十七条　人体器官移植技术、人类辅助生殖技术、细胞治疗技术的监督管理不适用本办法。

第四十八条　省级卫生行政部门可以根据本办法，结合地方实际制定具体实施办法。

第四十九条　本办法公布前，已经开展相关限制类技术临床应用的医疗机构，应当自本办法公布之日起按照本办法及相关医疗技术临床应用管理规范进行自我评估。符合临床应用条件的，应当自本办法施行之日起3个月内按照要求向核发其《医疗机构执业许可证》的卫生行政部门备案；不符合要求或者不按照规定备案的，不得再开展该项医疗技术临床应用。

第五十条　中医医疗机构的医疗技术临床应用管理由中医药主管部门负责。

第五十一条　本办法自2018年11月1日起施行。

（二）涉及人的生物医学研究伦理审查办法（2016）

第一章　总则

第一条　为保护人的生命和健康，维护人的尊严，尊重和保护受试者的合法权益，规范涉及人的生物医学研究伦理审查工作，制定本办法。

第二条　本办法适用于各级各类医疗卫生机构开展涉及人的生物医学研究伦理审查工作。

第三条　本办法所称涉及人的生物医学研究包括以下活动：（一）采用现代物理学、化学、生物学、中医药学和心理学等方法对人的生理、心理行为、病理现象、疾病病因和发病机制，以及疾病的预防、诊断、治疗和康复进行研究的活动；（二）医学新技术或者医疗新产品在人体上进行试验研究的活动；（三）采用流行病学、社会学、心理学等方法收集、记录、使用、报告或者储存有关人的样本、医疗记录、行为等科学研究资料的活动。

第四条　伦理审查应当遵守国家法律法规规定，在研究中尊重受试者的自主意愿，同时遵守有益、不伤害以及公正的原则。

第五条　国家卫生计生委负责全国涉及人的生物医学研究伦理审查工作的监督管理，成立国家医学伦理专家委员会。国家中医药管理局负责中医药研究伦理审查工作的监督管理，成立国家中医药伦理专家委员会。省级卫生计生行政部门成立省级医学伦理专家委员会。县级以上地方卫生计生行政部门负责本行政区域涉及人的生物医学研究伦理审查工作的监督管理。

第六条　国家医学伦理专家委员会、国家中医药伦理专家委员会（以下称国家医学伦理专家委员会）负责对涉及人的生物医学研究中的重大伦理问题进行研究，提供政策咨询意见，指导省级医学伦理专家委员会的伦理审查相关工作。省级医学伦理专家委员会协助推动本行政区域涉及人的生物医学研究伦理审查工作的制度化、规范化，指导、检查、评估本行政区域从事涉及人的生物医学研究的医疗卫生机构伦理委员会的工作，开展相关培训、咨询等工作。

第二章　伦理委员会

第七条　从事涉及人的生物医学研究的医疗卫生机构是涉及人的生物医学研究伦理审查工作的管理责任主体，应当设立伦理委员会，并采取有效措施保障伦理委员会独立开展伦理审查工作。医疗卫生机构未设立伦理委员会的，不得开展涉及人的生物医学研究工作。

第八条　伦理委员会的职责是保护受试者合法权益，维护受试者尊严，促进生物医学研究规范开展；对本机构开展涉及人的生物医学研究项目进行伦理审查，包括初始审查、跟踪审查和复审等；在本机构组织开展相关伦理审查培训。

第九条　伦理委员会的委员应当从生物医学领域和伦理学、法学、社会学等领域的专家和非本机构的社会人士中遴选产生，人数不得少于 7 人，并且应当有不同性别的委员，少数民族地区应当考虑少数民族委员。必要时，伦理委员会可以聘请独立顾问。独立顾问对所审查项目的特定问题提供咨询意见，不参与表决。

第十条　伦理委员会委员任期 5 年，可以连任。伦理委员会设主任委员一人，副主任委员若干人，由伦理委员会委员协商推举产生。伦理委员会委员应当具备相应的伦理审查能力，并定期接受生物医学研究伦理知识及相关法律法规知识培训。

第十一条　伦理委员会对受理的申报项目应当及时开展伦理审查，提供审查意见；对已批准的研究项目进行定期跟踪审查，受理受试者的投诉并协调处理，确保项目研究不会将受试者置于不合理的风险之中。

第十二条　伦理委员会在开展伦理审查时，可以要求研究者提供审查所需材料、知情同意书等文件以及修改研究项目方案，并根据职责对研究项目方案、知情同意书等文件提出伦理审查意见。

第十三条　伦理委员会委员应当签署保密协议，承诺对所承担的伦理审查工作履行保密义务，对所受理的研究项目方案、受试者信息以及委员审查意见等保密。

第十四条　医疗卫生机构应当在伦理委员会设立之日起 3 个月内向本机构的执业登记机关备案，并在医学研究登记备案信息系统登记。医疗卫生机构还应当于每年 3 月 31 日前向备案的执业登记机关提交上一年度伦理委员会工作报告。

伦理委员会备案材料包括：（一）人员组成名单和每位委员工作简历；（二）伦理委员会章程；（三）工作制度或者相关工作程序；（四）备案的执业登记机关要求提供的其他相关材料。以上信息发生变化时，医疗卫生机构应当及时向备案的执业登记机关更新信息。

第十五条　伦理委员会应当配备专（兼）职工作人员、设备、场所等，保障伦理审查工作顺利开展。

第十六条　伦理委员会应当接受所在医疗卫生机构的管理和受试者的监督。

第三章　伦理审查

第十七条　伦理委员会应当建立伦理审查工作制度或者操作规程，保证伦理审查过程独立、客观、公正。

第十八条　涉及人的生物医学研究应当符合以下伦理原则：（一）知情同意原则。尊重和保障受试者是否参加研究的自主决定权，严格履行知情同意程序，防止使用欺骗、利诱、胁迫等手段使受试者同意参加研究，允许受试者在任何阶段无条件退出研究。（二）控制风险原则。首先将受试者人身安全、健康权益放在优先地位，其次才是科学和社会利益，研究风险与受益比例应当合理，力求使受试者尽可能避免伤害。（三）免费和补偿原则。应当公平、合理地选择受试者，对受试者参加研究不得收取任何费用，对于受试者在受试过程中支出的合理费用还应当给予适当补偿。（四）保护隐私原则。切实保护受试者的隐私，如实将受试者个人信息的储存、使用及保密措施情况告知受试者，未经授权不得将受试者个人信息向第三方透露。（五）依法赔偿原则。受试者参加研究受到损害时，应当得到及时、免费治疗，并依据法律法规及双方约定得到赔偿。（六）特殊保护原则。对儿童、孕妇、智力低下者、精神障碍患者等特殊人群的受试者，应当予以特别保护。

第十九条　涉及人的生物医学研究项目的负责人作为伦理审查申请人，在申请伦理审查时应当向负责项目研究的医疗卫生机构的伦理委员会提交下列材料：（一）伦理审查申请表；（二）研究项目负责人信息、研究项目所涉及的相关机构的合法资质证明以及研究项目经费来源说明；（三）研究项目方案、相关资料，包括文献综述、临床前研究和动物实验数据等资料；（四）受试者知情同意书；（五）伦理委员会认为需要提交的其他相关材料。

第二十条　伦理委员会收到申请材料后，应当及时组织伦理审查，并重点审查以下内容：（一）研究者的资格、经验、技术能力等是否符合试验要求；（二）研究方案是否科学，并符合伦理原则的要求。中医药项目研究方案的审查，还应当考虑其传统实践经验；（三）受试者可能遭受的风险程度与研究预期的受益相比是否在合理范围之内；（四）知情同意书提供的有关信息是否完整易懂，获得知情同意的过程是否合规恰当；（五）是否有对受试者个人信息及相关资料的保密措施；（六）受试者的纳入和排除标准是否恰当、公平；（七）是否向受试者明确告知其应当享有的权益，包括在研究过程中可以随时无理由退出且不受歧视的权利等；
（八）受试者参加研究的合理支出是否得到了合理补偿；受试者参加研究
受到损害时，给予的治疗和赔偿是否合理、合法；（九）是否有具备资格
或者经培训后的研究者负责获取知情同意，并随时接受有关安全问题的咨
询；（十）对受试者在研究中可能承受的风险是否有预防和应对措施；
（十一）研究是否涉及利益冲突；（十二）研究是否存在社会舆论风险；
（十三）需要审查的其他重点内容。

　　第二十一条　伦理委员会委员与研究项目存在利害关系的，应当回
避；伦理委员会对与研究项目有利害关系的委员应当要求其回避。

　　第二十二条　伦理委员会批准研究项目的基本标准是：（一）坚持生
命伦理的社会价值；（二）研究方案科学；（三）公平选择受试者；
（四）合理的风险与受益比例；（五）知情同意书规范；（六）尊重受试
者权利；（七）遵守科研诚信规范。

　　第二十三条　伦理委员会应当对审查的研究项目做出批准、不批准、
修改后批准、修改后再审、暂停或者终止研究的决定，并说明理由。伦理
委员会做出决定应当得到伦理委员会全体委员的二分之一以上同意。伦理
审查时应当通过会议审查方式，充分讨论达成一致意见。

　　第二十四条　经伦理委员会批准的研究项目需要修改研究方案时，研
究项目负责人应当将修改后的研究方案再报伦理委员会审查；研究项目未
获得伦理委员会审查批准的，不得开展项目研究工作。对已批准研究项目
的研究方案作较小修改且不影响研究的风险受益比的研究项目和研究风险
不大于最小风险的研究项目可以申请简易审查程序。简易审查程序可以由
伦理委员会主任委员或者由其指定的一个或者几个委员进行审查。审查结
果和理由应当及时报告伦理委员会。

　　第二十五条　经伦理委员会批准的研究项目在实施前，研究项目负责
人应当将该研究项目的主要内容、伦理审查决定在医学研究登记备案信息
系统进行登记。

　　第二十六条　在项目研究过程中，项目研究者应当将发生的严重不良
反应或者严重不良事件及时向伦理委员会报告；伦理委员会应当及时审查
并采取相应措施，以保护受试者的人身安全与健康权益。

　　第二十七条　对已批准实施的研究项目，伦理委员会应当指定委员进
行跟踪审查。跟踪审查包括以下内容：（一）是否按照已通过伦理审查的

研究方案进行试验；（二）研究过程中是否擅自变更项目研究内容；（三）是否发生严重不良反应或者不良事件；（四）是否需要暂停或者提前终止研究项目；（五）其他需要审查的内容。跟踪审查的委员不得少于2人，在跟踪审查时应当及时将审查情况报告伦理委员会。

第二十八条　对风险较大或者比较特殊的涉及人的生物医学研究伦理审查项目，伦理委员会可以根据需要申请省级医学伦理专家委员会协助提供咨询意见。

第二十九条　多中心研究可以建立协作审查机制，确保各项目研究机构遵循一致性和及时性原则。牵头机构的伦理委员会负责项目审查，并对参与机构的伦理审查结果进行确认。参与机构的伦理委员会应当及时对本机构参与的研究进行伦理审查，并对牵头机构反馈审查意见。为了保护受试者的人身安全，各机构均有权暂停或者终止本机构的项目研究。

第三十条　境外机构或者个人与国内医疗卫生机构合作开展涉及人的生物医学研究的，应当向国内合作机构的伦理委员会申请研究项目伦理审查。

第三十一条　在学术期刊发表涉及人的生物医学研究成果的项目研究者，应当出具该研究项目经过伦理审查批准的证明文件。

第三十二条　伦理审查工作具有独立性，任何单位和个人不得干预伦理委员会的伦理审查过程及审查决定。

第四章　知情同意

第三十三条　项目研究者开展研究，应当获得受试者自愿签署的知情同意书；受试者不能以书面方式表示同意时，项目研究者应当获得其口头知情同意，并提交过程记录和证明材料。

第三十四条　对无行为能力、限制行为能力的受试者，项目研究者应当获得其监护人或者法定代理人的书面知情同意。

第三十五条　知情同意书应当含有必要、完整的信息，并以受试者能够理解的语言文字表达。

第三十六条　知情同意书应当包括以下内容：（一）研究目的、基本研究内容、流程、方法及研究时限；（二）研究者基本信息及研究机构资质；（三）研究结果可能给受试者、相关人员和社会带来的益处，以及给受试者可能带来的不适和风险；（四）对受试者的保护措施；（五）研究数据和受试者个人资料的保密范围和措施；（六）受试者的权利，包括自愿参加和随时退出、知情、同意或不同意、保密、补偿、受损害时获得免费治疗和赔偿、新信息的获取、新版本知情同意书的再次签署、获得知情同意书等；（七）受试者在参与研究前、研究后和研究过程中的注意事项。

第三十七条　在知情同意获取过程中，项目研究者应当按照知情同意书内容向受试者逐项说明，其中包括：受试者所参加的研究项目的目的、意义和预期效果，可能遇到的风险和不适，以及可能带来的益处或者影响；有无对受试者有益的其他措施或者治疗方案；保密范围和措施；补偿情况，以及发生损害的赔偿和免费治疗；自愿参加并可以随时退出的权利，以及发生问题时的联系人和联系方式等。项目研究者应当给予受试者充分的时间理解知情同意书的内容，由受试者做出是否同意参加研究的决定并签署知情同意书。在心理学研究中，因知情同意可能影响受试者对问题的回答，从而影响研究结果的准确性的，研究者可以在项目研究完成后充分告知受试者并获得知情同意书。

第三十八条　当发生下列情形时，研究者应当再次获取受试者签署的知情同意书：（一）研究方案、范围、内容发生变化的；（二）利用过去用于诊断、治疗的有身份标识的样本进行研究的；（三）生物样本数据库中有身份标识的人体生物学样本或者相关临床病史资料，再次使用进行研究的；（四）研究过程中发生其他变化的。

第三十九条　以下情形经伦理委员会审查批准后，可以免除签署知情同意书：（一）利用可识别身份信息的人体材料或者数据进行研究，已无法找到该受试者，且研究项目不涉及个人隐私和商业利益的；（二）生物样本捐献者已经签署了知情同意书，同意所捐献样本及相关信息可用于所有医学研究的。

第五章　监督管理

第四十条　国家卫生计生委负责组织全国涉及人的生物医学研究伦理审查工作的检查、督导；国家中医药管理局负责组织全国中医药研究伦理审查工作的检查、督导。县级以上地方卫生计生行政部门应当加强对本行政区域涉及人的生物医学研究伦理审查工作的日常监督管理。主要监督检查以下内容：（一）医疗卫生机构是否按照要求设立伦理委员会，并进行备案；（二）伦理委员会是否建立伦理审查制度；（三）伦理审查内容和程序是否符合要求；（四）审查的研究项目是否如实在我国医学研究登记备案信息系统进行登记；（五）伦理审查结果执行情况；（六）伦理审查文档管理情况；（七）伦理委员会委员的伦理培训、学习情况；（八）对国家和省级医学伦理专家委员会提出的改进意见或者建议是否落实；（九）其他需要监督检查的相关内容。

第四十一条　国家医学伦理专家委员会应当对省级医学伦理专家委员会的工作进行指导、检查和评估。省级医学伦理专家委员会应当对本行政区域内医疗卫生机构的伦理委员会进行检查和评估，重点对伦理委员会的组成、规章制度及审查程序的规范性、审查过程的独立性、审查结果的可靠性、项目管理的有效性等内容进行评估，并对发现的问题提出改进意见或者建议。

第四十二条　医疗卫生机构应当加强对本机构设立的伦理委员会开展的涉及人的生物医学研究伦理审查工作的日常管理，定期评估伦理委员会工作质量，对发现的问题及时提出改进意见或者建议，根据需要调整伦理委员会委员等。

第四十三条　医疗卫生机构应当督促本机构的伦理委员会落实县级以上卫生计生行政部门提出的整改意见；伦理委员会未在规定期限内完成整改或者拒绝整改，违规情节严重或者造成严重后果的，其所在医疗卫生机构应当撤销伦理委员会主任委员资格，追究相关人员责任。

第四十四条　任何单位或者个人均有权举报涉及人的生物医学研究中存在的违规或者不端行为。

第六章　法律责任

第四十五条　医疗卫生机构未按照规定设立伦理委员会擅自开展涉及人的生物医学研究的，由县级以上地方卫生计生行政部门责令限期整改；逾期不改的，由县级以上地方卫生计生行政部门予以警告，并可处以3万元以下罚款；对机构主要负责人和其他责任人员，依法给予处分。

第四十六条　医疗卫生机构及其伦理委员会违反本办法规定，有下列情形之一的，由县级以上地方卫生计生行政部门责令限期整改，并可根据情节轻重给予通报批评、警告；对机构主要负责人和其他责任人员，依法给予处分：（一）伦理委员会组成、委员资质不符合要求的；（二）未建立伦理审查工作制度或者操作规程的；（三）未按照伦理审查原则和相关规章制度进行审查的；（四）泄露研究项目方案、受试者个人信息以及委员审查意见的；（五）未按照规定进行备案的；（六）其他违反本办法规定的情形。

第四十七条　项目研究者违反本办法规定，有下列情形之一的，由县级以上地方卫生计生行政部门责令限期整改，并可根据情节轻重给予通报批评、警告；对主要负责人和其他责任人员，依法给予处分：（一）研究项目或者研究方案未获得伦理委员会审查批准擅自开展项目研究工作的；（二）研究过程中发生严重不良反应或者严重不良事件未及时报告伦理委员会的；（三）违反知情同意相关规定开展项目研究的；（四）其他违反本办法规定的情形。

第四十八条　医疗卫生机构、项目研究者在开展涉及人的生物医学研究工作中，违反《执业医生法》《医疗机构管理条例》等法律法规相关规定的，由县级以上地方卫生计生行政部门依法进行处理。

第四十九条　违反本办法规定的机构和个人，给他人人身、财产造成损害的，应当依法承担民事责任；构成犯罪的，依法追究刑事责任。

第七章　附则

第五十条　本办法自 2016 年 12 月 1 日起施行。本办法发布前，从事涉及人的生物医学研究的医疗卫生机构已设立伦理委员会的，应当自本办法发布之日起 3 个月内向本机构的执业登记机关备案，并在医学研究登记备案信息系统登记。

（三）医疗器械临床试验质量管理规范（2016）

第一章　总　则

第一条　为加强对医疗器械临床试验的管理，维护医疗器械临床试验过程中受试者权益，保证医疗器械临床试验过程规范，结果真实、科学、可靠和可追溯，根据《医疗器械监督管理条例》，制定本规范。

第二条　在中华人民共和国境内开展医疗器械临床试验，应当遵循本规范。

本规范涵盖医疗器械临床试验全过程，包括临床试验的方案设计、实施、监查、核查、检查，以及数据的采集、记录，分析总结和报告等。

第三条　本规范所称医疗器械临床试验，是指在经资质认定的医疗器械临床试验机构中，对拟申请注册的医疗器械在正常使用条件下的安全性和有效性进行确认或者验证的过程。

第四条　医疗器械临床试验应当遵循依法原则、伦理原则和科学原则。

第五条　省级以上食品药品监督管理部门负责对医疗器械临床试验的

监督管理。

卫生计生主管部门在职责范围内加强对医疗器械临床试验的管理。

食品药品监督管理部门、卫生计生主管部门应当建立医疗器械临床试验质量管理信息通报机制,加强第三类医疗器械、列入国家大型医用设备配置管理品目的医疗器械开展临床试验审批情况以及相应的临床试验监督管理数据的信息通报。

第二章　临床试验前准备

第六条　进行医疗器械临床试验应当有充分的科学依据和明确的试验目的,并权衡对受试者和公众健康预期的受益以及风险,预期的受益应当超过可能出现的损害。

第七条　临床试验前,申办者应当完成试验用医疗器械的临床前研究,包括产品设计(结构组成、工作原理和作用机理、预期用途以及适用范围、适用的技术要求)和质量检验、动物试验以及风险分析等,且结果应当能够支持该项临床试验。质量检验结果包括自检报告和具有资质的检验机构出具的一年内的产品注册检验合格报告。

第八条　临床试验前,申办者应当准备充足的试验用医疗器械。试验用医疗器械的研制应当符合适用的医疗器械质量管理体系相关要求。

第九条　医疗器械临床试验应当在两个或者两个以上医疗器械临床试验机构中进行。

所选择的试验机构应当是经资质认定的医疗器械临床试验机构,且设施和条件应当满足安全有效地进行临床试验的需要。研究者应当具备承担该项临床试验的专业特长、资格和能力,并经过培训。

医疗器械临床试验机构资质认定管理办法由国家食品药品监督管理总局会同国家卫生和计划生育委员会另行制定。

第十条　临床试验前,申办者与临床试验机构和研究者应当就试验设计、试验质量控制、试验中的职责分工、申办者承担的临床试验相关费用以及试验中可能发生的伤害处理原则等达成书面协议。

第十一条　临床试验应当获得医疗器械临床试验机构伦理委员会的同意。列入需进行临床试验审批的第三类医疗器械目录的,还应当获得国家食品药品监督管理总局的批准。

第十二条　临床试验前,申办者应当向所在地省、自治区、直辖市食品药品监督管理部门备案。

接受备案的食品药品监督管理部门应当将备案情况通报临床试验机构所在地的同级食品药品监督管理部门以及卫生计生主管部门。

第三章　受试者权益保障

第十三条　医疗器械临床试验应当遵循《世界医学大会赫尔辛基宣言》确定的伦理准则。

第十四条　伦理审查与知情同意是保障受试者权益的主要措施。

参与临床试验的各方应当按照试验中各自的职责承担相应的伦理责任。

第十五条　申办者应当避免对受试者、临床试验机构和研究者等临床试验参与者或者相关方产生不当影响或者误导。

临床试验机构和研究者应当避免对受试者、申办者等临床试验参与者或者相关方产生不当影响或者误导。

第十六条　申办者、临床试验机构和研究者不得夸大参与临床试验的补偿措施，误导受试者参与临床试验。

第十七条　临床试验前，申办者应当通过研究者和临床试验机构的医疗器械临床试验管理部门向伦理委员会提交下列文件：

（一）临床试验方案；

（二）研究者手册；

（三）知情同意书文本和其他任何提供给受试者的书面材料；

（四）招募受试者和向其宣传的程序性文件；

（五）病例报告表文本；

（六）自检报告和产品注册检验报告；

（七）研究者简历、专业特长、能力、接受培训和其他能够证明其资格的文件；

（八）临床试验机构的设施和条件能够满足试验的综述；

（九）试验用医疗器械的研制符合适用的医疗器械质量管理体系相关要求的声明；

（十）与伦理审查相关的其他文件。

伦理委员会应当秉承伦理和科学的原则，审查和监督临床试验的实施。

第十八条　在临床试验过程中发生下列情况之一的，研究者应当及时向临床试验机构的医疗器械临床试验管理部门报告，并经其及时通报申办者、报告伦理委员会：

（一）严重不良事件；

（二）进度报告，包括安全性总结和偏离报告；

（三）对伦理委员会已批准文件的任何修订，不影响受试者权益、安全和健康，或者与临床试验目的或终点不相关的非实质性改变无需事前报告，但事后应当书面告知；

（四）暂停、终止或者暂停后请求恢复临床试验；

（五）影响受试者权益、安全和健康或者临床试验科学性的临床试验方案偏离，包括请求偏离和报告偏离。

为保护受试者权益、安全和健康，在紧急情况下发生的偏离无法及时报告的，应当在事后以书面形式尽快按照相关规定报告。

第十九条 临床试验过程中，如修订临床试验方案以及知情同意书等文件、请求偏离、恢复已暂停临床试验，应当在获得伦理委员会的书面批准后方可继续实施。

第二十条 应当尽量避免选取未成年人、孕妇、老年人、智力障碍人员、处于生命危急情况的患者等作为受试者；确需选取时，应当遵守伦理委员会提出的有关附加要求，在临床试验中针对其健康状况进行专门设计，并应当有益于其健康。

第二十一条 在受试者参与临床试验前，研究者应当充分向受试者或者无民事行为能力人、限制民事行为能力人的监护人说明临床试验的详细情况，包括已知的、可以预见的风险和可能发生的不良事件等。经充分和详细解释后由受试者或者其监护人在知情同意书上签署姓名和日期，研究者也需在知情同意书上签署姓名和日期。

第二十二条 知情同意书一般应当包括下列内容以及对事项的说明：

（一）研究者的姓名以及相关信息；

（二）临床试验机构的名称；

（三）试验名称、目的、方法、内容；

（四）试验过程、期限；

（五）试验的资金来源、可能的利益冲突；

（六）预期受试者可能的受益和已知的、可以预见的风险以及可能发生的不良事件；

（七）受试者可以获得的替代诊疗方法以及其潜在受益和风险的

信息；

（八）需要时，说明受试者可能被分配到试验的不同组别；

（九）受试者参加试验应当是自愿的，且在试验的任何阶段有权退出而不会受到歧视或者报复，其医疗待遇与权益不受影响；

（十）告知受试者参加试验的个人资料属于保密，但伦理委员会、食品药品监督管理部门、卫生计生主管部门或者申办者在工作需要时按照规定程序可以查阅受试者参加试验的个人资料；

（十一）如发生与试验相关的伤害，受试者可以获得治疗和经济补偿；

（十二）受试者在试验期间可以随时了解与其有关的信息资料；

（十三）受试者在试验期间可能获得的免费诊疗项目和其他相关补助。

知情同意书应当采用受试者或者监护人能够理解的语言和文字。知情同意书不应当含有会引起受试者放弃合法权益以及免除临床试验机构和研究者、申办者或者其代理人应当负责任的内容。

第二十三条　获得知情同意还应当符合下列要求：

（一）对无行为能力的受试者，如果伦理委员会原则上同意、研究者认为受试者参加临床试验符合其自身利益时，也可以进入临床试验，但试验前应当由其监护人签名并注明日期；

（二）受试者或者其监护人均无阅读能力时，在知情过程中应当有一名见证人在场，经过详细解释知情同意书后，见证人阅读知情同意书与口头知情内容一致，由受试者或者其监护人口头同意后，见证人在知情同意书上签名并注明日期，见证人的签名与研究者的签名应当在同一天；

（三）未成年人作为受试者，应当征得其监护人的知情同意并签署知情同意书，未成年人能对是否参加试验作出意思表示的，还应当征得其本人同意；

（四）如发现涉及试验用医疗器械的重要信息或者预期以外的临床影响，应当对知情同意书相关内容进行修改，修改的知情同意书经伦理委员会认可后，应当由受试者或者其监护人重新签名确认。

第二十四条　知情同意书应当注明制定的日期或者修订后版本的日期。如知情同意书在试验过程中有修订，修订版的知情同意书执行前需再次经伦理委员会同意。修订版的知情同意书报临床试验机构后，所有未结束试验流程的受试者如受影响，都应当签署新修订的知情同意书。

第二十五条 受试者有权在临床试验的任何阶段退出并不承担任何经济责任。

第四章 临床试验方案

第二十六条 开展医疗器械临床试验，申办者应当按照试验用医疗器械的类别、风险、预期用途等组织制定科学、合理的临床试验方案。

第二十七条 未在境内外批准上市的新产品，安全性以及性能尚未经医学证实的，临床试验方案设计时应当先进行小样本可行性试验，待初步确认其安全性后，再根据统计学要求确定样本量开展后续临床试验。

第二十八条 医疗器械临床试验方案应当包括下列内容：

（一）一般信息；

（二）临床试验的背景资料；

（三）试验目的；

（四）试验设计；

（五）安全性评价方法；

（六）有效性评价方法；

（七）统计学考虑；

（八）对临床试验方案修正的规定；

（九）对不良事件和器械缺陷报告的规定；

（十）直接访问源数据、文件；

（十一）临床试验涉及的伦理问题和说明以及知情同意书文本；

（十二）数据处理与记录保存；

（十三）财务和保险；

（十四）试验结果发表约定。

上述部分内容可以包括在方案的其他相关文件如研究者手册中。临床试验机构的具体信息、试验结果发表约定、财务和保险可以在试验方案中表述，也可以另行制定协议加以规定。

第二十九条 多中心临床试验由多位研究者按照同一试验方案在不同的临床试验机构中同期进行。其试验方案的设计和实施应当至少包括以下内容：

（一）试验方案由申办者组织制定并经各临床试验机构以及研究者共同讨论认定，且明确牵头单位临床试验机构的研究者为协调研究者；

（二）协调研究者负责临床试验过程中各临床试验机构间的工作协调，在临床试验前期、中期和后期组织研究者会议，并与申办者共同对整个试验的实施负责；

（三）各临床试验机构原则上应当同期开展和结束临床试验；

（四）各临床试验机构试验样本量以及分配、符合统计分析要求的理由；

（五）申办者和临床试验机构对试验培训的计划与培训记录要求；

（六）建立试验数据传递、管理、核查与查询程序，尤其明确要求各临床试验机构试验数据有关资料应当由牵头单位集中管理与分析；

（七）多中心临床试验结束后，各临床试验机构研究者应当分别出具临床试验小结，连同病历报告表按规定经审核后交由协调研究者汇总完成总结报告。

第五章　伦理委员会职责

第三十条　医疗器械临床试验机构伦理委员会应当至少由 5 名委员组成，包括医学专业人员、非医学专业人员，其中应当有不同性别的委员。非医学专业委员中至少有一名为法律工作者，一名为该临床试验机构以外的人员。伦理委员会委员应当具有评估和评价该项临床试验的科学、医学和伦理学等方面的资格或者经验。所有委员应当熟悉医疗器械临床试验的伦理准则和相关规定，并遵守伦理委员会的章程。

第三十一条　医疗器械伦理委员会应当遵守《世界医学大会赫尔辛基宣言》伦理准则和食品药品监督管理部门的规定，建立相应的工作程序并形成文件，按照工作程序履行职责。

伦理委员会中独立于研究者和申办者的委员有权发表意见并参与有关试验的表决。

第三十二条　伦理委员会召开会议应当事先通知，参加评审和表决人数不能少于 5 人，作出任何决定应当由伦理委员会组成成员半数以上通过。

研究者可以提供有关试验的任何方面的信息，但不应当参与评审、投票或者发表意见。

伦理委员会在审查某些特殊试验时，可以邀请相关领域的专家参加。

第三十三条　伦理委员会应当从保障受试者权益的角度严格审议试验方案以及相关文件，并应当重点关注下列内容：

（一）　研究者的资格、经验以及是否有充分的时间参加该临床试验。

（二）　临床试验机构的人员配备以及设备条件等是否符合试验要求。

（三）　受试者可能遭受的风险程度与试验预期的受益相比是否合适。

（四）　试验方案是否充分考虑了伦理原则，是否符合科学性，包括研究目的是否适当、受试者的权益是否得到保障、其他人员可能遭受风险的保护以及受试者入选的方法是否科学。

（五）　受试者入选方法，向受试者或者其监护人提供的有关本试验的信息资料是否完整、受试者是否可以理解，获取知情同意书的方法是否适当；必要时，伦理委员会应当组织受试人群代表对资料的可理解程度进行测试，评估知情同意是否适当，评估结果应当书面记录并保存至临床试验结束后 10 年。

（六）　受试者若发生与临床试验相关的伤害或者死亡，给予的治疗和保险措施是否充分。

（七）　对试验方案提出的修改意见是否可以接受。

（八）　是否能够在临床试验进行中定期分析评估对受试者的可能危害。

（九）　对试验方案的偏离可能影响受试者权益、安全和健康，或者影响试验的科学性、完整性，是否可以接受。

第三十四条　多中心临床试验的伦理审查应当由牵头单位伦理委员会负责建立协作审查工作程序，保证审查工作的一致性和及时性。

各临床试验机构试验开始前应当由牵头单位伦理委员会负责审查试验方案的伦理合理性和科学性，参加试验的其他临床试验机构伦理委员会在接受牵头单位伦理委员会审查意见的前提下，可以采用会议审查或者文件审查的方式，审查该项试验在本临床试验机构的可行性，包括研究者的资格与经验、设备与条件等，一般情况下不再对试验方案设计提出修改意见，但是有权不批准在其临床试验机构进行试验。

第三十五条　伦理委员会接到医疗器械临床试验的申请后应当召开会议，审阅讨论、签发书面意见、盖章，并附出席会议的人员名单、专业以及本人签名。伦理委员会的意见可以是：

（一）　同意；

（二）　作必要的修改后同意；

（三）　不同意；

（四）暂停或者终止已批准的试验。

第三十六条　伦理委员会应当对本临床试验机构的临床试验进行跟踪监督，发现受试者权益不能得到保障等情形，可以在任何时间书面要求暂停或者终止该项临床试验。

被暂停的临床试验，未经伦理委员会同意，不得恢复。

第三十七条　伦理委员会应当保留全部有关记录至临床试验完成后至少 10 年。

第六章　申办者职责

第三十八条　申办者负责发起、申请、组织、监查临床试验，并对临床试验的真实性、可靠性负责。申办者通常为医疗器械生产企业。申办者为境外机构的，应当按规定在我国境内指定代理人。

第三十九条　申办者负责组织制定和修改研究者手册、临床试验方案、知情同意书、病例报告表、有关标准操作规程以及其他相关文件，并负责组织开展临床试验所必需的培训。

第四十条　申办者应当根据试验用医疗器械的特性，在经资质认定的医疗器械临床试验机构中选择试验机构及其研究者。申办者在与临床试验机构签署临床试验协议前，应当向临床试验机构和研究者提供最新的研究者手册以及其他相关文件，以供其决定是否可以承担该项临床试验。

第四十一条　研究者手册应当包括下列主要内容：

（一）申办者、研究者基本信息；

（二）试验用医疗器械的概要说明；

（三）支持试验用医疗器械预期用途和临床试验设计理由的概要和评价；

（四）试验用医疗器械的制造符合适用的医疗器械质量管理体系要求的声明。

第四十二条　申办者在组织临床试验方案的制定中不得夸大宣传试验用医疗器械的机理和疗效。

第四十三条　在临床试验过程中，申办者得到影响临床试验的重要信息时，应当及时对研究者手册以及相关文件进行修改，并通过临床试验机构的医疗器械临床试验管理部门提交伦理委员会审查同意。

第四十四条　申办者应当与临床试验机构和研究者就下列事项达成书面协议：

（一）按照相关法律法规和临床试验方案实施临床试验，并接受监查、核查和检查；

（二）遵循数据记录和报告程序；

（三）保留与试验有关的基本文件不少于法定时间，直至申办者通知临床试验机构和研究者不再需要该文件为止；

（四）申办者得到伦理委员会批准后，负责向临床试验机构和研究者提供试验用医疗器械，并确定其运输条件、储存条件、储存时间、有效期等；

（五）试验用医疗器械应当质量合格，具有易于识别、正确编码以及贴有"试验用"的特殊标识，并按照临床试验方案要求进行适当包装和保存；

（六）申办者应当制定临床试验质量控制相关的标准操作规程，如试验用医疗器械的运输、接收、储存、分发、处理、回收等，供临床试验机构和研究者遵循。

第四十五条　申办者对试验用医疗器械在临床试验中的安全性负责。当发现可能影响受试者安全或者试验实施可能改变伦理委员会对继续试验的批准情况时，申办者应当立即通知所有临床试验机构和研究者，并作出相应处理。

第四十六条　申办者决定暂停或者终止临床试验的，应当在5日内通知所有临床试验机构医疗器械临床试验管理部门，并书面说明理由。临床试验机构医疗器械临床试验管理部门应当及时通知相应的研究者、伦理委员会。对暂停的临床试验，未经伦理委员会同意，不得恢复。临床试验结束后，申办者应当书面告知其所在地省、自治区、直辖市食品药品监督管理部门。

第四十七条　申办者应当保证实施临床试验的所有研究者严格遵循临床试验方案，发现临床试验机构和研究者不遵从有关法律法规、本规范和临床试验方案的，应当及时指出并予以纠正；如情况严重或者持续不改，应当终止试验，并向临床试验机构所在地省、自治区、直辖市食品药品监督管理部门和国家食品药品监督管理总局报告。

第四十八条　申办者应当为发生与临床试验相关的伤害或者死亡的受试者承担治疗的费用以及相应的经济补偿，但在诊疗活动中由医疗机构及其医务人员过错造成的损害除外。

第四十九条　申办者应当对临床试验承担监查责任，并选择符合要求的监查员履行监查职责。

监查员人数以及监查的次数取决于临床试验的复杂程度和参与试验的临床试验机构数目。

第五十条　监查员应当有相应的临床医学、药学、生物医学工程、统计学等相关专业背景，并经过必要的培训，熟悉有关法规和本规范，熟悉有关试验用医疗器械的非临床和同类产品临床方面的信息、临床试验方案及其相关的文件。

第五十一条　监查员应当遵循由申办者制定的试验用医疗器械临床试验监查标准操作规程，督促临床试验按照方案实施。具体职责包括：

（一）在试验前确认临床试验机构已具有适当的条件，包括人员配备与培训符合要求，实验室设备齐全、工作情况良好，预期有足够数量的受试者，参与研究人员熟悉试验要求。

（二）在试验前、中、后期监查临床试验机构和研究者是否遵循有关法规、本规范和临床试验方案。

（三）确认每位受试者在参与临床试验前签署知情同意书，了解受试者的入选情况以及试验的进展状况；对研究者未能做到的随访、未进行的试验、未做的检查，以及是否对错误、遗漏做出纠正等，应当清楚、如实记录；对修订的知情同意书，确认未结束临床试验流程并受影响的受试者重新签署。

（四）确认所有病例报告表填写正确，并与原始资料一致；所有错误或者遗漏均已改正或者注明，经研究者签名并注明日期；每一试验的病种、病例总数和病例的性别、年龄、治疗效果等均应当确认并记录。

（五）确认受试者退出临床试验或者不依从知情同意书规定要求的情况记录在案，并与研究者讨论此种情况。

（六）确认所有不良事件、并发症和其他器械缺陷均记录在案，严重不良事件和可能导致严重不良事件的器械缺陷在规定时间内作出报告并记录在案。

（七）监查试验用医疗器械样品的供给、使用、维护以及运输、接收、储存、分发、处理与回收。

（八）监督临床试验过程中相关设备的定期维护和校准。

（九）确保研究者收到的所有临床试验相关文件为最新版本。

（十）每次监查后应当书面报告申办者，报告应当包括监查员姓名、监查日期、监查时间、监查地点、监查内容、研究者姓名、项目完成情况、存在的问题、结论以及对错误、遗漏做出的纠正等。

第五十二条　申办者为保证临床试验的质量，可以组织独立于临床试验、并具有相应培训和经验的核查员对临床试验开展情况进行核查，评估临床试验是否符合试验方案的要求。

核查可以作为申办者临床试验质量管理常规工作的一部分，也可以用于评估监查活动的有效性，或者针对严重的或者反复的临床试验方案偏离、涉嫌造假等情况开展核查。

第五十三条　核查员应当根据临床试验的重要性、受试者数量、临床试验的类型以及复杂性、受试者风险水平等制定核查方案和核查程序。

第五十四条　对于严重不良事件和可能导致严重不良事件的器械缺陷，申办者应当在获知后 5 个工作日内向所备案的食品药品监督管理部门和同级卫生计生主管部门报告，同时应当向参与试验的其他临床试验机构和研究者通报，并经其医疗器械临床试验管理部门及时通知该临床试验机构的伦理委员会。

第五十五条　申办者若采用电子临床数据库或者远程电子临床数据系统，应当确保临床数据的受控、真实，并形成完整的验证文件。

第五十六条　对于多中心临床试验，申办者应当保证在临床试验前已制定文件，明确协调研究者和其他研究者的职责分工。

第五十七条　对于多中心临床试验，申办者应当按照临床试验方案组织制定标准操作规程，并组织对参与试验的所有研究者进行临床试验方案和试验用医疗器械使用和维护的培训，确保在临床试验方案执行、试验用医疗器械使用方面的一致性。

第五十八条　在多中心临床试验中，申办者应当保证病例报告表的设计严谨合理，能够使协调研究者获得各分中心临床试验机构的所有数据。

第七章　临床试验机构和研究者职责

第五十九条　临床试验机构在接受临床试验前，应当根据试验用医疗器械的特性，对相关资源进行评估，以决定是否接受该临床试验。

第六十条　临床试验机构应当按照与申办者的约定妥善保存临床试验记录和基本文件。

第六十一条　负责临床试验的研究者应当具备下列条件：

（一）在该临床试验机构中具有副主任医师、副教授、副研究员等副高级以上相关专业技术职称和资质；

（二）具有试验用医疗器械所要求的专业知识和经验，必要时应当经过有关培训；

（三）熟悉申办者要求和其所提供的与临床试验有关的资料、文献；

（四）有能力协调、支配和使用进行该项试验的人员和设备，且有能力处理试验用医疗器械发生的不良事件和其他关联事件；

（五）熟悉国家有关法律、法规以及本规范。

第六十二条　临床试验前，临床试验机构的医疗器械临床试验管理部门应当配合申办者向伦理委员会提出申请，并按照规定递交相关文件。

第六十三条　研究者应当确保参与试验的有关工作人员熟悉试验用医疗器械的原理、适用范围、产品性能、操作方法、安装要求以及技术指标，了解该试验用医疗器械的临床前研究资料和安全性资料，掌握临床试验可能产生风险的防范以及紧急处理方法。

第六十四条　研究者应当保证所有临床试验参与人员充分了解临床试验方案、相关规定、试验用医疗器械特性以及与临床试验相关的职责，并确保有足够数量并符合临床试验方案入选标准的受试者进入临床试验、确保有足够的时间在协议约定的试验期内，按照相关规定安全地实施和完成临床试验。

第六十五条　研究者应当保证将试验用医疗器械只用于该临床试验的受试者，并不得收取任何费用。

第六十六条　研究者应当严格遵循临床试验方案，未经申办者和伦理委员会的同意，或者未按照规定经国家食品药品监督管理总局批准，不得偏离方案或者实质性改变方案。但在受试者面临直接危险等需要立即消除的紧急情况下，也可以事后以书面形式报告。

第六十七条　研究者负责招募受试者、与受试者或者其监护人谈话。研究者有责任向受试者说明试验用医疗器械以及临床试验有关的详细情况，告知受试者可能的受益和已知的、可以预见的风险，并取得受试者或者其监护人签字和注明日期的知情同意书。

第六十八条　研究者或者参与试验的其他人员，不应当强迫或者以其他不正当方式诱使受试者参加试验。

第六十九条　研究者在临床试验中发现试验用医疗器械预期以外的不

良事件时，应当和申办者共同对知情同意书相关内容进行修改，按照相关工作程序报伦理委员会审查同意后，由受影响的受试者或者其监护人对修改后的知情同意书进行重新签名确认。

第七十条 研究者负责作出与临床试验相关的医疗决定，在发生与临床试验相关的不良事件时，临床试验机构和研究者应当保证为受试者提供足够、及时的治疗和处理。当受试者出现并发疾病需要治疗和处理时，研究者应当及时告知受试者。

第七十一条 在临床试验中出现严重不良事件的，研究者应当立即对受试者采取适当的治疗措施，同时书面报告所属的临床试验机构医疗器械临床试验管理部门，并经其书面通知申办者。医疗器械临床试验管理部门应当在 24 小时内书面报告相应的伦理委员会以及临床试验机构所在地省、自治区、直辖市食品药品监督管理部门和卫生计生主管部门。对于死亡事件，临床试验机构和研究者应当向伦理委员会和申办者提供所需要的全部资料。

第七十二条 研究者应当记录临床试验过程中发生的所有不良事件和发现的器械缺陷，并与申办者共同分析事件原因，形成书面分析报告，提出继续、暂停或者终止试验的意见，经临床试验机构医疗器械临床试验管理部门报伦理委员会审查。

第七十三条 研究者应当保证将临床试验数据准确、完整、清晰、及时地载入病例报告表。病例报告表由研究者签署姓名，任何数据的更改均应当由研究者签名并标注日期，同时保留原始记录，原始记录应当清晰可辨识。

第七十四条 临床试验机构和研究者应当确保临床试验所形成数据、文件和记录的真实、准确、清晰、安全。

第七十五条 临床试验机构和研究者应当接受申办者的监查、核查以及伦理委员会的监督，并提供所需的与试验有关的全部记录。食品药品监督管理部门、卫生计生主管部门派检查员开展检查的，临床试验机构和研究者应当予以配合。

第七十六条 临床试验机构和研究者发现风险超过可能的受益，或者已经得出足以判断试验用医疗器械安全性和有效性的结果等，需要暂停或者终止临床试验时，应当通知受试者，并保证受试者得到适当治疗和随访，同时按照规定报告，提供详细书面解释。必要时，报告所在地省、自治区、直辖市食品药品监督管理部门。

研究者接到申办者或者伦理委员会需要暂停或者终止临床试验的通知时，应当及时通知受试者，并保证受试者得到适当治疗和随访。

第七十七条　临床试验机构和研究者对申办者违反有关规定或者要求改变试验数据、结论的，应当向申办者所在地省、自治区、直辖市食品药品监督管理部门或者国家食品药品监督管理总局报告。

第七十八条　临床试验结束时，研究者应当确保完成各项记录、报告。同时，研究者还应当确保收到的试验用医疗器械与所使用的、废弃的或者返还的数量相符合，确保剩余的试验用医疗器械妥善处理并记录存档。

第七十九条　研究者可以根据临床试验的需要，授权相应人员进行受试者招募、与受试者持续沟通、临床试验数据记录、试验用医疗器械管理等。研究者应当对其授权的人员进行相关的培训并形成相应的文件。

第八章　记录与报告

第八十条　在临床试验中，研究者应当确保将任何观察与发现均正确完整地予以记录，并认真填写病例报告表。记录至少应当包括：

（一）所使用的试验用医疗器械的信息，包括名称、型号、规格、接收日期、批号或者系列号等；

（二）每个受试者相关的病史以及病情进展等医疗记录、护理记录等；

（三）每个受试者使用试验用医疗器械的记录，包括每次使用的日期、时间、试验用医疗器械的状态等；

（四）记录者的签名以及日期。

第八十一条　临床试验记录作为原始资料，不得随意更改；确需作更改时应当说明理由，签名并注明日期。

对显著偏离临床试验方案或者在临床可接受范围以外的数据应当加以核实，由研究者作必要的说明。

第八十二条　申办者应当准确、完整地记录与临床试验相关的信息，内容包括：

（一）试验用医疗器械运送和处理记录，包括名称、型号、规格、批号或者序列号，接收人的姓名、地址，运送日期，退回维修或者临床试验后医疗器械样品回收与处置日期、原因和处理方法等；

（二）与临床试验机构签订的协议；

（三）监查报告、核查报告；

（四）严重不良事件和可能导致严重不良事件的器械缺陷的记录与报告。

第八十三条 研究者应当按照临床试验方案的设计要求，验证或者确认试验用医疗器械的安全性和有效性，并完成临床试验报告。多中心临床试验的临床试验报告应当包含各分中心的临床试验小结。

第八十四条 对于多中心临床试验，各分中心临床试验小结应当至少包括临床试验概况、临床一般资料、试验用医疗器械以及对照用医疗器械的信息描述、安全性和有效性数据集、不良事件的发生率以及处理情况、方案偏离情况说明等，并附病例报告表。

第八十五条 临床试验报告应当与临床试验方案一致，主要包括：

（一）一般信息；

（二）摘要；

（三）简介；

（四）临床试验目的；

（五）临床试验方法；

（六）临床试验内容；

（七）临床一般资料；

（八）试验用医疗器械和对照用医疗器械或者对照诊疗方法；

（九）所采用的统计分析方法以及评价方法；

（十）临床评价标准；

（十一）临床试验的组织结构；

（十二）伦理情况说明；

（十三）临床试验结果；

（十四）临床试验中发现的不良事件以及其处理情况；

（十五）临床试验结果分析、讨论，尤其是适应症、适用范围、禁忌症和注意事项；

（十六）临床试验结论；

（十七）存在问题以及改进建议；

（十八）试验人员名单；

（十九）其他需要说明的情况。

第八十六条　临床试验报告应当由研究者签名、注明日期，经临床试验机构医疗器械临床试验管理部门审核出具意见、注明日期并加盖临床试验机构印章后交申办者。

多中心临床试验中，各分中心临床试验小结应当由该中心的研究者签名并注明日期，经该中心的医疗器械临床试验管理部门审核、注明日期并加盖临床试验机构印章后交牵头单位。

第九章　试验用医疗器械管理

第八十七条　申办者应当参照国家食品药品监督管理总局有关医疗器械说明书和标签管理的规定，对试验用医疗器械作适当的标识，并标注"试验用"。

第八十八条　试验用医疗器械的记录包括生产日期、产品批号、序列号等与生产有关的记录，与产品质量和稳定性有关的检验记录，运输、维护、交付各临床试验机构使用的记录，以及试验后回收与处置日期等方面的信息。

第八十九条　试验用医疗器械的使用由临床试验机构和研究者负责，研究者应当保证所有试验用医疗器械仅用于该临床试验的受试者，在试验期间按照要求储存和保管试验用医疗器械，在临床试验后按照国家有关规定和与申办者的协议对试验用医疗器械进行处理。上述过程需由专人负责并记录。研究者不得把试验用医疗器械转交任何非临床试验参加者。

第十章　基本文件管理

第九十条　临床试验机构、研究者、申办者应当建立基本文件保存制度。临床试验基本文件按临床试验阶段分为三部分：准备阶段文件、进行阶段文件和终止或者完成后文件。

第九十一条　临床试验机构应当保存临床试验资料至临床试验结束后10 年。申办者应当保存临床试验资料至无该医疗器械使用时。

第九十二条　临床试验基本文件可以用于评价申办者、临床试验机构和研究者对本规范和食品药品监督管理部门有关要求的执行情况。食品药品监督管理部门可以对临床试验基本文件进行检查。

第十一章　附则

第九十三条　本规范下列用语的含义：

医疗器械临床试验机构，是指经国家食品药品监督管理总局会同国家卫生和计划生育委员会认定的承担医疗器械临床试验的医疗机构。如无特别说明，本规范中"临床试验机构"即指"医疗器械临床试验机构"。

试验用医疗器械，是指临床试验中对其安全性、有效性进行确认或者验证的拟申请注册的医疗器械。

申办者，是指临床试验的发起、管理和提供财务支持的机构或者组织。

研究者，是指在临床试验机构中负责实施临床试验的人。如果在临床试验机构中是由一组人员实施试验的，则研究者是指该组的负责人，也称主要研究者。

伦理委员会，是指临床试验机构设置的对医疗器械临床试验项目的科学性和伦理性进行审查的独立的机构。

医疗器械临床试验管理部门，是指临床试验机构内设置的负责医疗器械临床试验组织管理和质量控制的处室或者部门。

多中心临床试验，是指按照同一临床试验方案，在三个以上（含三个）临床试验机构实施的临床试验。

受试者，是指被招募接受医疗器械临床试验的个人。

知情同意，是指向受试者告知临床试验的各方面情况后，受试者确认自愿参加该项临床试验的过程，应当以签名和注明日期的知情同意书作为证明文件。

知情同意书，是指受试者表示自愿参加临床试验的证明性文件。

监查，是指申办者为保证开展的临床试验能够遵循临床试验方案、标准操作规程、本规范和有关适用的管理要求，选派专门人员对临床试验机构、研究者进行评价调查，对临床试验过程中的数据进行验证并记录和报告的活动。

监查员，是指申办者选派的对医疗器械临床试验项目进行监查的专门人员。

核查，是指由申办者组织的对临床试验相关活动和文件进行系统性的独立检查，以确定此类活动的执行、数据的记录、分析和报告是否符合临床试验方案、标准操作规程、本规范和有关适用的管理要求。

核查员，是指受申办者委托对医疗器械临床试验项目进行核查的人员。

检查，是指监管部门对临床试验的有关文件、设施、记录和其他方面进行的监督管理活动。

检查员，是指监管部门选派的对医疗器械临床试验项目进行检查的人员。

偏离，是指有意或者无意地未遵循临床试验方案要求的情形。

病例报告表，是指按照临床试验方案所规定设计的文件，用以记录试验过程中获得的每个受试者的全部信息和数据。

终点，是指用于评估临床试验假设的指标。

源数据，是指临床试验中的临床发现、观察和其他活动的原始记录以及其经核准的副本中的所有信息，可以用于临床试验重建和评价。

源文件，是指包含源数据的印刷文件、可视文件或者电子文件等。

不良事件，是指在临床试验过程中出现的不利的医学事件，无论是否与试验用医疗器械相关。

严重不良事件，是指临床试验过程中发生的导致死亡或者健康状况严重恶化，包括致命的疾病或者伤害、身体结构或者身体功能的永久性缺陷、需住院治疗或者延长住院时间、需要进行医疗或者手术介入以避免对身体结构或者身体功能造成永久性缺陷；导致胎儿窘迫、胎儿死亡或者先天性异常、先天缺损等事件。

器械缺陷，是指临床试验过程中医疗器械在正常使用情况下存在可能危及人体健康和生命安全的不合理风险，如标签错误、质量问题、故障等。

标准操作规程，是指为有效地实施和完成临床试验中每项工作所拟定的标准和详细的书面规程。

临床数据，是指在有关文献或者医疗器械的临床使用中获得的安全性、性能的信息。

第九十四条　医疗器械临床试验伦理审查申请审批表等文书的格式范本由国家食品药品监督管理总局另行制定。

第九十五条　本规范不适用于按照医疗器械管理的体外诊断试剂。

第九十六条　本规范自 2016 年 6 月 1 日起施行。2004 年 1 月 17 日发布的《医疗器械临床试验规定》（国家食品药品监督管理局令第 5 号）同时废止。

（四）干细胞临床研究管理办法（试行）（2015）

第一章　总则

第一条　为规范和促进干细胞临床研究，依照《中华人民共和国药品管理法》、《医疗机构管理条例》等法律法规，制定本办法。

　　第二条　本办法适用于在医疗机构开展的干细胞临床研究。

　　干细胞临床研究指应用人自体或异体来源的干细胞经体外操作后输入（或植入）人体，用于疾病预防或治疗的临床研究。体外操作包括干细胞在体外的分离、纯化、培养、扩增、诱导分化、冻存及复苏等。

　　第三条　干细胞临床研究必须遵循科学、规范、公开、符合伦理、充分保护受试者权益的原则。

　　第四条　开展干细胞临床研究的医疗机构（以下简称机构）是干细胞制剂和临床研究质量管理的责任主体。机构应当对干细胞临床研究项目进行立项审查、登记备案和过程监管，并对干细胞制剂制备和临床研究全过程进行质量管理和风险管控。

　　第五条　国家卫生计生委与国家食品药品监管总局负责干细胞临床研究政策制定和宏观管理，组织制定和发布干细胞临床研究相关规定、技术指南和规范，协调督导、检查机构干细胞制剂和临床研究管理体制机制建设和风险管控措施，促进干细胞临床研究健康、有序发展；共同组建干细胞临床研究专家委员会和伦理专家委员会，为干细胞临床研究规范管理提供技术支撑和伦理指导。

　　省级卫生计生行政部门与省级食品药品监管部门负责行政区域内干细胞临床研究的日常监督管理，对机构干细胞制剂和临床研究质量以及风险管控情况进行检查，发现问题和存在风险时及时督促机构采取有效处理措施；根据工作需要共同组建干细胞临床研究专家委员会和伦理专家委员会。

　　第六条　机构不得向受试者收取干细胞临床研究相关费用，不得发布或变相发布干细胞临床研究广告。

　　第二章　机构的条件与职责

　　第七条　干细胞临床研究机构应当具备以下条件：

　　（一）三级甲等医院，具有与所开展干细胞临床研究相应的诊疗科目。

　　（二）依法获得相关专业的药物临床试验机构资格。

　　（三）具有较强的医疗、教学和科研综合能力，承担干细胞研究领域重大研究项目，且具有来源合法，相对稳定、充分的项目研究经费支持。

　　（四）具备完整的干细胞质量控制条件、全面的干细胞临床研究质量管理体系和独立的干细胞临床研究质量保证部门；建立干细胞制剂质量受权人制度；具有完整的干细胞制剂制备和临床研究全过程质量管理及风险控制程序和相关文件（含质量管理手册、临床研究工作程序、标准操作规范和试验记录等）；具有干细胞临床研究审计体系，包括具备资质的内审人员和内审、外审制度。

（五）干细胞临床研究项目负责人和制剂质量受权人应当由机构主要负责人正式授权，具有正高级专业技术职称，具有良好的科研信誉。主要研究人员经过药物临床试验质量管理规范（GCP）培训，并获得相应资质。机构应当配置充足的具备资质的人力资源进行相应的干细胞临床研究，制定并实施干细胞临床研究人员培训计划，并对培训效果进行监测。

（六）具有与所开展干细胞临床研究相适应的、由高水平专家组成的学术委员会和伦理委员会。

（七）具有防范干细胞临床研究风险的管理机制和处理不良反应、不良事件的措施。

第八条　机构学术委员会应当由与开展干细胞临床研究相适应的、具有较高学术水平的机构内外知名专家组成，专业领域应当涵盖临床相关学科、干细胞基础和临床研究、干细胞制备技术、干细胞质量控制、生物医学统计、流行病学等。

机构伦理委员会应当由了解干细胞研究的医学、伦理学、法学、管理学、社会学等专业人员及至少一位非专业的社会人士组成，人员不少于7位，负责对干细胞临床研究项目进行独立伦理审查，确保干细胞临床研究符合伦理规范。

第九条　机构应当建立干细胞临床研究项目立项前学术、伦理审查制度，接受国家和省级干细胞临床研究专家委员会和伦理专家委员会的监督，促进学术、伦理审查的公开、公平、公正。

第十条　机构主要负责人应当对机构干细胞临床研究工作全面负责，建立健全机构对干细胞制剂和临床研究质量管理体制机制；保障干细胞临床研究的人力、物力条件，完善机构内各项规章制度，及时处理临床研究过程中的突发事件。

第十一条　干细胞临床研究项目负责人应当全面负责该项研究工作的运行管理；制定研究方案，并严格执行审查立项后的研究方案，分析撰写研究报告；掌握并执行标准操作规程；详细进行研究记录；及时处理研究中出现的问题，确保各环节符合要求。

第十二条　干细胞制剂质量受权人应当具备医学相关专业背景，具有至少三年从事干细胞制剂（或相关产品）制备和质量管理的实践经验，从事过相关产品过程控制和质量检验工作。质量受权人负责审核干细胞制备批记录，确保每批临床研究用干细胞制剂的生产、检验等均符合相关要求。

第十三条　机构应当建立健全受试者权益保障机制，有效管控风险。研究方案中应当包含有关风险预判和管控措施，机构学术、伦理委员会对研究风险程度进行评估。对风险较高的项目，应当采取有效措施进行重点监管，并通过购买第三方保险，对于发生与研究相关的损害或死亡的受试者承担治疗费用及相应的经济补偿。

第十四条　机构应当根据信息公开原则，按照医学研究登记备案信息系统要求，公开干细胞临床研究机构和项目有关信息，并负责审核登记内容的真实性。

第十五条　开展干细胞临床研究项目前，机构应当将备案材料（见附件1）由省级卫生计生行政部门会同食品药品监管部门审核后向国家卫生计生委与国家食品药品监管总局备案。

干细胞临床研究项目应当在已备案的机构实施。

第三章　研究的立项与备案

第十六条　干细胞临床研究必须具备充分的科学依据，且预防或治疗疾病的效果优于现有的手段；或用于尚无有效干预措施的疾病，用于威胁生命和严重影响生存质量的疾病，以及重大医疗卫生需求。

第十七条　干细胞临床研究应当符合《药物临床试验质量管理规范》的要求。干细胞制剂符合《干细胞制剂质量控制及临床前研究指导原则（试行）》的要求。

干细胞制剂的制备应当符合《药品生产质量管理规范》（GMP）的基本原则和相关要求，配备具有适当资质的人员、适用的设施设备和完整的质量管理文件，原辅材料、制备过程和质量控制应符合相关要求，最大限度地降低制备过程中的污染、交叉污染，确保持续稳定地制备符合预定用途和质量要求的干细胞制剂。

第十八条　按照机构内干细胞临床研究立项审查程序和相关工作制度，项目负责人须提交有关干细胞临床研究项目备案材料（见附件2），以及干细胞临床研究项目伦理审查申请表（见附件 3）。

第十九条　机构学术委员会应当对申报的干细胞临床研究项目备案材料进行科学性审查。审查重点包括：

（一）开展干细胞临床研究的必要性；

（二）研究方案的科学性；

（三）研究方案的可行性；

（四）主要研究人员资质和干细胞临床研究培训情况；

（五）研究过程中可能存在的风险和防控措施；

（六）干细胞制剂制备过程的质控措施。

第二十条　机构伦理委员会应当按照涉及人的生物医学研究伦理审查办法相关要求，对干细胞临床研究项目进行独立伦理审查。

第二十一条　审查时，机构学术委员会和伦理委员会成员应当签署保密协议及无利益冲突声明，须有三分之二以上法定出席成员同意方为有效。根据评审结果，机构学术委员会出具学术审查意见，机构伦理委员会出具伦理审查批件（见附件 4）。

第二十二条　机构学术委员会和伦理委员会审查通过的干细胞临床研究项目，由机构主要负责人审核立项。

第二十三条　干细胞临床研究项目立项后须在我国医学研究登记备案信息系统如实登记相关信息。

第二十四条　机构将以下材料由省级卫生计生行政部门会同食品药品监管部门审核后向国家卫生计生委与国家食品药品监管总局备案：

（一）机构申请备案材料诚信承诺书；

（二）项目立项备案材料（见附件 2）；

（三）机构学术委员会审查意见；

（四）机构伦理委员会审查批件；

（五）所需要的其他材料。

第四章　临床研究过程

第二十五条　机构应当监督研究人员严格按照已经审查、备案的研究方案开展研究。

第二十六条　干细胞临床研究人员必须用通俗、清晰、准确的语言告知供者和受试者所参与的干细胞临床研究的目的、意义和内容，预期受益和潜在的风险，并在自愿原则下签署知情同意书，以确保干细胞临床研究符合伦理原则和法律规定。

第二十七条　在临床研究过程中，所有关于干细胞提供者和受试者的入选和检查，以及临床研究各个环节须由操作者及时记录。所有资料的原始记录须做到准确、清晰并有电子备份，保存至临床研究结束后 30 年。

第二十八条　干细胞的来源和获取过程应当符合伦理。对于制备过程中不合格及临床试验剩余的干细胞制剂或捐赠物如供者的胚胎、生殖细胞、骨髓、血液等，必须进行合法、妥善并符合伦理的处理。

第二十九条　对干细胞制剂应当从其获得、体外操作、回输或植入受试者体内，到剩余制剂处置等环节进行追踪记录。干细胞制剂的追踪资料从最后处理之日起必须保存至少 30 年。

第三十条　干细胞临床研究结束后，应当对受试者进行长期随访监测，评价干细胞临床研究的长期安全性和有效性。对随访中发现的问题，应当报告机构学术、伦理委员会，及时组织进行评估鉴定，给予受试者相应的医学处理，并将评估鉴定及处理情况及时报告省级卫生计生行政部门和食品药品监管部门。

第三十一条　在项目执行过程中任何人如发现受试者发生严重不良反应或不良事件、权益受到损害或其他违背伦理的情况，应当及时向机构学术、伦理委员会报告。机构应当根据学术、伦理委员会意见制订项目整改措施并认真解决存在的问题。

第三十二条　在干细胞临床研究过程中，研究人员应当按年度在我国医学研究登记备案信息系统记录研究项目进展信息。

机构自行提前终止临床研究项目，应当向备案部门说明原因和采取的善后措施。

第五章　研究报告制度

第三十三条　机构应当及时将临床研究中出现的严重不良反应、差错或事故及处理措施、整改情况等报告国家和省级卫生计生行政部门和食品药品监管部门。

第三十四条　严重不良事件报告：

（一）如果受试者在干细胞临床研究过程中出现了严重不良事件，如传染性疾病、造成人体功能或器官永久性损伤、威胁生命、死亡，或必须接受医疗抢救的情况，研究人员应当立刻停止临床研究，于 24 小时之内报告机构学术、伦理委员会，并由机构报告国家和省级卫生计生行政部门和食品药品监管部门。

（二）发生严重不良事件后，研究人员应当及时、妥善对受试者进行相应处理，在处理结束后 15 日内将后续工作报告机构学术、伦理委员会，由机构报告国家和省级卫生计生行政部门和食品药品监管部门，以说明事件发生的原因和采取的措施。

（三）在调查事故原因时，应当重点从以下几方面进行考察：干细胞制剂的制备和质量控制，干细胞提供者的筛查记录、测试结果，以及任何违背操作规范的事件等。

第三十五条　差错报告：

（一）如果在操作过程中出现了违背操作规程的事件，事件可能与疾病传播或潜在性的传播有关，或可能导致干细胞制剂的污染时，研究人员必须在事件发生后立即报告机构学术、伦理委员会，并由机构报告国家和省级卫生计生行政部门和食品药品监管部门。

（二）报告内容必须包括：对本事件的描述，与本事件相关的信息和干细胞制剂的制备流程，已经采取和将要采取的针对本事件的处理措施。

第三十六条　研究进度报告：

（一）凡经备案的干细胞临床研究项目，应当按年度向机构学术、伦理委员会提交进展报告，经机构审核后报国家和省级卫生计生行政部门和食品药品监管部门。

（二）报告内容应当包括阶段工作小结、已经完成的病例数、正在进行的病例数和不良反应或不良事件发生情况等。

第三十七条　研究结果报告：

（一）各阶段干细胞临床研究结束后，研究人员须将研究结果进行统计分析、归纳总结、书写研究报告，经机构学术、伦理委员会审查，机构主要负责人审核后报国家和省级卫生计生行政部门和食品药品监管部门。

（二）研究结果报告应当包括以下内容：

1. 研究题目；

2. 研究人员名单；

3. 研究报告摘要；

4. 研究方法与步骤；

5. 研究结果；

6. 病例统计报告；

7. 失败病例的讨论；

8. 研究结论；

9. 下一步工作计划。

第六章 专家委员会职责

第三十八条 国家干细胞临床研究专家委员会职责：按照我国卫生事业发展要求，对国内外干细胞研究及成果转化情况进行调查研究，提出干细胞临床研究的重点领域及监管的政策建议；根据我国医疗机构干细胞临床研究基础，制订相关技术指南、标准，以及干细胞临床研究质量控制规范等；在摸底调研基础上有针对性地进行机构评估、现场核查，对已备案的干细胞临床研究机构和项目进行检查。

国家干细胞临床研究伦理专家委员会职责：主要针对干细胞临床研究中伦理问题进行研究，提出政策法规和制度建设的意见；根据监管工作需要对已备案的干细胞临床研究项目进行审评和检查，对机构伦理委员会审查工作进行检查，提出改进意见；接受省级伦理专家委员会和机构伦理委员会的咨询并进行工作指导；组织伦理培训等。

第三十九条 省级干细胞临床研究专家委员会职责：按照省级卫生计生行政部门和食品药品监管部门对干细胞临床研究日常监管需要，及时了解本地区干细胞临床研究发展状况和存在问题，提出政策建议，提供技术支撑；根据监管工作需要对机构已备案的干细胞临床研究项目进行审查和检查。

省级干细胞临床研究伦理专家委员会职责：主要针对行政区域内干细胞临床研究中的伦理问题进行研究；推动行政区域内干细胞临床研究伦理审查规范化；并根据监管工作需要对行政区域内机构伦理委员会工作进行检查，提出改进意见；接受行政区域内机构伦理委员会的咨询并提供工作指导；对从事干细胞临床研究伦理审查工作的人员进行培训。

第四十条 国家和省级干细胞临床研究专家委员会和伦理专家委员会应当对机构学术、伦理审查情况进行监督检查。

学术方面的检查主要包括以下内容：

（一）机构的执业许可、概况、相应专业科室的药物临床试验机构资格及卫生技术人员和相关技术能力与设施情况。

（二）机构学术委员会组成、标准操作规范。

（三）承担国家级干细胞相关研究情况。

（四）对以下内容的审查情况：

1. 干细胞临床研究负责人、主要临床研究人员的情况，参加干细胞临床试验技术和相关法规培训的情况等；

2. 研究方案的科学性、可行性；

3. 防范干细胞临床研究风险的管理机制和处理不良反应事件的措施；

4. 干细胞临床研究管理制度和标准操作规程的制定；

5. 按照《干细胞制剂质量控制及临床前研究指导原则（试行）》的要求对干细胞制剂的质量管理、评价标准和相应的设备设施管理情况。

（五）学术审查程序是否合理。

（六）有无利益冲突。

（七）其他有关事宜。

伦理方面的检查主要包括以下内容：

（一）机构伦理委员会组成、标准操作规范；

（二）研究项目伦理审查过程和记录，包括风险/受益评估及对策等；

（三）对知情同意书的讨论和批准的样本；

（四）伦理审查程序的合理性；

（五）有无利益冲突；

（六）其他有关事宜。

第四十一条　省级干细胞临床研究专家委员会和伦理专家委员会应当对行政区域内机构开展的干细胞临床研究项目建立从立项审查、备案到过程管理、报告审议等全过程督导、检查制度。

第四十二条　省级干细胞临床研究专家委员会和伦理专家委员会应当对机构提交的严重不良事件报告、差错或事故报告和处理措施等及时分析，提供咨询意见，对机构整改情况进行审评；重大问题的整改情况可提请国家干细胞临床研究专家委员会和伦理专家委员会进行审评。

第四十三条　国家和省级干细胞临床研究专家委员会和伦理专家委员会应当对已备案的干细胞临床研究项目进行定期评估、专项评估等，并对国家和省级卫生计生行政部门和食品药品监管部门所开展的专项检查、随机抽查、有因检查等提供技术支撑。

第七章　监督管理

第四十四条　省级卫生计生行政部门和食品药品监管部门应当对医疗

机构所开展的干细胞临床研究项目进行定期监督检查、随机抽查、有因检查等，对监督检查中发现的问题及时提出处理意见。

第四十五条 省级卫生计生行政部门会同食品药品监管部门应当于每年 3 月 31 日前向国家卫生计生委和国家食品药品监管总局报送年度干细胞临床研究监督管理工作报告。

第四十六条 国家或省级干细胞临床研究专家委员会对已备案的机构和项目进行现场核查和评估，并将评估结果公示。

第四十七条 国家卫生计生委和国家食品药品监管总局根据需要，对已备案的干细胞临床研究机构和项目进行抽查、专项检查或有因检查，必要时对机构的干细胞制剂进行抽样检定。

第四十八条 机构对检查中发现的问题须进行认真整改，并形成整改报告于检查后 3 个月内报送检查部门。

第四十九条 机构中干细胞临床研究有以下情形之一的，省级卫生计生行政部门和食品药品监管部门将责令其暂停干细胞临床研究项目、限期整改，并依法给予相应处理。

（一）机构干细胞临床研究质量管理体系不符合要求；

（二）项目负责人和质量受权人不能有效履行其职责；

（三）未履行网络登记备案或纸质材料备案；

（四）不及时报告发生的严重不良反应或不良事件、差错或事故等；

（五）擅自更改临床研究方案；

（六）不及时报送研究进展及结果；

（七）对随访中发现的问题未及时组织评估、鉴定，并给予相应的医学处理；

（八）其他违反相关规定的行为。

第五十条 机构管理工作中发生下列行为之一的，国家卫生计生委和国家食品药品监管总局将责令其停止干细胞临床研究工作，给予通报批评，进行科研不端行为记录，情节严重者按照有关法律法规要求，依法处理。

（一）整改不合格；

（二）违反科研诚信和伦理原则；

（三）损害供者或受试者权益；

（四）向受试者收取研究相关费用；

（五）非法进行干细胞治疗的广告宣传等商业运作；

（六）其他严重违反相关规定的行为。

第五十一条　按照本办法完成的干细胞临床研究，不得直接进入临床应用。

第五十二条　未经干细胞临床研究备案擅自开展干细胞临床研究，以及违反规定直接进入临床应用的机构和人员，按《中华人民共和国药品管理法》和《医疗机构管理条例》等法律法规处理。

第八章　附则

第五十三条　本办法不适用于已有规定的、未经体外处理的造血干细胞移植，以及按药品申报的干细胞临床试验。依据本办法开展干细胞临床研究后，如申请药品注册临床试验，可将已获得的临床研究结果作为技术性申报资料提交并用于药品评价。

第五十四条　本办法由国家卫生计生委和国家食品药品监管总局负责解释。

第五十五条　本办法自发布之日起施行。同时，干细胞治疗相关技术不再按照第三类医疗技术管理。

（五）医疗卫生机构开展临床研究项目管理办法（2014）

第一章　总则

第一条　为加强医疗卫生机构临床研究管理，规范临床研究行为，促进临床研究健康发展，根据《科学技术进步法》、《执业医师法》、《药品管理法》、《医疗机构管理条例》、《医疗器械监督管理条例》、《加强医疗卫生行风建设"九不准"》等，制定本办法。

第二条　本办法所称临床研究是指在医疗卫生机构内开展的所有涉及人的药品（含试验药物，下同）和医疗器械（含体外诊断试剂，下同）医学研究及新技术的临床应用观察等。

第三条　医疗卫生机构开展临床研究应当取得法律法规规定的资质，药物和医疗器械临床试验机构应当按相应要求获得资格认定，并具备相应的能力。

第四条　医疗卫生机构应当按照相关法律、法规、部门规章、临床试验管理有关规范性文件及本办法的要求，加强对临床研究的管理。

第二章　组织管理

第五条　开展临床研究的医疗卫生机构应当成立临床研究管理委员会

和伦理委员会，设立或者指定专门部门（以下称临床研究管理部门）负责临床研究管理。

第六条 临床研究管理委员会由医疗卫生机构相关负责人、相关职能部门负责人和临床研究专家代表组成，负责医疗机构临床研究的决策、审核、管理和监督。

临床研究管理部门在临床研究管理委员会指导下，负责临床研究的立项审查、实施控制、档案管理等具体管理工作。

第七条 伦理委员会按照相关规定承担所在医疗卫生机构开展临床研究的伦理审查，确保临床研究符合伦理规范。

第八条 药物临床试验研究负责人应当具备法律法规规定的资质。其他临床研究负责人应当为相关专业科室负责人或具有副高级以上职称的卫生专业技术人员。

第三章 立项管理

第九条 临床研究实行医疗卫生机构立项审核制度，经医疗卫生机构批准立项的临床研究方可在该机构内实施。

第十条 临床研究应当由在医疗卫生机构依法执业的医务人员提出立项申请，并向所在医疗卫生机构提交以下申请材料：

（一）立项申请书；

（二）申请者资质证明材料；

（三）项目负责人及主要参与者的科研工作简历；

（四）研究工作基础，包括科学文献总结、实验室工作、动物实验结果和临床前工作总结等；

（五）研究方案；

（六）质量管理方案；

（七）项目风险的预评估及风险处置预案；

（八）知情同意书（样式）；

（九）知识产权归属协议；

（十）项目经费来源证明；

（十一）相关法律法规规定应当具备的资质证明；

（十二）医疗卫生机构规定应当提交的其他材料。

第十一条 医疗卫生机构应当组织伦理委员会遵循伦理审查原则，对临床研究项目进行伦理审查，并形成书面审查记录和审查意见。

参与多中心临床研究的医疗卫生机构不具备成立伦理委员会条件的，可以由发起多中心临床研究的医疗卫生机构伦理委员会出具书面审查意见。

第十二条　临床研究项目经伦理审查通过后，由医疗卫生机构临床研究管理部门提交临床研究管理委员会审核。有以下情形之一的，不得予以立项审核：

（一）违反法律、法规、规章的相关规定；

（二）违背伦理原则或科研诚信原则；

（三）研究前期准备不足，临床研究时机尚不成熟；

（四）相关药品、医疗器械可能存在质量缺陷；

（五）临床研究的安全风险超出可控范围；

（六）研究负责人与研究结果有直接利益关系；

（七）可能存在商业贿赂或其他不当利益关系；

（八）可能侵犯他人知识产权；

（九）依据法律法规和国家有关规定应当禁止研究的其他情形。

第十三条　临床研究项目经医疗卫生机构审核立项的，医疗卫生机构应当与临床研究项目负责人签订临床研究项目任务书。

第十四条　医疗卫生机构受其他机构委托、资助开展临床研究或者参与多中心临床研究的，应当与委托、资助机构或多中心临床研究发起机构签订临床研究协议，明确双方权利、义务及责任分担等，项目资金应当纳入项目负责人所在医疗卫生机构统一管理。

第十五条　医疗机构批准临床研究项目立项后，应当在 30 日内向核发其医疗机构执业许可证的卫生计生行政部门（含中医药管理部门，下同）进行临床研究项目备案。

第四章　财务管理

第十六条　医疗卫生机构应当建立临床研究经费管理制度，对批准立项的临床研究经费进行统一管理，经费的收取、使用和分配应当遵循财务管理制度，实行单独建账、单独核算、专款专用。

医疗卫生机构内设科室和个人不得私自收受临床研究项目经费及相关设备。

第十七条　临床研究项目的委托方、资助方已经支付临床研究中受试者用药、检查、手术等相关费用的，医疗卫生机构不得向受试者重复收取费用。

第十八条 临床研究项目负责人应当严格按照本机构的规定和临床研究项目经费预算，合理使用研究经费，不得擅自挪作他用。

第五章 实施管理

第十九条 医疗卫生机构应当按照相关法律法规并遵循相关国际规范，制订临床研究项目管理制度和操作规程，加强临床研究项目管理。

第二十条 医疗卫生机构临床研究管理委员会及临床研究管理部门应当对临床研究项目实施全过程监管，定期组织进行伦理、安全性、财务合规性和效果评价，确保临床研究项目的顺利进行。

第二十一条 临床研究项目应当严格按照任务书开展，项目实施过程中应当遵守国家有关知识产权创造、运用、保护管理的法律法规及保密、安全的相关规定。

第二十二条 临床研究项目实施过程中需要对研究方案进行调整的，应当经医疗卫生机构临床研究管理委员会批准，涉及伦理问题的应当重新进行伦理审查。

第二十三条 医疗卫生机构应当加强临床研究项目的安全性评价，制定并落实不良事件记录、报告和处理相关的规章制度和规范标准，根据不良事件的性质和严重程度及时做出继续、暂停或者终止已经批准的临床研究的决定。

第二十四条 临床研究过程中出现如下情形之一的，医疗卫生机构应当暂停或者终止研究项目，并及时报告当地卫生计生行政部门：

（一）存在违反法律法规、规章的行为；

（二）存在违背伦理原则或科研诚信原则的行为；

（三）研究过程中发现相关药品、医疗器械可能存在严重质量缺陷；

（四）发现临床研究存在严重安全风险或者发生严重不良事件；

（五）存在商业贿赂或其他不当利益关系；

（六）违规使用研究经费的行为；

（七）其他应当禁止研究的情形。

第二十五条 医疗卫生机构临床研究管理部门应当加强临床研究项目档案管理，如实记录并妥善保管相关文书档案。

第六章 监督管理

第二十六条 各级卫生计生行政部门应当加强对辖区内医疗卫生机构

开展临床研究项目的监督管理。发现医疗卫生机构违反本办法规定的，应当责令其立即停止该研究，并按照相关法律法规给予行政处罚及处分。

第二十七条　未经医疗卫生机构批准，卫生专业技术人员擅自开展临床研究、调整已批准研究方案或者收受临床研究项目经费的，医疗卫生机构应当按照相关规定予以相应处理；医疗卫生机构未履行监督管理职责的，应当依法承担相应的行政责任；构成犯罪的，移交司法机关依法处理。

第七章　附则

第二十八条　本办法自发布之日起实施。本办法实施前已经开展尚未完成的临床研究，医疗卫生机构应当自本办法实施之日起 3 个月内完成立项登记等手续。

（六）药物临床试验伦理审查工作指导原则（2010）

第一章　总则

第一条　为加强药物临床试验伦理审查工作的指导和监督管理，规范伦理委员会对药物临床试验的伦理审查工作，保证药物临床试验符合科学和伦理要求，根据《药物临床试验质量管理规范》（GCP）、世界医学会《赫尔辛基宣言》、国际医学科学组织理事会《涉及人的生物医学研究国际伦理准则》，制定本指导原则。

第二条　伦理委员会对药物临床试验项目的科学性、伦理合理性进行审查，旨在保证受试者尊严、安全和权益，促进药物临床试验科学、健康地发展，增强公众对药物临床试验的信任和支持。

第三条　伦理委员会须在遵守国家宪法、法律、法规和有关规定的前提下，独立开展药物临床试验的伦理审查工作，并接受药品监督管理部门的指导和监督。

第四条　药品监督管理部门需建立对伦理委员会药物临床试验伦理审查工作的检查和评价制度，实施对伦理委员会伦理审查工作的指导和监督管理。

第二章　伦理委员会的组织与管理

第五条　组建伦理委员会应符合国家相关的管理规定。伦理委员会应由多学科背景的人员组成，包括从事医药相关专业人员、非医药专业人员、法律专家，以及独立于研究/试验单位之外的人员，至少 5 人，且性别均衡。确保伦理委员有资格和经验共同对试验的科学性及伦理合理性进行审阅和评估。伦理委员会的组成和工作不应受任何参与试验者的影响。

第六条　伦理委员会应有书面文件说明伦理委员会的组织构架、主管部门、伦理委员会的职责、成员的资质要求、任职条件和任期、办公室工作职责，建立选择与任命伦理委员会委员与秘书的程序等。

第七条　组建伦理委员会的机构/部门应当向伦理委员会提供必要的支持。设立独立的办公室，具备必要的办公条件，以确保与申请人的沟通及相关文件的保密性。

第八条　伦理委员会委员可以采用招聘、推荐等方式产生。伦理委员会设主任委员一名，副主任委员若干名，由伦理委员会委员选举产生。

第九条　伦理委员会委员应同意公开其姓名、职业和隶属关系，签署有关审查项目、受试者信息和相关事宜的保密协议，签署利益冲突声明。

第十条　伦理委员会可以聘请独立顾问或委任常任独立顾问。独立顾问应伦理委员会的邀请，就试验方案中的一些问题向伦理委员会提供咨询意见，但独立顾问不具有伦理审查表决权。独立顾问可以是伦理或法律方面的、特定疾病或方法学的专家，或者是特殊疾病人群、特定地区人群/族群或其他特定利益团体的代表。

第十一条　伦理委员会应针对新委员和委员的继续教育建立培训机制，组织 GCP 等相关法律法规、药物临床试验伦理审查技术以及伦理委员会标准操作规程的培训。

第十二条　伦理委员会应制定标准操作规程和制度，以确保伦理审查工作的规范性与一致性。内容至少包括以下几个方面：

（一）标准操作规程与伦理审查申请指南的制定；

（二）伦理委员会的组织与管理：伦理委员会的组建，伦理审查的保密措施，利益冲突的管理，委员与工作人员的培训，独立顾问的选聘；

（三）伦理审查的方式：会议审查与紧急会议审查，快速审查；

（四）伦理审查的流程：审查申请的受理与处理，初始审查，跟踪审查，审查决定的传达；

（五）会议管理：会议准备，会议程序，会议记录；

（六）文件与档案管理：建档，保存，查阅与复印。

第三章　伦理委员会的职责要求

第十三条　伦理委员会应根据伦理审查工作的需要不断完善组织管理和制度建设，履行保护受试者的安全和权益的职责。

第十四条　伦理委员会应当对申请人提交的药物临床试验项目的伦理问题进行独立、公正、公平和及时的审查。伦理委员会除对本机构所承担实施的所有药物临床试验项目进行审查监督外，也可对其他机构委托的临床试验项目进行审查。

第十五条　伦理委员会对药物临床试验进行审查监督可以行使如下权力：

（一）批准/不批准一项药物临床试验；

（二）对批准的临床试验进行跟踪审查；

（三）终止或暂停已经批准的临床试验。

第十六条　伦理委员会成立后应及时向国家食品药品监督管理局和所在地省级食品药品监督管理部门备案。备案时应提交如下资料：伦理委员会主任委员和委员名单（附简历）、伦理委员会章程、伦理委员会相关工作程序和制度。

第十七条　伦理委员会应向国家食品药品监督管理局和所在地省级食品药品监督管理部门报告年度伦理审查工作情况。

第四章　伦理审查的申请与受理

第十八条　伦理委员会应为伦理审查申请人提供涉及伦理审查事项的咨询服务，提供审查申请所需要的申请表格、知情同意书及其他文件的范本；伦理委员会应就受理伦理审查申请的相关事宜作出明确规定。

（一）应明确提交伦理审查必需的文件目录和审查所需的文件份数；

（二）应明确受理审查申请的基本要求、形式、标准、时限和程序；

（三）应明确提交和受理更改申请、补充申请的基本要求、时限、程序、文件资料的条件与要求等。

第十九条　伦理委员会在收到伦理审查申请人的申请后，对于提交的审查文件资料不齐全或不符合规定要求的，应当一次性告知伦理审查申请人需要补正的内容。

伦理委员会受理伦理审查申请后应告知申请人召开伦理审查会议的预期时间。

第二十条　伦理审查申请人须按伦理委员会的规定和要求向伦理委员会提交伦理审查申请。提交伦理审查申请的文件，包括（但不限于下述文件内容）：

（一）伦理审查申请表（签名并注明日期）；

（二）临床试验方案（注明版本号和日期）；

（三）知情同意书（注明版本号和日期）；

（四）招募受试者的相关材料；

（五）病例报告表；

（六）研究者手册；

（七）主要研究者履历；

（八）国家食品药品监督管理局《药物临床试验批件》；

（九）其他伦理委员会对申请研究项目的重要决定的说明，应提供以前否定结论的理由；

（十）试验药物的合格检验报告。

第二十一条　伦理委员会决定受理项目的审查方式，选择主审委员，必要时聘请独立顾问。

第五章　伦理委员会的伦理审查

第二十二条　伦理委员会应规定召开审查会议所需的法定到会人数。最少到会委员人数应超过半数成员，并不少于五人。到会委员应包括医药专业、非医药专业，独立于研究/试验单位之外的人员、不同性别的人员。

第二十三条　主任委员（或被授权者）主持伦理委员会会议。必要时可邀请独立顾问参会提供咨询意见；主要研究者/申办者可参加会议阐述方案或就特定问题作详细说明。伦理委员会秘书应归纳会议讨论内容和审查决定，形成会议记录。会议记录应有批准程序。

第二十四条　伦理委员会可建立"主审制"：伦理委员会根据专业相关以及伦理问题相关的原则，可以为每个项目指定一至两名主审委员。

第二十五条　伦理委员会审查以会议审查为主要审查方式。有下列情形之一的，可实施快速审查：

（一）对伦理委员会已批准的临床试验方案的较小修正，不影响试验的风险受益比；

（二）尚未纳入受试者，或已完成干预措施的试验项目的年度/定期跟踪审查；

（三）预期的严重不良事件审查。

第二十六条　快速审查由一至两名委员负责审查。快速审查同意的试验项目应在下一次伦理委员会会议上通报。有下列情形之一的，快速审查项目应转入会议审查：

（一）审查为否定性意见；

（二）两名委员的意见不一致；

（三）委员提出需要会议审查。

第二十七条　研究过程中出现重大或严重问题，危及受试者安全时，伦理委员会应召开紧急会议进行审查，必要时应采取相应措施，保护受试者的安全与权益。

第二十八条　伦理审查的主要内容（附1）：

（一）研究方案的设计与实施；

（二）试验的风险与受益；

（三）受试者的招募；

（四）知情同意书告知的信息；

（五）知情同意的过程；

（六）受试者的医疗和保护；

（七）隐私和保密；

（八）涉及弱势群体的研究。

第二十九条　为保证伦理审查和审查会议的质量，伦理委员会应对伦理审查质量进行管理和控制，伦理审查会议应按规定的程序和议程进行，应对审查文件进行充分讨论，确保委员对讨论的问题能充分发表各自的不同意见。

第三十条　伦理审查会议应特别关注试验的科学性、安全性、公平性、受试者保护、知情同意文书及知情同意过程、利益冲突等问题。

第三十一条　多中心临床试验的伦理审查应以审查的一致性和及时性为基本原则。多中心临床试验可建立协作审查的工作程序：

（一）组长单位伦理委员会负责审查试验方案的科学性和伦理合理性。

（二）各参加单位伦理委员会在接受组长单位伦理委员会的审查意见的前提下，负责审查该项试验在本机构的可行性，包括机构研究者的资格、经验与是否有充分的时间参加临床试验，人员配备与设备条件。参加单位伦理委员会有权批准或不批准在其机构进行的研究。

（三）参加单位伦理委员会审查认为必须做出的修改方案的建议，应形成书面文件并通报给申办者或负责整个试验计划的试验机构，供其考虑和形成一致意见，以确保各中心遵循同一试验方案。

（四）各中心的伦理委员会应对本机构的临床试验实施情况进行跟踪审查。发生严重不良事件，所在机构的伦理委员会应负责及时审查，并将审查意见通报申办者。基于对受试者的安全考虑，各中心的伦理委员会均有权中止试验在其机构继续进行。

（五）组长单位对临床试验的跟踪审查意见应及时让各参加单位备案。

第六章　伦理审查的决定与送达

第三十二条　伦理审查会议以投票表决的方式作出决定，以超过到会委员半数意见作为伦理委员会审查决定。

第三十三条　伦理委员会在作审查决定时，应符合以下条件：

（一）申请文件齐全；

（二）到会委员符合法定人数的规定；

（三）遵循审查程序，对审查要点进行全面审查和充分讨论；

（四）讨论和投票时，申请人和存在利益冲突的委员离场；

（五）未参加审查会议的委员不得由其他委员代替投票。

第三十四条　批准临床试验项目必须至少符合以下标准：

（一）对预期的试验风险采取了相应的风险控制管理措施；

（二）受试者的风险相对于预期受益来说是合理的；

（三）受试者的选择是公平和公正的；

（四）知情同意书告知信息充分，获取知情同意过程符合规定；

（五）如有需要，试验方案应有充分的数据与安全监察计划，以保证受试者的安全；

（六）保护受试者的隐私和保证数据的保密性；

（七）涉及弱势群体的研究，具有相应的特殊保护措施。

第三十五条　伦理委员会的审查意见有以下几种情形：

（一）同意；

（二）作必要的修正后同意；

（三）作必要的修正后重审；

（四）不同意；

（五）终止或暂停已经批准的临床试验。

第三十六条　伦理委员会秘书应在会后及时整理会议记录，并根据会议记录和审查结论形成书面的伦理审查意见/批件。伦理审查意见/批件应有主任委员（或被授权者）签名，伦理委员会盖章。伦理审查意见/批件的信息包括：

（一）基本信息

1. 试验项目信息：项目名称、申办者、审查意见/批件号；

2. 临床试验机构和研究者；

3. 会议信息：会议时间、地点、审查类别、审查的文件，其中临床试验方案与知情同意书均应注明版本号/日期；

4. 伦理审查批件/意见的签发日期；

5. 伦理委员会联系人和联系方式。

（二）审查意见和决定

1. 审查决定为"同意"时，同时告知伦理委员会实施跟踪审查的要求；

2. 审查决定为"作必要修正后同意"和"作必要修正后重审"时，详细说明修正意见，并告知再次提交方案的要求和流程；

3. 审查决定为"不同意"和"终止或暂停已经批准的临床试验"时，必须充分说明理由，并告知申请人可就有关事项做出解释或提出申诉。

第三十七条　伦理审查意见/批件经伦理委员会主任委员（或授权者）审核签字后，应及时传达给申请人。

第七章　伦理审查后的跟踪审查

第三十八条　伦理委员会应对所有批准的临床试验进行跟踪审查，直至试验结束。

第三十九条　修正案审查是指对试验过程中试验方案的任何修改的审查。试验过程中对试验方案的任何修改均应提交伦理委员会审查批准后方可实施。伦理委员会应要求申办者和/或研究者就修正案审查提交相关信息，包括（但不限于）：

（一）修改的内容及修改原因；

（二）修改方案对预期风险和受益的影响；

（三）修改方案对受试者权益与安全的影响。

伦理委员会主要针对方案修改后的试验风险和受益进行评估，做出审查意见。为了避免对受试者造成紧急伤害而修改方案，研究者可以在提交伦理委员会审查批准前实施，事后及时向伦理委员会作书面报告。

第四十条　年度/定期跟踪审查。伦理委员会初始审查时应根据试验的风险程度，决定年度/定期跟踪审查的频率，至少每年一次。伦理委员会应要求研究者按时提交报告，年度/定期跟踪审查报告信息包括（但不限于）：

（一）试验的进展；

（二）受试者纳入例数，完成例数，退出例数等；

（三）确认严重不良事件及时上报，妥善处理；

（四）可能影响研究风险受益的任何事件或新信息。

伦理委员会在审查研究进展情况后，再次评估试验的风险与受益。

第四十一条　严重不良事件的审查是指对申办者和/或研究者报告的严重不良事件的审查，包括严重不良事件的程度与范围，对试验风险受益的影响，以及受试者的医疗保护措施。

第四十二条　不依从/违背方案的审查是指对临床试验进行中发生的不依从/违背方案事件的审查。伦理委员会应要求申办者和/或研究者就事件的原因、影响及处理措施予以说明，审查该事件是否影响受试者的安全和权益、是否影响试验的风险受益。

第四十三条　提前终止试验的审查是指对申办者和/或研究者提前终止试验的审查。伦理委员会应要求申办者和/或研究者报告提前终止试验的原因，以及对受试者的后续处理，审查受试者的安全和权益是否得到保证。

第四十四条　结题审查是指对临床试验结题报告的审查。伦理委员会应要求申办者和/或研究者报告试验的完成情况，审查受试者安全和权益的保护。

第四十五条　跟踪审查的决定及其理由应及时传达给申请人。

第八章　伦理委员会审查文件的管理

第四十六条　伦理委员会应有独立的档案文件管理系统。伦理委员会建档存档的文件包括管理文件和项目审查文件。

第四十七条　伦理委员会管理文件包括（但不限于）：

（一）伦理委员会的工作制度、岗位职责、标准操作规程和伦理审查申请指南；

（二）伦理委员会的委员任命文件，委员的履历与培训记录，以及委员签署的保密协议和利益冲突声明；

（三）伦理委员会年度工作计划和总结。

第四十八条　伦理委员会试验项目审查文件包括：

（一）研究者/申办者提交的所有送审材料；

（二）伦理审查工作表、会议签到表、投票单、会议记录、伦理委员会批件/意见和相关沟通信件。

伦理审查文件应妥善保管至临床试验结束后五年，或根据相关要求延长保存期限。存档的文件目录见附2。

第四十九条　伦理委员会应对文件的查阅和复印作出相关规定，以保证文件档案的安全和保密性。

第九章　附　则

第五十条　伦理委员会之间可建立信息交流与工作合作机制，以促进伦理审查能力的提高。

第五十一条　本指导原则施行前已经成立的伦理委员会，应当自本指导原则实施之日起一年内参照本指导原则的有关要求完善组织管理与制度建设并向国家食品药品监督管理局和所在地省级食品药品监督管理部门备案。

第五十二条　本指导原则自发布之日起施行。

参考文献

一　中文著作

博伟勋:《死亡的尊严与生命的尊严——从临终精神医学到现代生死学》,正中书局1994年版。

蔡笃坚:《当代台湾卫生福利政策论述的解析与重塑》,唐山出版社2001年版。

蔡笃坚:《人文、医学与疾病的叙事》,记忆工程与唐山出版社2007年版。

蔡笃坚等:《实践医学人文的可能》,唐山出版社2001年版。

陈来:《陈来自选集》,广西师范大学出版社1997年版。

陈学明:《永远的马克思》,人民出版社2007年版。

陈元方、邱仁宗:《生物医学研究伦理学》,中国协和医科大学出版社2003年版。

陈泽环:《敬畏生命——阿尔贝特·施韦泽的哲学和伦理思想研究》,上海人民出版社2017年版。

戴正德:《基础医学伦理学》,高立图书有限公司2013年版。

戴正德:《生死医学伦理》,健康世界有限公司2014年版。

戴正德:《医学伦理与人学》,高立图书有限公司2015年版。

董小川:《儒家文化与美国基督教新文化》,商务印书馆2002年版。

范瑞平:《儒家社会与道统复兴》,华东师范大学出版社2008年版。

顾海良:《马克思主义发展史》,中国人民大学出版社2013年版。

韩庆祥:《马克思人学思想发微》,中国社会科学出版社1992年版。

韩庆祥:《马克思人学思想研究》,河南人民出版社1996年版。

贺来:《主体性的当代哲学视域》,北京师范大学出版社2013年版。

胡大一:《医学的哲学思考》,人民卫生出版社2011年版。

黄楠森：《人学原理》，广西人民出版社 2000 年版。

柯文哲：《白色的力量》，三采文化出版事业有限公司 2014 年版。

李宝刚等：《人之谜：马克思主义人学思想研究》，中国社会科学出版社 2014 年版。

李崇富：《历史唯物主义与马克思主义中国化》，中国社会科学出版社 2008 年版。

李杰：《马克思开辟的人学道路及其当代价值》，人民出版社 2012 年版。

李瑞全：《儒家生命伦理学》，鹅湖出版社 1999 年版。

李瑞全、蔡笃坚：《基因治疗与伦理、法律、社会意涵论文选集》，唐山出版社 2003 年版。

李瑞全等：《医疗伦理咨询：理论与实务》，五南图书出版股份有限公司 2009 年版。

李泽厚：《批判哲学的批判》，人民出版社 1996 年版。

李振良、李红英：《临床医学实践案例伦理解析》，人民卫生出版社 2016 年版。

刘放桐：《马克思主义与西方哲学的当代走向》，人民出版社 2002 年版。

垅斗勇：《儒家全球伦理》，甘肃人民出版社 2004 年版。

罗骞：《告别思辨本体论——论历史唯物主义的存在范畴》，华东师范大学出版社 2014 年版。

罗骞：《面对存在与超越实存——历史唯物主义的当代阐释》，人民出版社 2014 年版。

邱仁宗、翟晓梅：《生命伦理学概论》，中国协和医科大学出版社 2003 年版。

孙正聿：《思想中的时代——当代哲学的理论自觉》，北京师范大学出版社 2004 年版。

王孝哲：《马克思主义人学概论》，安徽大学出版社 2009 年版。

王一方：《敬畏生命——生命、医学与人文关怀的对话》，江苏人民出版社 2000 年版。

王一方、张大庆：《现代医学这一百年——技术时代的生命图景与医学的当代史，敬畏生命——生命、医学与人文关怀的对话》，江苏人民出版社 2000 年版。

吴晓明：《形而上学的没落》，人民出版社 2006 年版。

吴晓明、邹诗鹏：《全球化背景下的现代性问题》，重庆出版社 2009年版。

辛世俊：《马克思主义人学中国化新探》，人民出版社 2013 年版。

徐春：《人的发展论》，中国人民公安大学出版社 2007 年版。

杨莉、张铁军：《科技时代的伦理问题研究》，甘肃人民出版社 2004年版。

杨适：《人的解放——重读马克思》，四川人民出版社 1996 年版。

杨永杰、龚树全：《黄帝内经》，线装书局 2009 年版。

姚颖：《马克思人学思想的现代解读》，中央编译出版社 2009 年版。

俞吾金：《当代国外马克思主义评论》（第 4 辑），人民出版社 2004年版。

袁贵仁：《马克思的人学思想》，北京师范大学出版社 1996 年版。

郑永廷：《中国化马克思主义发展理论》，中国人民大学出版社 2007年版。

邹诗鹏：《虚无主义研究》，人民出版社 2016 年版。

施卫星、何伦、黄钢：《生物医学伦理学》，浙江教育出版社 2003年版。

二 中文译著

［法］阿尔贝特·施韦泽：《敬畏生命——五十年来的基本论述》，陈泽环译，上海人民出版社 2017 年版。

［法］阿尔贝特·史怀哲：《生命的思索》，傅士哲译，诚品书店 2012 年版。

［德］埃·费洛姆：《马克思论人》，陈世夫、张世广译，陕西人民出版社 1991 年版。

［英］埃德蒙·帕克：《自由与传统》，蒋庆等译，商务印书馆 2001年版。

［美］巴雷特：《非理性的人》，段德智译，上海译文出版社 1992年版。

［美］多尔迈：《主体性的黄昏》，万俊人等译，上海人民出版社

1992 年版。

　　［德］Hans-MartinSass：《生命伦理学与卫生政策》，翟晓梅等译，第四军医大学出版社 2007 年版。

　　［美］H. T. 恩格尔哈特：《生命伦理学基础》，范瑞平译，北京大学出版社 2006 年版。

　　［德］汉斯·约纳斯：《技术、医学与伦理学：责任伦理的实践》，张荣译，上海译文出版社 2008 年版。

　　［美］赫伯特·马尔库塞：《爱欲与文明》，黄勇、薛民译，上海译文出版社 1987 年版。

　　［美］赫伯特·马尔库塞：《单面人》，刘继译，上海译文出版社 1989 年版。

　　［德］黑格尔：《法哲学原理》，张企泰等译，商务印书馆 1986 年版。

　　［德］黑格尔：《小逻辑》，贺麟译，商务印书馆 1981 年版。

　　［匈］卢卡奇：《历史与阶级意识》，杜章智等译，商务印书馆 1996 年版。

　　［英］卢卡斯：《个人主义分析与批判》，朱红文等译，上海译文出版社 1989 年版。

　　［法］路易·阿尔都赛、艾蒂安·巴里巴尔：《读〈资本论〉》，李其庆、冯文光译，中央编译出版社 2001 年版。

　　［法］米歇尔·福柯：《临床医学的诞生》，刘北成译，译林出版社 2011 年版。

　　［美］内格尔：《人的问题》，万以译，上海译文出版社 2000 年版。

　　［德］尼采：《偶像的黄昏》，周国平译，湖南人民出版社 1987 年版。

　　［法］萨特：《存在与虚无》，陈宣良译，生活·读书·新知三联书店 1987 年版。

　　［德］舍勒：《人在宇宙中的地位》，李伯杰译，贵州人民出版社 1989 年版。

　　［德］维尔默：《后形而上学现代性》，应奇等译，上海译文出版社 2001 年版。

　　［希］亚里士多德：《尼各马可伦理学》，廖申白译，商务印书馆 2003 年版。

　　［美］约翰·罗尔斯：《正义论》，何怀宏等译，中国社会科学出版社

2009 年版。

　　三　中文论文

　　白彩珍等：《加强伦理委员会认证以提高伦理审查质量》，《中国药学杂志》2011 年第 22 期。

　　卜擎燕等：《人体生物医学研究国际道德指南》，《中国临床药理学与治疗学》2003 年第 1 期。

　　曹秋云：《临床医生与医学伦理审查》，《医学争鸣》2013 年第 6 期。

　　曹永福等：《我国"医学伦理委员会"的成立背景、功能和建设建议》，《中国医学伦理学》2004 年第 5 期。

　　陈勇、郭玉松：《科技伦理责任观基本内容论析》，《伦理学研究》2007 年第 5 期。

　　戴正德：《东西方医学伦理思维之共通性》，《医学与哲学》（人文社会医学版）2007 年第 9 期。

　　邓蕊：《寻找基础，方法转向：科研伦理审查的本土化启示》，《科学技术哲学研究》2012 年第 4 期。

　　董四平等：《论医患关系恶化的哲学根源：医学的异化》，《医学哲学》2009 年第 5 期。

　　冯淑玲：《当代西方德性问题》，《东南大学学报》（哲学社会科学版）2008 年第 S2 期。

　　管晓翔等：《医学科研过程中的伦理学思考》，《中国医学伦理学》2010 年第 4 期。

　　韩庆祥：《从人道主义到马克思人学》，《学习与探索》2005 年第 6 期。

　　贺来：《"以人为本"的社会发展观的哲学前提》，《哲学研究》2005 年第 1 期。

　　贺来：《马克思哲学的"类"概念与"人类命运共同体"》，《哲学研究》2016 年第 8 期。

　　胡晋红：《我国药物临床试验伦理审查能力建设发展趋势》，《生命科学》2012 年第 11 期。

　　胡松岩等：《美国加拿大英国伦理审查的基本原则及对我国的启示》，《中国医学伦理学》2014 年第 6 期。

蒋惠玲：《美国大学伦理审查委员会的运作及其制度基础》，《比较教育研究》2011 年第 3 期。

李红英等：《医院伦理委员会的制度化建设》，《苏州大学学报》（医学版）2005 年第 5 期。

李杰：《20 世纪西方马克思主义视域中的人道主义马克思》，《理论月刊》2007 年第 1 期。

李文潮：《技术伦理面临的困境》，《自然辩证法研究》2005 年第 11 期。

李永昌等：《医院医学伦理审查的规范化管理探析》，《医学与社会》2014 年第 2 期。

李有刚等：《论现代医学技术与医学人文精神的辩证关系》，《医学与哲学》2015 年第 4 期。

林剑：《马克思人学四辩》，《学术月刊》2007 年第 1 期。

刘婵娟：《新常态下的医学人文教育：困境与出路》，《高等工程教育研究》2015 年第 3 期。

刘婵娟：《医学伦理审查中道德冲突与程序性共识的构建》，《浙江社会科学》2016 年第 2 期。

罗骞：《历史唯物主义：一种可能性思想》，《哲学研究》2010 年第 6 期。

罗骞：《人的解放与自然的全面复活——兼论历史唯物主义作为生态哲学之基础的可能性》，《马克思主义研究》2006 年第 9 期

罗骞：《现代主体性的历史唯物主义批判》，《马克思主义研究》2009 年第 5 期。

邱仁宗：《21 世纪生命伦理学展望》，《哲学研究》2000 年第 1 期。

邱仁宗：《关于机构伦理委员会的认证认可问题之我见》，《中国医学伦理学》2008 年第 5 期。

冉勋等：《美英澳加医学伦理组织体系构架比较研究》，《医学与哲学》2013 年第 1 期。

滕黎、蒲川：《国外伦理委员会的监管对我国的启示》，《医学与哲学》（人文社会医学版）2010 年第 6 期。

田冬霞、张金钟：《美国机构伦理审查委员会认证体系的启示》，《中国医学伦理学》2006 年第 4 期。

万光侠:《现实的个人与马克思人学观》,《山东社会科学》2009 年第 6 期。

万俊人:《关于美德伦理学研究的几个理论问题》,《道德与文明》2008 年第 3 期。

汪秀琴等:《临床试验的伦理审查:知情同意》,《中国临床药理学与治疗学》2004 年第 1 期。

王一方:《现代性反思与好医学的建构》,《医学与哲学》2013 年第 1 期。

谢贤等:《单中心的医学研究伦理跟踪审查的质量评估》,《药学服务与研究》2016 年第 2 期。

尹梅等:《加拿大研究伦理委员会持续性审查制度及其启示》,《医学与哲学》2013 年第 11 期。

翟晓梅、邱仁宗:《如何评价和改善伦理审查委员会的审查工作》,《中国医学伦理学》2011 年第 1 期。

张春美:《"负责任创新"的伦理意蕴及公共政策选择策略》,《自然辩证法研究》2016 年第 9 期。

张大庆:《论医学的人文精神》,《山西大学学报》(哲学社会科学版)2003 年第 4 期。

张维帅、尹梅:《关于医院伦理委员会监管研究的文献分析》,《医学与哲学》2013 年第 2 期。

郑兴东等:《医学科研伦理审查监管问题的思考》,《第二军医大学学报》2007 年第 6 期。

周鹏:《马克思人学思想层次论及其当代价值》,《理论月刊》2014 年第 5 期。

周志新:《医学期刊对涉及人的研究论文进行伦理审查的原则及实践路径》,《中国科技期刊研究》2016 年第 8 期。

邓蕊:《医学人体研究伦理审查的哲学反思与制度实践路径》,博士学位论文,山西大学,2012 年。

范让:《浙江省医疗机构伦理委员会运行现状研究》,硕士学位论文,浙江大学,2008 年。

张明霞:《医学生传统医德廉洁思想认同教育探索》,《新西部(理论版)》2016 年第 12 期。

蔡定彬：《医德与医术的辩证思考》，《中国医学伦理学》2011 年第 3 期。

肖先福、蔡忠军、郭海鹏：《人文医学研究概述》，《医院院长论坛》2010 年第 1 期。

金鑫：《论临床医学中的医学人文精神》，《医学与社会》2009 年第 7 期。

宫福清：《医学生医学人文精神培育研究》，博士学位论文，大连理工大学，2012 年。

苗青、曹永福：《医学伦理审查的性质探讨》，《中国医学伦理学》2012 年第 10 期。

姚国庆等：《医学伦理审查实践中存在的主要问题与对策》，《医学与哲学》2013 年第 2 期。

邱仁宗：《人类研究的方法论和伦理学》，《哲学动态》2003 年第 3 期。

闫欣等：《医学伦理委员会建设发展中的现存问题及其分析》，《中国药物与临床》2016 年第 3 期。

唐秀华：《发展观的伦理蕴涵研究》，博士学位论文，兰州大学，2012 年。

刘巍：《恩格斯科技创新思想研究》，《马克思主义与现实》2012 年第 5 期。

刘春兰：《〈黄帝内经〉医学道德思想研究》，硕士学位论文，广州中医药大学，2009 年。

田冬霞：《中国伦理审查委员会的建构与机制》，硕士学位论文，天津医科大学，2006 年。

王艳桥等：《国内多中心临床试验的中心伦理审查模式初探》，《医学与哲学》2016 年第 3 期。

邵芳强等：《重构"身体"：问诊医学现代性危机》，《医学与哲学》2016 年第 5 期。

何伦：《人体解剖学：艺术、科学及医学教育模式》，《山东医科大学学报》（社会科学版）1996 年第 12 期。

黄国琼：《生命科学发展前沿对高等医学教育的影响与对策研究》，博士学位论文，第三军医大学，2006 年。

赵美娟：《医学：游离在形而上与形而下之间——医学模式演进的人文元点的哲学思考》，《中华医学美学美容杂志》2006 年第 12 期。

宫靖：《医学技术与医疗制度的哲学思考》，硕士学位论文，哈尔滨师范大学，2013 年。

刘丽芬：《马克思人的存在论探析》，硕士学位论文，湖南师范大学，2010 年。

温皓：《论人的需要与社会发展的统一性》，博士学位论文，吉林大学，2013 年。

李杰：《让医学回归人性》，《昆明理工大学学报》（社会科学版）2012 年第 12 期。

张俊国：《现代科学技术的负面效应及出路研究》，硕士学位论文，兰州理工大学，2010 年。

陈佳丽：《伦理学视阈下的"负责任创新"研究》，硕士学位论文，南京林业大学，2016 年。

王海平：《〈医学生誓言〉与医德教育》，《医学与社会》2007 年第 7 期。

四　外文文献

Armstrong T. , *Modernism Technology and the Body*：*A Cultural Study*, Cambridge：Cambridge University Press, 1998.

Cornford F. M. , *The Republic of Plato*, New York：Oxford University Press, 1972.

Drane J. F. , *Becoming a Good Doctor*：*The Place of Virtue and Character in Medical Ethics*, Kansas City：Rowman & Littlefield Pub. Inc. , 1995.

Ikebe Y. , *Philosophy in Medicine*, Kyoto：Koro-Sha, 1986.

John Butler, "The Modern Doctor's Dilemma：Rationing and Ethics in Healthcare", *Journal of the Royal Society of Medicine*, Vol. 92, No. 2, August 1999.

Jurgen Habermas, *The Philosophical Discourse of Modernity*：*Twelve Lectures*, Massachusetts：The MIT Press, 1987.

O'Rourke K. , *A Primer for Health Care Ethic*, Washington D. C. ：Georgetwon University Press, 1994.

Rebecca A. Dobbs, *Self-assessment of Hospital Ethics Committees in New Mexico: a Study in Process Improvement*, Walden: Walden University, 2000.

Segawa S., *The Actual Spot of Heart Transplant*, Tokyo: Shincho-sha, 1988.

Tatsukawa S., *Pathological Anamnesis of Japanese People*, Tokyo: Chuo Koronsha, 1990.

后　记

纵观医学科学的发展，规范总是落后于实践，西方医学伦理审查制度的建设是在一个个违反伦理的惨痛事件中被不断完善的。

自 20 世纪 80 年代末，我国从西方引入医学伦理审查，医学伦理委员会的建设经历了从无到有到逐步规范的过程。但是，目前中国的医学伦理委员会建设还存在很大的不足，一是甚少从中国文化背景、社会习俗、道德伦理角度对中国医学伦理审查和医学伦理委员会建设进行本土化思考和理论建构。二是我国医学伦理委员会在建设之初，其职能主要是医疗卫生系统的医德医风建设，尽管后来职能有所扩展，但仍然存在对高医学技术监管不足而使伦理审查陷入"走过场"的现象，加之学界对医学伦理审查问题的理论研究也相对滞后，因此，开展对医学伦理委员会及其伦理审查能力建设研究，建构适应中国国情的伦理审查体系，提升中国医学伦理委员会伦理审查能力，必要且迫切。

本书选择医学科学研究中的"伦理审查"这个问题，是因为本人十数年的医院伦理审查实践。早在 2006 年，本人已任几家三甲医院的伦理委员会委员，2015 年，本人赴台湾中山医学大学访学，参与台湾中山医学大学附属医院的医学伦理审查，同时旁听了台湾其他医院的医学伦理审查会。为解答不同文化、不同环境下的伦理运作，开始着手本书的撰写。

医学科学研究极其复杂但又极其严肃，历数自己十数年来主审过的医学科研项目，几乎每一个项目都直接关乎百姓生命健康。伴随着医学科学的发展，如何正确求解生物医学研究的风险受益比，如何平衡研究的科学性和受试者的权益保护，如何防范柳叶刀下的医疗产业走向异化，这都使得医学伦理审查及其制度建设显得迫切。本书写作历经 4 年，囿于水平，也还有很多不尽如人意的地方。本书的研究论点和研究领域还较新、涉及的内容也比较广泛，尤其是医学伦理审查与中国传统文化之间的研究，还缺乏一定的深度。在实证研究上，因为考虑到浙江的经济发展水平、医学伦理审查起步时间早、样本量多等原因，论证中只选择浙江省为范本，使调查显得偏颇。在对困境问题阐释中，本书只是从一般性的社会事件作阐述，对于特殊事件涉及得少，等等。但是，这十数年医学伦理审查的实践和 4 年的写作过程却让人感悟良多，我想，假如此书能对中国医学伦理审查有微乎其微的贡献，这就已经足够了。

本书的出版和编辑得到许多人的鼓励与支持，在这里要感谢诸多医院伦理委员会委员、伦理学的专家、同行等的帮助与支持，在写作过程中给我提供了莫大的帮助。感谢我的博士生导师同济大学郭强教授，感谢他帮我确立了"医学伦理审查"这个研究课题，在他的敏锐嗅觉与精准的指点和帮助下，形成了论文的整体框架。感谢恩师井冈山大学校长曾建平教授对本书成形之后给予多次修改与指正。感谢中国社会科学出版社的梁剑琴女士的信任、支持，三校三审，使此书能得以顺利出版。感谢刘博京、叶少芳、翟渊明老师与陈敬儒同学，他们为我的论文查找资料、修改格式、校对文字等，毫无怨言地帮助我做了最为繁琐而辛苦的工作。感谢温州医科大学眼视光学院的一群学生，他们在"医学伦理审查"问题上，主动承担起田野调查的任务，经过日日夜夜的修改、分析、论证，最后得出了本书论证的重要数据。感谢你们，是你们的帮助，让著作本身显得更为完满和充实，也是你们的帮助，让我从研究的瓶颈中脱离，以一个全新的姿态重新投入到学术工作中来，特此致谢！

医学科学研究既是医疗工作者的责任，更应是一种崇高的选择。每一个医疗工作者均应谨记医学科学研究的使命，仰望灿烂星空，心怀道德律令，追求真理心存良善，敬畏生命，敬佑生命。

刘婵娟

丙申年暮冬于温州